16 把脉健康

科普通鉴

丛书主编 李建中

丛书副主编 谈朗玉 李大东 张令朝

本卷主编 梁润英

KEPU TONGJIAN

BAMAI JIANKANG

中国科学技术出版社

河南科学技术出版社

图书在版编目（CIP）数据

把脉健康/梁润英主编．—郑州：河南科学技术出版社，2013.10
（科普通鉴/李建中主编）
ISBN 978-7-5349-6544-9

Ⅰ.①把…　Ⅱ.①梁…　Ⅲ.①医学史-普及读物　Ⅳ.①R-091

中国版本图书馆 CIP 数据核字（2013）第 219804 号

出版发行：中国科学技术出版社
地址：北京市海淀区中关村南大街 16 号　　邮编：100081
电话：（010）62106522
网址：www.cspbooks.com.cn
河南科学技术出版社
地址：郑州市经五路 66 号　　邮编：450002
电话：（0371）65737028
网址：www.hnstp.cn
策划编辑：李喜婷　冯　英
统筹编辑：尚伟民　蒋云鹏　徐　涛
责任编辑：王月慧
责任校对：王晓红
封面设计：赵　钧
版式设计：赵玉霞
责任印制：朱　飞
印　　刷：郑州金秋彩色印务有限公司
经　　销：全国新华书店
幅面尺寸：185 mm×260 mm　　印张：14　　字数：227 千字
版　　次：2013 年 10 月第 1 版　　2013 年 10 月第 1 次印刷
定　　价：32.00 元

《科普通鉴》丛书

主　编　李建中

副主编　谈朗玉　李大东　张令朝

《科普通鉴·把脉健康》编委会

主　编　梁润英

副主编　雒保军　徐江雁

委　员　（按姓氏音序排列）

姬永亮　李　丹　梁润英　刘　霖

刘文礼　刘玉青　雒保军　乔　帅

邱云飞　田艳霞　徐江雁

序

科技是人类智慧的伟大结晶，创新是文明进步的不竭动力。

回首文明历程，是科技之光涤荡了人类历史上蒙昧的阴霾，是科技之火点燃了人类心灵里求知的火焰，是科技之灯照亮了人类发展中光辉的前程。科学技术的每一次重大突破，每一项发明创造的诞生，都使人类对客观世界的认识发生质的飞跃，都使人类改造世界的能力得到革命性的提升。18 世纪后的几百年，是科学技术突飞猛进的历史时期。数学、物理、化学、天文学、地学和生物学等各个领域的研究均取得了空前成就，并引发了一次又一次重大理论革命，其中，最具划时代意义的莫过于牛顿力学、相对论和量子力学的创立。与此同时，深刻改变人类生存状态和生产、生活方式的发明创造也纷纷问世。在不计其数的发明、发现中，蒸汽机、电话、火车、汽车、医用 X 光片、青霉素、DNA 双螺旋结构、火箭、阿波罗 10 号太空舱、计算机等无疑是改变世界的重大发明、发现与创造。

放眼新的世纪，科技已经成为推动经济社会快速发展的主导力量和创造社会财富的主要源泉，成为国家间、区域间竞争的核心和推动未来发展的决定性力量。为了在竞争中取得优势地位，各国、各地区，特别是发达国家及地区都高度重视科技创新和发展。在此背景下，全球创新浪潮此起彼伏，科技发展日新月异，创新成果大量涌现。人类基因组序列图完成、细胞重新编程技术、人类最早祖先确定、宇宙存在暗物质的猜想被证实、干细胞研究的新进展、纳米技术研究的新突破、欧洲强子对撞机启动、人类探测器创最远纪录和七大数学难题之一——庞加莱猜想被证明等被认为是近十年来取得的最具科学价值，并可能对人类生存与发展产生重大影响的重大科技成就。

在人类文明的历史长河中，科学技术虽然得到了空前发展，取得了辉煌成就，但在前进的道路上依然有无数难题等待我们去破解，众多未知世界等待我们去认识。随着人口数量的急剧增加，自然资源的逐渐枯竭和生态环境的日益恶化，人类正面临前所未有的生存挑战和危机。毫无疑问，应对挑战、解决危机，只有依靠科技的不断创新与发展。在可以预见的未来，为了拓展生存空间，提高生存质量，必将掀起一场以信息科技革命为先导、新材料科技为基础、生命科技为核心、新能源科技为动力、海洋科技和航天科技为内拓和外延的新的科技创新浪潮。伴随新一轮科技创新浪潮的到来，新的发明创造也必将与日俱增。有科学家预言，未来百年，人体器官克隆再造、灭绝动物复活、战胜癌症、建造星际飞船和太空电梯等梦想可能变为现实。

当前，亿万中华儿女正在为实现中华民族伟大复兴的“中国梦”而努力奋斗。实现这一百年梦想，关键在于弘扬创新精神，增强创新能力，加快创新步伐，让科技之花在创新中萌芽，在创新中成长，在创新中绽放。

发达国家的经验昭示我们，加快科技创新，提高科技水平，既要依靠科技精英们的刻苦攻关，发明创造，也有赖于公民科学素质的普遍提高。有调查显示，我国公民的科学素质水平较发达国家差距甚大，与走中国特色的自主创新之路、建设创新型国家的要求相去甚远。为尽快提升我国公民的科学素质水平，从2006年起我国启动了旨在推动公民科学素质建设的全民科学素质行动计划，希望到2020年，公民科学素质在整体上有大幅度提高，达到世界主要发达国家21世纪初的水平。

科普图书是展示科学技术的重要窗口，是普及科技知识的重要载体，也是传播科技文明的重要途径。国内外都十分重视科普图书的创作出版。在琳琅满目的科普图书作品中，不乏影响深远的精品力作。这些作品为传播科技文明、普及科学知识做出了历史性贡献。时代在进步，科技在发展。紧跟时代步伐，把握科技动态，繁荣科普创作，不断创作出版符合时代特点、反映当代科技发展水平的科普图书精品，不仅是加强公民科学素质建设，提升公民科学素质的迫切要求，也是科技界有识之士的共同心声。

科学技术协会是新中国科普事业的主要开创者和推动者。在开展公民科学素质建设，提高公民科学素质水平的历史进程中，肩负着重要责任和神圣使命。我们组织编写的这部《科普通鉴》丛书既是履行"责任"和"使命"，也是对科技界有识之士呼声的积极响应。

20世纪中叶以来，科学技术进入了多科交叉、互为渗透、综合发展的历史时期，形成了学科林立、知识纷繁的新格局。面对浩如烟海的科学世界，如何确定这部书的编写原则和选题范围是应当首先解决的问题。经与有关专家学者反复研究论证，我们确定了"通览科技文明，鉴取创新精粹"的编写原则，并确定从理、工、农、医和高新科技五大领域中选取26个公众关注度较高的热点选题，按26卷组织编写这部丛书。

面向具有中等以上文化程度的青少年、农民、城镇劳动者、城市社区居民、领导干部和公务员等重点人群，弘扬科学精神，传播科学思想，倡导科学方法，普及科学知识是编写本书的出发点和根本目的。考虑到读者对象年龄、职业、身份的多样性和对知识需求的差异性，本书着重介绍具有基础性、通用性、新颖性和前瞻性的知识，读者可以根据自己的需求或兴趣进行阅读；在阐述方法上尽可能做到重点突出，脉络清晰，尽可能融入人文精神，体现人文情怀，避免科技知识的简单介绍和罗列；在语言风格上力求文笔流畅，深入浅出，生动活泼，雅俗共赏，以达引人入胜的效果。

选择高水平的主编是编好这部丛书的关键。为此，我们发挥科学技术协会学会众多，学科齐全，人才荟萃，联系广泛的优势，面向省内外征集各卷主编候选人。最后经全面比较，优中选优，确定了各卷主编人选，为本书的编写出版奠定了坚实基础。在此我们谨向为本书主编遴选、编写、出版给予大力支持的河南省医学会、气象学会、农学会、地理学会、地震学会、地质学会、机械工程学会、反邪教协会和省气象局、郑州大学、河南大学、河南农业大学、河南工业大学、河南科技大学、河南中医学院、河南科技学院、河南轻工业学院、《太空探索》杂志社、河南科技报社、河南科技活动中心、中国科学技术出版社、河南科学技术出版社等学（协）会和单位表示诚挚的感谢！

作为一部多达26卷的大型科普丛书，其涉及领域广，学科多。在内容上为了尽可能避免交叉重复或矛盾冲突，在体例和语言风格上为了尽可能保持相对统一，我们制订了较为详细的编写方案，对各卷的内容范围和全书的体例风格做了必要界定和规范。但是，由于我们学识水平有限，统筹协调不够，编写时间仓促，加之一些担任主编的同志是首次承担科普类作品的编写任务，缺乏相应经验，所以，虽然付出了大量心血，个别卷仍然存在内容取舍不够得当，语言风格不够生动活泼等问题。这些缺憾，我们将在再版重印时加以修订改进。诚恳希望广大读者对本丛书的修订改进提出宝贵意见和建议，以便再版时提高质量。

河南省科学技术协会主席、党组书记　李建中

2013 年6月

目 录

引 言

人们关注健康，重视生命。古往今来围绕着生命的健康问题，进行了无数次的艰辛探索和研究。医学是最古老、最基本的科学，贯穿于整个人类的发展史。中世纪，阿拉伯医学家阿维森纳的《医典》给医学下了这样一个定义：“医学是科学，我们可以从中学到在健康时和非健康时人体的各种状态，为什么健康容易丧失，并用什么方法使失去的健康得到恢复。换句话说，医学就是如何维护健康的技艺和健康丧失后恢复健康的技艺。”这是一个很有预见性的医学定义，对医学做了完整的诠释。医学是自有人类历史以来，劳动人民与疾病、创伤等做斗争的经验积累，是一种实践活动。同时，医学也是人们在各种社会条件下保持健康、预防和治疗疾病的一个科学知识体系。所以说医学包括了医学实践活动和医学科学知识两个部分。

医学是随着自然科学的发展而发展的。最初，诊断疾病只能靠观察人的整体变化，有了解剖学，认识到人体是由各种不同器官和组织所构成；有了显微镜，认识到器官和组织是由细胞所构成；有了电子显微镜，才进一步认识细胞的各个组成部分，细胞器和细胞膜的微细结构等；有了分子生物学后，才进一步认识了细胞器和细胞膜的化学结构，对于疾病的发生机制和疗效的认识也越来越深刻。当然，这种分析研究绝不能忽视集体的整体性研究。医学的发展，必须在实践的基础上。中国传统的医学——中医学，就因为它宝贵的临床疗效，因而能保存下来，延续下去，成为世界医学中的一朵奇葩，直至今日，仍然发挥着它应有的作用，并被越来越多的人喜爱和接受，而成为中国乃至全世界人民的共有的医学财财富。

远古文明中的医学，最初产生于大河流域两旁的奴隶制国家。古埃及人在尼罗河流域，古巴比伦人在底格里斯河和幼发拉底河流域，古印度人在印度河和恒河流域，古中国人在黄河流域，分别创造了举世瞩目的文明。在文明产生、演化与发展的过程中，医学也随之孕育而生，并为人类的繁衍生息做出了巨大贡献。

在作为西方医学主线的古希腊医学界，诞生了西方医学之父——希波克拉底。他重要的医学观点和思想，被汇集整理成《希波克拉底文集》，其中包括的誓词与四体液学说，代表了古希腊医学的主要成就。古罗马医学家盖仑深入开展解剖学研究，著书《论解剖学》，而且重视药物治疗，首创盖仑制剂，强调心理治疗和放血疗法，是仅次于希波克拉底的重要医学家。到了中世纪，阿拉伯医学家阿维森纳被列为医学史上的第三座里程碑，其代表作《医典》一度成为欧洲一些医学院校的教材，内容包括解剖学、病理学、生理学、治疗学、制剂学与卫生学等。

时间来到“人类从来没有经历过的最伟大的、进步的变革”（恩格斯）的文艺复兴时期。文艺复兴产生的思想文化运动，带动了科学与艺术的革命。同时，医学也出现了重要的变革：比利时人维萨里在1543年出版了《人体的构造》，否定了盖仑的一些解剖学观点，奠定了近代解剖学基础。巴雷将人体解剖学知识应用于外科，改革传统外伤治疗，提高了外科医生地位，主张创伤后的出血只要用结扎法即可，被称为“外科之父”。

文艺复兴产生的思想解放对医学的影响，并没有随着它的结束而终止。医学研究的重心开始转向疾病和诊断技术，新的学科和新的诊断技术层出不穷。17世纪，英国人哈维细心地计算了心脏的容量、心脏流出的血量和回心血量，以及血液的流动时间，于1628年发表《动物心血运动的解剖研究》，证明心脏是血液循环的原动力，奠定了生理学的基础。18世纪，意大利人莫干尼把“病灶”与临床症状联系起来，发表了《疾病发生的部位及原因》一书，随之诞生了一门新的学科——病理解剖学。奥地利医学家奥恩布鲁格发明了叩诊法，突破了古代的四体液学说，开始从人体器官上探究疾病的根源，这是西方医学发展史上很重要的一个转变。英国人琴纳受中国人痘接种术和挤奶女工不生天花的启发，发明牛痘接种术用于预防天花，开启了预防医学的大门。19 世纪，德国人魏尔啸提出了细胞病理学理论，在代表作《细胞病理学》中，他将疾病的原因归结为细胞形式和构造的改变，这又是形态病理学发展史上的重大进步。巴斯德和科赫等人在致病的生物体内发现了病原微生物，并证实它们就是传染病的病因，从而奠定了近代传染病和流行病学的科学基础。外科学也在这一时期取得了新的突破：麻醉技术、外科消毒法和输血技术的运用，降低了手术的死亡率。

近代医学经历了 16、17 世纪的奠基，18 世纪的系统分类，19 世纪的大发展，到 20 世纪与现代科学技术紧密结合，发展为现代医学。药物学的发展也出现了一个高峰。经过对疾病和病原微生物的长期研究，针对特定疾病的专效药物“魔弹”开始浮出水面。1910 年，德国化学家埃尔利希经过多次试验，终于成功研制出“洒而沸散”，也就是第 606 号砷的化合物，简称 606，对梅毒螺旋体具有很强的杀伤力。1928 年，弗莱明发现青霉素。抗生素的发现，是 20 世纪药物学和治疗学的重大进步。1935 年，德国化学家多马克找到了对葡萄球菌感染具有确切疗效的氨基苯磺酸的衍生物普浪多息。20 世纪 40 年代，人们又研发出了人工合成磺胺类药物的方法，宣告了人工合成药物新时代的到来。另外，放射医学的发展，放射同位素的应用，心电图的出现，内镜的革新等，极大地丰富了诊断技术。20 世纪 50 年代，医学出现专门化的分科，研究从细胞水平向分子水平迈进。分子生物学和遗传学的研究，使得器官移植、克隆技术等成为现实。物理、化学、生物等学科的革新，呈现出日新月异的态势。多种研究成果在医疗领域的应用，使得医学越来越科学化、技术化。

但是，新的传染病，比如艾滋病、严重急性呼吸综合征、疯牛病等，还有恶性肿瘤的治疗，仍无有效的方法。现代医学的发展，也出现了过分体制化，甚至非人格化的特征，似乎完全抛弃了整体理论（中医和早期西方医学的重要特征）。

出现在黄河流域的中医学，有着独特的理论体系，丰富的临床经验和科学的思维方法，是以自然科学为主体，与人文社会科学知识相交融的科学知识体系。它是以元气论和阴阳五行学说为哲学基础，以整体观念为主导思想，以脏腑经络的生理病理为研究核心，以辨证论治为诊疗特点。在漫长的历史发展过程中，形成了完整的理、法、方、药的理论体系和丰富的临床经验。从最早出现的植物药、动物药和矿物药，砭石刺病，到经验积累上升到理论总结，诞生了《黄帝内经》《伤寒杂病论》等中医学的经典著作。后来的发展过程中出现了以孙思邈为代表的一大批杰出医家，在疾病的预防和人类的卫生保健事业中，发挥着重要的作用。

其实，医学不仅仅是医生或科学家研究的课题，每个人通过对医学发展历程的阅读，除了更加充分地认识和了解医学外，还应该深入地思考一下，当今医学该如何发展：是在微观层次继续深入？还是找回最初的整体理论？抑或使两者进行有机地结合？当正确的观点出现并逐渐深入人心的时候，学科的发展便会进入到更高的层次。不论怎样，医学发展的终极目的，就是使人类摆脱疾病的困扰，过上更加健康与幸福的生活。

1 医学的源头

黑水、玄趾，三危安在？

延年不死，寿何所止？

——屈原《天问》

中国先秦时期伟大的浪漫主义诗人屈原，在其瑰丽奇诡的长篇诗歌《天问》中就曾提出这样的疑问：黑水、玄趾、三危等地，究竟在什么地方？那里的人长生不死，他们的寿命到何时为止啊？其中的黑水是神话中的水名，发源于西方昆仑山；玄趾之地在黑水之北，那里的人因涉黑水而将脚染黑，故名玄趾；而三危则矗立于黑水之南。《广博物志》有这样的记载："黑河之藻，可以千岁；三危之露，可以轻举。"这些地方的物产能够延年益寿，人食之可以长生不死，甚至飞升成仙。

屈原的质问，恰好印证了中国古人的传统看法。《黄帝内经》引述岐伯之语"上古之人，其知道者，法于阴阳，和于术数，食饮有节，起居有常，不妄作劳，故能形与神俱，而尽终其天年，度百岁乃去"，说的就是上古时代懂得养生之人长命百岁的健康状况。

然而事实可能并非如此美好。考古发现证明，远古人类由于生活环境恶劣、营养摄入不足等原因，寿命普遍较短，大都在30多岁夭亡。古人在短短的一生中，或许会受到多种病痛的折磨，如何治愈疾病减轻痛苦直至恢复健康，也经历了由祈祷鬼神、祭祀祖先到仰仗自然、借助人工这样一段极为漫长的医疗探索过程。

1.1 掀起病的盖头

浩瀚宇宙中，蔚蓝色的星球——地球已然走过了45亿年的峥嵘岁月。在大约7 000万年之前，地球上演化出了高等的哺乳类动物，而人类的直系祖先——能够两足直立行走的南方古猿大约诞生于300万年之前，之后由直立人进化到早期智人，一直到约10万年前进化到晚期智人，即今天的现代人类。然而，根据古病理学家的研究，疾病的出现时间要比人类的历史更加古老。比如，美国历史学家洛伊斯 · N. 玛格纳《医学史》就曾提到，研究者在对7 200万年前的惧龙属动物化石遗骸脑部进行电子计算机X射线断层扫描术（CT）扫描时发现，其脑部肿瘤可能损害了它的平衡功能和运动灵活性。此外，它还曾遭遇过大腿、小腿和肩膀的骨折。

在旧石器时代，地球上绝大部分地区的人类成员，相互隔绝地生活在不同的居住区域，以小规模群体的形式，多栖居于洞中，或夜宿于树上，有时还会因为环境的恶化而迁居他处。他们以打制的石器作为工具，采摘植物的果实、根茎，同时集体围捕森林里的野兽、捕捞河湖中的鱼蚌。食物的来源相当庞杂，并难以得到稳定的供应。这一时期的人类集狩猎者、采摘者与机会主义的杂食者于一身，并且创造了独特的人类社会结构。

由于牙齿是人体中最硬的组织，不易腐败，也不易受到风化作用的影响，所以古人类的牙齿化石或者骨骼化石，为人类学、生物学考古研究提供了绝佳的材料。借助于CT、扫描电子显微镜、化学分析等现代技术，科学家们检查了旧石器时代人类的牙齿与骨骼化石，揭示了原始人类个体所受的疾病与创伤。

1.1.1 牙齿疾病

通常人们认为，牙齿损害和蛀牙是现代饮食的不良结果。但在原始人类的遗骸中，包括牙周病、氟牙症、龋齿、齿槽脓肿及牙齿磨耗等在内的牙齿问题与疾病也经常被发现。

牙周病，是发生在牙周组织的各类慢性疾病的总称，包括牙龈增生、牙周萎缩、牙周炎以及各类牙龈炎。据《中国医学通史·古代卷》记载，1963 年 7 月 19 日发现于陕西省蓝田县泄湖镇陈家窝村的蓝田猿人下颌骨化石（图 1－1），属于一个老年女性，生活在距今 53 万～65 万年的旧石器时代早期，其下颌骨右侧第一臼齿的颊侧齿槽上，有显著萎缩和边缘变厚的牙周病理变化的痕迹，该臼齿因病于生前脱落，致使右侧全部牙齿和左侧两颗门齿向缺隙部位倾斜。而旧石器时代晚期的山顶洞人老年个体的牙槽骨上，也有牙周病的痕迹。

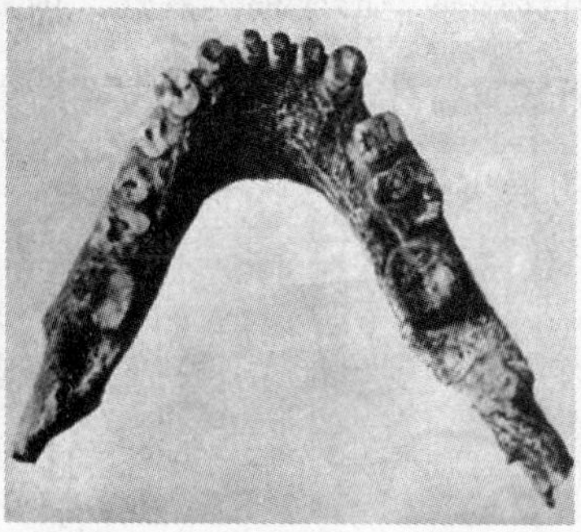

上面

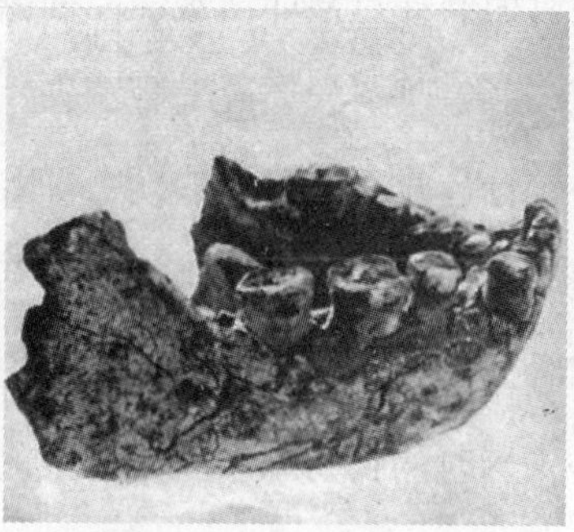

侧面

图 1－1　蓝田猿人下颌骨

氟牙症，是因自然环境（比如饮水或食物）中氟化物富集造成人体内氟含量过高而引起的地方性氟中毒的一种病症，主要表现为牙釉质失去珐琅质光泽，呈白垩色或黄褐色斑纹。处于旧石器时代中期或晚期的山西阳高许家窑遗址出土化石中，一枚儿童上颌左中门齿的齿冠唇面左上方，具有明显的黄色小凹坑，是缺损型氟牙症的痕迹（图 1－2）。

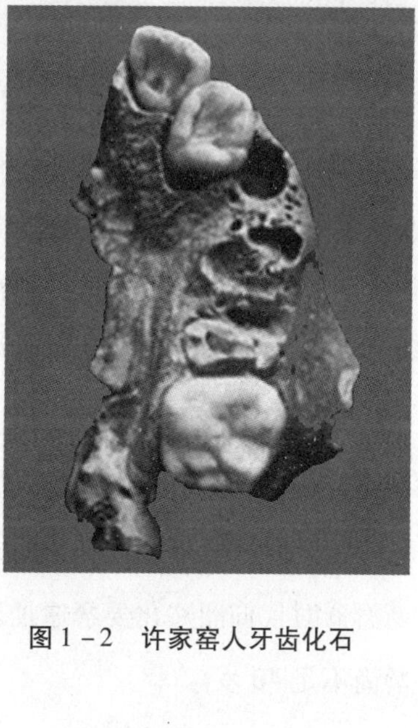

图 1－2　许家窑人牙齿化石

龋齿，是因为受到外界影响而使牙齿的牙釉质、牙本质及牙髓发生的进行性破坏，属于牙齿硬组织的一种慢性疾病。这个当今人类发病率极高的疾病，在原始人类那里也很常见。广西柳江土博甘前洞出土的晚期智人化石，左上第一臼齿和右上第二臼齿有龋病痕迹，患部位于近中面齿颈处，牙冠的近中面有龋洞。

齿槽脓肿，在晚期智人资阳人的牙齿化石中，齿槽骨破坏严重，左侧三枚臼齿在死前已脱落，在残留的内侧齿槽壁上，有显著的结构极不规则的骨瘢痕。

牙齿磨耗，是由于单纯机械摩擦作用而造成的牙齿硬组织慢性损伤。在“北京人”“许家窑人”“资阳人”等旧石器时代遗址的化石中，牙齿磨耗均有发现。河南成皋广武镇出土的15个个体的牙齿中，将老年3人、成年10人、儿童2人现存的208枚牙齿分类，一度磨耗最少，二度次之，四度占第三位，三度占绝大多数；还有因磨耗过甚而出现髓腔暴露，由穿髓感染形成根尖病灶，由此并引致牙髓坏死，颊、腭、根周牙槽骨消失，牙根暴露，牙髓坏疽等。

此外，牙齿化石的研究表明，原始人的根尖周炎、颞下颌节错位、牙菌斑、齿冠断裂、牙齿缺损等疾病也较普遍。

可以看出，口齿疾病在原始人群中相当普遍，很可能是影响他们健康的重要原因之一。当时的食物基本上是半生的禽兽肉、硬壳果、缺乏加工的谷物等，主要靠牙齿磨碎。食物含有的研磨作用的颗粒，增加了口齿的负担，致使牙齿磨损过度，甚至发生折齿等牙齿缺失。粗糙的食物还易刺伤口腔黏膜和齿龈，由此并易引发牙周炎、龋齿等。原始女性因为怀孕和哺乳的影响，并且时常将牙齿和腭部作为工具，牙病显得更为严重。多发的口齿疾病必然会影响食物消化及营养吸收，这也是导致原始人类寿命较短的原因之一。

1.1.2 骨骼疾病

原始人类化石中常见的另一类疾病，就是骨骼损伤与骨关节疾病。

远古人类成员为了生存和获取食物，利用简陋的工具与凶猛的野兽进行搏斗，部落之间也为了各自的利益而相互械斗。上述情况难免伤及骨骼与关节，损伤继而会形成炎症。这些骨骼疾病遗留的痕迹，在原始人类化石中屡见不鲜。

“北京人”头盖骨化石上，多数留有伤痕，并且是带有皮肉时受利刃器物、圆石或棍棒打击所致。此外，原始人的骨骼化石还常见骨质增生、骨性关节炎、骨结核、脊椎变异、股骨弯曲增大之类的疾病痕迹。例如，在陕西临潼临河北岸新石器时代仰韶文化姜寨遗址发掘的40具尸骨中，都有骨质增生症，且平均年龄尚不足40岁。

洛伊斯·N. 玛格纳《医学史》还曾提到，在古代遗物中可辨认的特殊损伤包括：骨折、脱臼、扭伤、韧带撕伤或撕裂、截肢、穿透伤、骨刺、鼻隔畸形等。某些外伤事件中，幸存者和治愈者的遗骸提示他们曾得到某种形式的治疗、支持和恢复期的照护。在治疗期间，旧骨通常被新骨所替换。但有时治疗是有缺陷的，引起的并发症包括：骨髓炎、骨延迟愈合或不愈合、成角畸形、邻近软组织骨刺、血凝块钙化、生长迟缓、无菌性坏死、假关节病（纤维组织被骨组织所替代）、关节退行性病（外伤性关节炎）。除此以外，各种形式的营养不良，如佝偻病、坏血病和贫血病也可引起骨结构的异常（骨质疏松性骨肥厚）。

1.1.3 孕产和少儿疾病

从考古发掘所见，原始人类的孕产和少儿疾病所占比例也相当大。

远古时期，生儿育女所要冒的风险极大，难产与产后感染在所难免，经常导致产妇死亡。婴幼儿也常因感染、营养不良及一些自然灾害而早夭。旧石器时代晚期北京“山顶洞人”遗址中，有具遗骨是尚未出生而死于母腹中的胎儿；甘肃永清大何庄新石器时代齐家文化遗址墓葬中，一个婴儿位于成人大腿之间，据推测很可能是由于难产而致母婴俱丧。这一时期，小儿的死亡率尤高。西安半坡新石器时代仰韶文化遗址中，瓮棺葬共 73 具，年龄均在 1 岁左右。甘肃永清大何庄齐家新石器时代文化遗址 82 座墓葬中，1 ~ 8 岁的小儿墓葬 55 座，占 60%。虽然由于小孩骨骼容易腐烂，无法断定其死因，但小儿难养易夭，则是不难想见的。

1.1.4 其他疾病

除了上述疾病之外，原始人类常见的疾病还包括食物中毒、肠胃疾病、寄生虫病、传染病、皮肤烫伤和割伤、遗传学疾病及性病等。

在采集植物果腹的过程中，远古人类不时会遇到食物中毒的状况，这是显而易见的。在发明用火之前，原始人类对于捕获的动物只能茹毛饮血、饥不择食，很容易罹患肠胃疾病。《韩非子·五蠹第四十九》对此有所说明：“上古之世……民食果蓏蚌蛤，腥臊恶臭而伤害腹胃，民多疾病。”《医学史十五讲》还指出，食用动物或与动物接触很可能感染某种传染病和寄生虫病，如多种肠道寄生虫病、旋毛虫病、非洲睡眠病、土拉菌病（兔热病）、破伤风、血吸虫病（裂体吸虫病）、钩端螺旋体病（韦尔病）、沙门菌及密螺旋体（雅司疹和梅毒病原体）病，以及斑疹伤寒、疟疾甚至黄热病等。还有在史前手工制品中发现的有关象皮病的遗存。象皮病是因为感染血丝虫而导致的一种症状，血丝虫幼虫在人体的淋巴系统内繁殖使淋巴发炎肿大，表现为腿和生殖器水肿，变得异常粗壮，类似于象的皮肤和腿，该病一般的传染途径就是蚊虫叮咬。

随着农业、畜牧业的逐渐兴起，人类开始驯化动物。虽然圈养动物和家禽可以增加人类膳食中的蛋白质和其他营养成分，但不利的一面是，人类在与这些驯化动物密切接触时，无形之中也增加了感染动物和家禽身上携带的痘病毒、瘟热、麻疹、流感等病原体的风险。

随着时间的推移与生产力的进步，原始人类逐渐远离风餐露宿、迁徙漂泊的生活，开始在一些水草丰美、环境适宜的区域定居下来。与人口聚集密切相关的传染性疾病，也就慢慢浮现出来。他们极有可能会遭受到所谓“生态密集型”的传染病，如天花、黄热病、伤寒、疟疾、麻疹、百日咳和脊髓灰质炎等的威胁。

原始人类在与自然做斗争的过程中，逐渐认识了火这种自然现象，并学会了“钻木取火”或“击石取火”等人工取火方法。这开启了控制与掌握一种自然能源的全新历程，对于人类文明的进步具有巨大的推动作用。从原始人类目睹雷击干燥树枝引燃的森林野火，到将野火引进山洞悉心保存起来，再到发明人工取火，经历了漫长的历程。在此过程当中，人们身上的皮肤难免会被烫伤或者烧伤。而在日常劳作、狩猎采集时，身披兽皮的原始人很难不被尖锐的岩石和锋利的兽牙划伤或者割伤。这些皮肤方面的伤害无疑会伴随原始人的一生。

1.2 祈盼神的赐福

世界各地考古遗址存在着大量的证据，足以证明疾病几乎同生命一样古老。即使在千百万年以前，同样存在着医生在今天的诊室里所遇到的疾病。一个无法回避的问题摆在面前，为了继续生存与繁衍后代，原始人类如何治疗他们身上的疾病，摆脱各种伤痛的困扰？

生活经验告诉我们，自然界中受伤染病的动物，会本能地寻找、利用自然物进行自我救助。狗有一条腿受伤，则用其余三条腿行走，以使断骨获得休息，从而能在最短时间内痊愈。猴子能够摘除体内异物。猫、狗舔舐创面以减轻疼痛。据说，南美洲的某些野兽会用一种称为“秘鲁香膏”的树脂涂治外伤；当一只刚出生的黑猩猩幼仔停止呼吸时，黑猩猩母亲居然能够熟练地采用类似人类“口对口人工呼吸”的急救措施，成功救活了它的幼仔。英国女生物学家珍妮·古多尔曾观察到，下雨时，黑猩猩有时会在浓密的树叶或者倾斜的树干之下竭力寻找避雨的地方，有时为了暖和被雨淋湿的身体，还会进行激烈的活动；一只名叫“菲菲”的雌性黑猩猩因为伤口红肿流血，而长时间地在伤口上盖着一把树叶。此外，黑猩猩还会用树枝做成牙签，为伙伴剔去牙缝中的积垢。这些现象充分说明，动物的确拥有自我医治伤病的表现。而人类作为动物进化的最高层次，也会使用类似方法治疗疾病。根据推测，原始人类会反射性地摩擦伤处，利用温热来舒缓身体不适，借助寒冷来减轻疼痛，被昆虫叮咬后吮吸肿胀的皮肤，还会利用压迫法止血。

本能的观念会慢慢演进为经验的医学。由外因所致的疾病，比如表面损害及皮肤寄生虫病等，都易于找出原因并将其消除。然而，仅仅依靠人的本能反应，却难以应对一些感官难以直接认识和了解的病发深处的疾患。此外，原始人类在生活中还不得不面对妊娠、分娩、生长与死亡等。对于上述这些难以为经验所解释的现象，原始人类感到不可思议，于是将它们统统归之于超自然神力的影响，形成了精灵鬼神导致疾病的观念。与此同时，能够沟通天地自然、对话神灵鬼怪且拥有足够威力将其战胜和驱走的巫师便应运而生，担负起治病救人的职责。留存至今的钻有规则孔洞的人颅骨，似乎就展现了巫医的高超巫术。

1.2.1 鬼神致病观

这种在所有原始部落都普遍存在的鬼神致病观念，在古希腊诗人荷马（约前9—前8世纪）的著名史诗《伊利亚特》中也有所体现。希腊神话传说中的太阳神阿波罗，就被认为是各种可怕瘟疫的传播者：

从初始的那场争斗，卓越的阿喀琉斯和
阿特柔斯之子、民众的王者阿伽门农闹翻分手。
是哪位神祇挑起了二者间的争斗？
是阿波罗、宙斯和莱托之子，痛恨王者的所做，
在兵群中降下可怕的瘟疫，把将士的生命吞夺，
只因阿特柔斯之子侮辱了克鲁塞斯，阿波罗的祭司。

妖魔鬼怪也时常困扰着原始人。英国社会人类学家詹姆斯·乔治·弗雷泽（1854—1941）在其《金枝：巫术与宗教之研究》一书中有这样的记述：我们看到的稀松平常的一些自然现象，“在原始人看来却是神灵的表现姿态或神灵制作的工艺。……在他的想象里，这个世界充满了那些被清醒的哲学早已抛弃的奇装异服的神物，无论他是醒着还是在睡梦中，仙人和精怪、鬼魂和妖魔总在他周围翔舞。它们盯着他的足迹，扰乱他的感官，进入他的身体，用上千种异想天开的为非作歹的方法，困扰他、欺骗他、折磨他。一般来说，他对他遇到的灾害、受到的损失、经历的痛苦，不是看成敌人施行魔法，就是看成精灵泄恨、生气或作祟”。简而言之，原始人认为这些精灵如果说不是他的绝大部分苦恼也是他的许多苦恼的根源。例如，在南太平洋上的新不列颠岛，当地土著人就把包括疾病、旱灾与歉收在内的一切灾祸，都看作是妖精作怪。

除了鬼神之外，祖先、巫师也被视为导致原始人患病的另两种个体力量。原始人类通常会对创立部族的远祖、声望超群的领袖、孔武有力的英雄等祖先顶礼膜拜。他们虽早已去世，没有了生前的肉身，但灵魂却还存在。这些灵魂关注着后代的一切，不仅能够调节气候决定农业收成，而且还能随意暂时附在原始人类的身体之上。如若对祖先有所不敬，怠慢失礼，侵入人体的灵魂就会降下灾祸，惩罚世人，导致各种疾病甚至死亡。此外，巫师的力量也不容小觑。法国社会学家路先·列维－布留尔（1857—1939）在其《原始思维》一书中，引用罗特的观点，以文明社会中保留原始社会文化传统的土著人为例，介绍了他们对疾病源头的看法。在澳大利亚北昆士兰布里斯本区的殖民地，欧洲殖民主义者最初到那儿的几年中，他们发现当地的土著人有这样的一种观念：几乎所有的病痛都是由某些巫医掌握的石英石造成的。石英石赋予了它的所有者超自然的力量。巫医的

魂迫使这个石英石进入牺牲者的身体里，只有由另一个巫师用吮吸的办法把它吸出来，才能治好病。因此，巫医被认为是能够在远距离使人得病并且能够使他注定死亡的人。

在这种鬼神致病的观念里，疾病被当作一种外来物，人与病相互对立。原始人罹患疾病，是因为天神、鬼怪、祖先的灵魂及巫师的魔力进入人体，据为己有，并能夺取患者的知觉，还可借助患者的身体来行动。原始人往往会通过一些较为特殊的经历，建立起对疾病的认识。他们晚上做梦的时候，就会感觉到好像别人的灵魂正在进入自己的身体。原始人有时看到患者癫痫发作，或者头脑发昏从床上跳起来，或者完全丧失理智，这一切似乎暗示，有种外来的力量劫持了患者的身心，控制着他的一举一动。一份公元前650年的巴比伦泥板文书，对此有相当详尽的描述："如果发病时患者坐着，那么左眼会斜向一侧，口唇紧闭，口中流涎，左侧手、脚、躯干痉挛，像只待宰的羔羊，这就是魔鬼附体。若发病时意识清醒，便能将恶魔驱逐出体外；若意识不清醒，恶魔就会附体。"

因此，在原始人的心目中，疾病本身也是一个生命，一个敌人。而身边能够有效对付这个难缠宿敌的人，就非部族的巫师莫属了。

1.2.2 戴鹿角的巫医

根据德国学者文士麦所撰《世界医学五千年史》一书的记载，1914年7月20日，一个炎热的夏日，法国南部比利牛斯大区上加龙省图卢兹大学古代史教授孔特·亨利·伯高恩，与他的三个儿子一同出外旅行。他们趟过阿列日省的一条小溪，而这条小溪正是流经图卢兹城南部比利牛斯山麓加龙河的支流。

由于酷暑难当，父子三人就在离蒙泰斯基厄阿旺泰不远的路边坐下稍事休息。这时候，一位农夫从旁边走过，对他们说道，何必坐在这个热烘烘的地方，离这儿不远处就有一个惬意得多的休息场所，在那个地方，即使是在最炎热的日子里，也有凉气从地底下冒出来呢！

伯高恩教授当时猜测，从地下吹来的这股凉气，很可能来自一个地下洞穴。于是他按照农夫的指点，带着儿子们来到了这个"喘气洞"。他们把半掩着洞穴进口的石块清理掉，果然看到有一条缝隙裂入地底。这激发了伯高恩教授一行人的探索欲望。他们弄来绳索和提灯，让一个儿子身上缠着绳子，小心翼翼地沿缝隙而下，下了60英尺左右（约合18.3米）就到了洞底。守在洞口的父子三人焦虑中带着几分渴望，期待着进洞兄弟发出信号。

约摸过了1小时多一点的时间，绳子终于动了起来，洞口两位兄弟一齐用力，把进洞的兄弟拖回到地面。进洞的小伙子起初是太激动了，以至于连话都说不出来。最后他总算脱口说出一句话："洞壁上有成千幅图画！"之后的考古发现证明，他的说法并无夸大之处。为了纪念发现者，这个洞穴被命名为"三弟兄岩洞"（又名特洛亚·费莱尔洞）。洞内的岩壁十分陡峭，那些互相覆盖的线雕就刻在峭壁之上，雕刻得很深，在浅色石壁的衬托下，产生了浮雕般的艺术效果。

在数不清的岩画里，有一幅半人半兽的形象，被画在13米高的岩壁之上，这可以说是已知最古老的关于医者的代表性岩画：一个冰河时代戴有动物面具的巫医，上身前倾，下身直立，头上戴着枝丫错落的鹿角，两耳直竖，双目圆睁，长长尖尖的胡须拖甩在胸前，颈部有毛，类似野牛的肩峰高高隆起，肌肉清晰可辨，手部酷似动物的前爪并拢举起，颇似人类的双腿在向前迈步，脚也与人脚一样，尾巴下垂，向后微微扬起，男性的生殖器也被逆向标明出来（图1-3）。他被法国考古学家步日耶（1877—1961）解析为巫师，是冰河时代最为奇特的艺术造型之一，也是距今17 000年的欧洲旧石器时代晚期马格德林文化的焦点所在。这位巫医之所以戴上动物面具，一方面可能是为了吓跑那些带来疾病的妖魔，另一方面或许是为了给患者留下更为深刻的印象，从而使患者对其所念的符咒、戏剧性的仪式表演与所开的药方深信不疑。

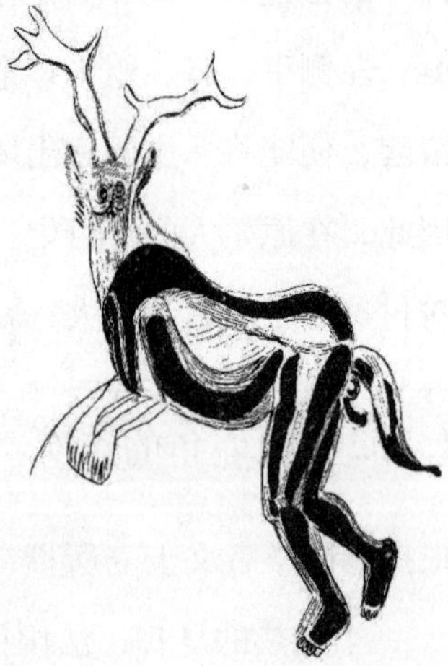

图1-3 "三弟兄岩洞"中戴鹿角的巫医岩画

1.2.3 神奇穿颅术

根据古代民族共有的基于万物有灵论的鬼神治病观，便不难想象这个戴鹿角巫医治疗疾病的方式。那些浅层的可见病痛是易于治疗的。例如，在去除了身上的棘刺、石刺或寄生物之后，损害或痛苦的原因便消除了，也就自然而然地逐渐痊愈了。同样，对于深层的不可见的疾病，原始人也产生了除去的观念。但事实上这些疾病无法被轻易治愈。既然原始人将疾病视作有目的地针对亵渎神灵、招惹精怪、轻慢祖先、得罪巫师等这些忽视礼节的行为的报复与惩罚，那么，要想治疗与宗教信仰、社会行为关系密切的个人疾病，必须借由巫医采取适当的献祭仪式，以使神灵、妖魔、祖先、巫师息怒，从而驱逐由于过失行为而带来的苦难。

文明社会的土著人，留存了包括宗教仪式、唱歌、巫术及符咒在内的治疗方式样本。例如，非洲巫医引诱蟑螂以绊住犯罪精灵；美洲印第安人的治疗者，会用整天跳舞、呼叫与敲鼓等治病仪式，以驱走邪恶的精灵，诱回失去的灵魂，或劝解一个犯罪神。

此外，新石器时代出现的一种带有驱逐妖魔或释放精灵性质的巫术仪式——穿颅术（又称钻颅术或环钻术）——足以令现代人感到震惊。这种在人的颅骨上面钻孔打洞的手术，即使在今天也被认为是最困难和最担风险的。出人意料的是，大量的史前时期的带有钻孔的颅骨，在法国、西班牙、德国、奥地利、俄罗斯和波兰的新石器时代的洞穴中被发现，偶尔也在英国和秘鲁出土。有些颅骨愈合正常，在孔洞的四周留有新生骨组织的痕迹，说明这个人在施行攸关生死的穿颅术后得以继续存活了一段时间。

古人类学家已经发现，史前时代一些部落的巫医进行既困难又危险的颅骨钻孔术，既是出于宗教目的，也是为了实际需要：可能是缓解头痛、癫痫或其他不适的一种尝试。一个似乎更加合适的解释可能是，患者颅骨损伤以后，骨碎片压迫在大脑的一定部位会引起痉挛及不堪忍受的头痛（像周期发作的偏头痛之类），史前时期的巫医在碰到这类突发情形时，可能假定那是一种邪恶的精灵栖身于颅骨之内，认为在那上面打一个洞，或可为精灵提供一条逸出的通路。精灵远离之后，患者的疾病就会自然痊愈。

洛伊斯·N. 玛格纳在其《医学史》一书中提出，史前的外科医生使用了三种钻孔方法。第一种技术，是利用一块尖锐的石头或金属器具，在事先选定的区域刮凿头骨，直到凿刻出一条弧形的沟。当这条沟足够深时，大概会形成一个纽扣状的小圆盘，这样便能够比较容易地将其从颅骨中移去。第二种技术出现在秘鲁。最普遍、最常用的方法是，在颅骨上大致沿着圆形的边缘钻出一系列小孔，等这些小孔围成一个圆圈后，就利用锋利的燧石或石刀，去除或撬开这块圆盘形的颅骨片。颅骨片取出后，通常会被再次打洞，患者可能会将颅骨圆盘当作护身符和驱邪物，或挂在脖子上，或随身佩戴，以期日后能够避免更多的不幸。第三种技术，可以称为不完全的或可能带有象征性意义的环钻术。具体来说，头骨上只刻出浅浅的圆盘轮廓，但并不去除骨片。

意大利医学史学家卡斯蒂格略尼在其《世界医学史》中曾提到，原始人施行穿颅术的部位，最常见的是前顶，其次是额部，也见于颞部。施术时巫医常用催眠药使患者昏迷。而且在较近的年代里，有些位于俾斯麦群岛、玻利维亚和秘鲁等地的原始部族，仍用原始方法实行穿颅术。1874 年，有位英国传教士埃拉就曾经见到，洛亚尔提群岛的人沿顶骨与额骨之间的冠状缝行十字切开。

除了穿颅术之外，另一个在颅骨上留下记号的外科手术被称为“前顶残缺”。这个手术中的“记号”是一些由于烧灼而引起的伤疤。带有这种特殊损伤的新石器时代的颅骨，在今天的秘鲁、欧洲和印度被发现。外科医生先在患者的头皮上做一个“T”形或“U”形的切口，再把沸油或者浸透沸油的植物纤维绳索接触于暴露的骨骼上。无论哪种烧烙法，都会对覆盖在骨头上的厚纤维膜造成长久性损害。对于原始人而言，为了驱除妖魔、恢复健康，忍受这种烧烫之苦似乎也是值得的。

关于穿颅术的诸多研究表明，这种手术可能曾是对颅骨外伤的合理治疗。尽管当时缺乏有效的消毒技术，需要冒着巨大的手术风险，但是，原始社会的巫医仍然受到利用宗教仪式驱赶神魔这种信念的驱使，颇为熟练地完成了令现代人惊叹不已的颅骨开凿与钻孔。

1.3 追寻药的迷踪

原始人外治疾病的手段，除了在远古时代已经掌握的惊人的穿颅术，还包括利用锐利石器取出各种异物、放血、切开脓肿，以及拔火罐、熏烟、蒸汽浴、按摩、泥罨等。与此同时，自然界赐予原始人的各种带有神奇药效的植物、动物与矿物，也通过巫医的不懈探索，将这些具有药理学活性与效能的药物一一展现在世人面前。《伊利亚特》曾提到：

秀发的阿伽墨得，

此女识晓每一种药草，生长在广袤大地上。

1.3.1 根茎果叶入药用

原始人在日常活动中，很可能观察到动物吃下某些植物后的反应，才得以获知关于植物疗效的知识，认识到有些植物是有毒的，有些则能产生若干治疗效果，还有一些植物则具有止痛或减轻疾病痛苦的作用。

在西班牙人占领以前，美洲印第安人早已发现了许多具有治疗效果的植物。胡椒的抗脓性炎症作用，马替草和瓜拉那的疗效，还有咖啡、茶与可可的兴奋作用等，皆为他们所熟知。他们还知道莨菪碱有麻醉作用，从而使用了主要包含莨菪碱成分的曼陀罗花。尤为难得的是，在斯顿列出的印第安人用来治病的144种药物中，有59种仍见于现代药典。根据药理作用，可将美洲印第安人所熟知的药用植物分为很多种类，诸如解热药、缓泻药、催吐药、镇痉药、利尿药、缓解呼吸药、止痛药、镇静药、兴奋药及幻觉药等。

印第安民族的历史，以及至今仍居美洲偏僻一隅的印第安人后嗣所保持的习俗显示，行医之人的观察能力甚或可以说高过了现代人。因为他们从长久经验中获得了锐敏的感觉；这种锐敏的感觉正是很有意义的资本，并且与合理的治法联结在一起。

中国的一些少数民族，在1949年之前依然处于原始社会末期阶段。这些少数民族基于不同的自然环境和生产水平，各自总结出治疗疾病的植物药。据此，可推断出原始人的相关认识。

自古繁衍生息在黑龙江以北的大兴安岭、小兴安岭地区，长期以狩猎、采集和捕鱼为生的鄂伦春族人，对于出血的伤口，摘“安摩草”熬水，或口服，或擦伤口，用以止血；对于肿痛和关节炎，使用“八股牛”草根、“那拉塔”小树，熬水擦患处，或剥“乌道光”树皮包裹患处，可以起到消肿的作用；挖“摩加其”“木克切”草根或用“翁流东”茎熬水口服，治疗腹泻。

主要聚居于云南省西北地区的普米族人，把蓖麻子炒干、研末包脚心，并口服冬苋菜，来治疗死胎不下；用黑豆子，治愈产后风寒；采“挖耳草”泡酒，可疗疔疮；将黄芩研细末加水，包于患处，能够治痈；把羌活、独活、木通泡酒，口服，治腰肌劳损和风湿性关节炎；使用野苦荞根、麻芋儿，治疯狗咬伤及狂犬病；取野芦子藤，打绦虫。

分布在云南省西南部澜沧江与萨尔温江之间、怒山山脉南段的“阿佤山区”的佤族人，会利用独子叶治肠胃病和便秘，剥桂树皮健胃；而大蒜、香菜、葱、姜等植物，也是佤族人治病过程中常用的药物。

云南省独有的居住在海拔 1 500 ~ 2 000 米山区的景颇族人，采摘野芦子藤，用于不孕症的治疗；将“嘴抱七”根含于口内，能起到止牙痛的效果。

具有悠久历史和古老文化的彝族人，采冬苋菜治妇科病，用草乌愈眼疾，以贝母止咳，摘石尾草治疗疟疾。

中国少数民族当中，分布在西藏珞渝地区的珞巴族人人口最少，他们被蛇咬伤后，立即用绳子扎住伤口，防止蛇毒扩散；此外，还会剥下“纠节”树皮，熬水口服，用以治疗刀伤和箭毒。

原始人类选择植物药的观念之一，是只要找到外形类似某种人体脏器的植物，便可将其用于治疗与其形似器官的疾病。这种同形思想的治法，在以后的时代仍然常见。比如，传统中医认为，药物外观形似心者可以入心，状如肾者能够归肾，像肺者宣肺，似脑者补脑，藤络状者能疏通人身脉络等。枣仁可养心，沙苑子补肾，马兜铃清肺，核桃仁补脑，丝瓜络通络等具体实例，皆属“同形相求”之类。同样，在西方还流传着神的“信号说”这种民间用药的指导原则。具体内容是说，神灵在世界上设置了疾病和药物，并且教导我们，任何事物都不会无目的地存在。因此可以假定，神灵对潜在的药物做了某种标记，暗示着它们的治疗功效。比如，一种治疗黄疸有效的植物，可能开出黄色的花朵；治疗心脏病有效的药物，可能取自长有心形叶子的植物。

除了这种取类比象、同形相求的思维之外，法国社会学家路先·列维－布留尔在其《原始思维》中描述了另外一种确定草药药性的观念。东南亚加里曼丹岛（也称婆罗洲）的土著达雅克人对任何药品都不重视。只有对这些药品施行神秘的法术，并对患者进行无穷无尽的开导，比如应当怎么服药，以何种姿势服药，看见药品时要念诵何种咒语，他们才相信药品具有了药用价值，因为这些方式将药品与超自然力联系在了一起。学者纳骚将这种认为药品蕴含由巫术招至的除病神力的意识描写得很清楚：对于患病土著达雅克人的意识来说，医生用的草药联系着并保证着效验的神灵（神灵是由这个医生召请来的）彼此不能分开……显然，他们不像我们现在这样看待药物的有效成分，也不像我们现在这样认识到药物是本身固有的化学性能发生作用，而他们则认为药物里面有神灵（药物是神灵最中意的媒介）才发生作用的。同样，这个神灵又是由于巫医的巫术召请的。

英国探险家和作家金斯黎小姐更是一针见血地表现了原始人的这个观念：任何事物的发生都是一个神在对另一个神发生作用，所以治病就是药神对病神发生作用。某些疾病可以由某些神来战胜。另一些疾病则不受这些草里的神辖制，它们只能由更强一等的神来根除。

再者，还有一种被称作“垃圾疗法”的治病观念。通过给患者大量服用气味难闻的植物药，使人的身体成为对营养十分苛求的、对入侵恶魔毫无吸引力的住所，那些致病原会自动逃出体外，患者就会恢复健康。

原始社会的巫医，正是依靠着细致的洞察力，经过了多次的失败尝试，才挖掘出了自然界中某些植物体内能够治愈疾病的各种神力。从获取这些零星的经验开始，巫医认识了越来越多对病痛有疗效的植物。他们对于能够入药的根、茎、叶、皮的探索，也渐趋深入。

1.3.2 兽禽虫鱼愈人疾

在向大自然索取药物的进程中，原始人不仅选择了植物的根、茎、花、叶，而且还将目光投向了身边的动物。随着狩猎与畜牧活动的大规模开展，原始人对自然界的动物有了更多的接触机会。加之原始人对火的运用日益普遍，特别是发明了人工取火后，动物逐渐成为原始人的主要食物来源，从而促进了原始人对各种动物营养价值及毒副作用的认识，并进一步为认识其药用功效积累经验。

洛伊斯·N. 玛格纳指出，许多民间药物需要动物的器官和产物。人们或是采用“相反”的原则，或是采用“相似”的原则，来选择适当的疗法。例如，如果被烤的兔脑不能治疗过分的胆怯，那么可能在凶猛的野兽血中发现勇气。像老鼠、鼹鼠这样比较低等的动物，可用于治疗疣、咳嗽、发热、菲茨综合征和遗尿。但是，没有一种动物在治疗方面像水蛭那么“勤勉”。根据民间信仰，水蛭这种“天然的医疗设备”，能够有选择性地驱除关节炎的关节“瘀血”，减少黑眼圈周围的水肿。在各种民间药物中，昆虫及昆虫产物都是重要的成分。那些嘲笑使用蜘蛛网止血的人，可能会赞美蜂蜜在治疗蜂蜇、咳嗽、感冒、风湿与结核病过程中起的作用。而英属哥伦比亚的土著部落，则认为给不孕的妇女喝黄蜂窝或者苍蝇熬的汤汁，能使她们生孩子，因为这些昆虫能以巨大的数量繁殖后代。

中国有些少数民族的用药经验中，动物药的应用占着较大的比例，其中尚且带有一定的原始痕迹。

鄂伦春族人取熊胆拌温水，口服或擦患处，治眼疾；采鹿心血，拌红糖、黄酒口服，治疗心动过速；将鹿心脏晒干研末，拌红糖口服，治疗咳嗽。

普米族人还会捕斑蝥虫，治疗疯狗咬伤。

佤族人治疗咽喉肿痛或高热的方法，就是取熊胆泡酒，或口服或擦抹患处。

彝族人使用麝香避孕；堕胎时，将飞鼠睾丸捣烂，拌酒服下；用鹿骨、南瓜和贝母，治刀伤；取鸡血治烧伤；拿豹子骨来治疗关节炎；还以麝香治疗痢疾；值得一提的是，当彝族人被蛇咬伤后，会立即用刀在伤者头后割开一个口，放进一些麝香，使蛇毒直接从伤口排出。

生活在云南等省的纳西族人，身上若有瘀血难以消散，会用刀割开肌肉，放出瘀血，或用蚂蟥吸出瘀血。

原始人普遍存在的一种感应思想就是，杀死凶猛的动物，吞食或外用这些动物的内脏，借此使其威力附着人体，既可增强力量，保障部族的安全，还能代替他们有病脏器的缺损。正因如此，这种用动物的某种脏器治疗人体的某种脏器病的习俗才得以确立，并推动着原始人继续探索动物身上的脂肪、血、骨髓等所具备的药物作用。

1.3.3 这个圣物不寻常

无论是植物药，抑或是动物药，对原始社会的巫医来说，都是大自然赐予的圣物。他们为某些疾病所开的药物即使跟现代药物完全相同，毫无二致，但是其中蕴含的治疗精神却是根本不同的。原始巫医主要考虑的问题，几乎永远是怎样才能驱走那个引起疾病的鬼魂，或者是如何使患者与药物当中已知的或假想的那种祛病力量互渗。

为了确保药物不致丧失神圣的药效，巫医必须采取一定的举措。例如，对于某些药用植物来说，必须适逢特定的月相，由特定之人，于特定时刻，举行特定仪式，口念特定咒语，借助于特定的工具，才可采摘。若不如此，药将无效。

詹姆斯·乔治·弗雷泽在其《金枝：巫术与宗教之研究》中，以槲寄生为例，详细介绍了它如何被从古到今的许多民族视为“万应灵药”，以及为了保证其药效而采取的不同寻常的举措。

自远古以来，在欧洲大地上，槲寄生一直就是意大利人与古克尔特人迷信崇拜的对象。盖乌斯·普林尼·塞孔都斯（23—79），又称大普林尼，在其所著《自然史》（亦译《博物志》）一书中指出，在药物里，长在橡树上的槲寄生被认为是最灵验的。意大利有些迷信的人还认为，在新月第一天采摘（不用铁制器具、不掉落地面）的槲寄生是治癫痫的特效药；妇女拿着它就会受孕生子；用它来治疗溃疡也极为有效，患者只要口含两小片槲寄生，再在患处贴上一片，即可痊愈。……人们还把槲寄生当作跟醋和鸡蛋一样最好的清火药物。

大普林尼还绘声绘色地讲述到，古克尔特人称巫师为督伊德，督伊德们将槲寄生及其所寄生的树（必须是橡树）奉为极端神圣之物。一旦发现十分罕见的槲寄生，督伊德们就在新月第六天，趁月亮尚未走过一半行程精力充沛之时，先在树下欢呼该树为万灵的药物，然后一位身穿白袍的祭司爬到树上，用金制的镰刀割下槲寄生，在树下的人们则用白布接着，再将两头牛角从未绑过的白色公牛献祭，祷告天神保佑赐福。督伊德们深信，用槲寄生制出的药水给不孕的牲畜服下一剂，牲畜就会恢复繁殖生育能力，并且认为槲寄生能解百毒。

近代日本阿伊努人也有类似的信念。他们同样特别敬重槲寄生，将其视为一种几乎无病不治的药物，有时放在饭食里吃，有时煎成汤剂服用。他们喜爱槲寄生的叶子更甚于喜爱浆果，因为浆果中富含黏液。那些不孕妇女也吃槲寄生，以求生子。据信，在柳树上生长的槲寄生疗效最大，因此阿伊努人视柳树尤为神圣。

此外，非洲人以为，佩戴寄生植物的叶子会使人无灾无病。同样，在柬埔寨，人们也认为将寄生植物煎成汤剂，或内服或外洗，也能收到同样的效果。

现代欧洲好多地方都对槲寄生的采集方式做出规定：必须用石头将它从寄生的树上投掷或砸落下来。譬如，瑞士阿尔高州的农民认为，所有寄生的植物，特别是橡树上的槲寄生，在一定意义上都是神圣的。为了不减小它的巨大威力，他们采取了非同寻常的方式：当太阳进入人马宫、月到朔日，新月之前的第一天、第三天、第四天，就用箭射下生长在橡树上的槲寄生。当它从树上落下时，必须用左手接住。这样采来的槲寄生才是治疗百病的万灵药，至少能治小儿身上的一切病症。瑞典民间的习俗是，对具此神效的槲寄生，必须把它从橡树上射下，或用石头碰下。同样，直到 19 世纪上半叶，威尔士的人们还认为要保持槲寄生的神效，必须把它从寄生的树上射下。

德国北部荷尔斯泰因的人们至今仍把槲寄生，特别是橡树上的槲寄生作医治新伤口的特效药。在法国南方的拉考恩农民中间，至今还相信督伊德关于槲寄生能解百毒的观念，他们把它放在患者肚腹上，或用它煎汤让患者喝下。

古人认为槲寄生是治疗癫痫的良药，这个信念一直传到现代。例如，瑞典癫痫患者相信，只要随身带一把用橡树槲寄生做柄的小刀，就不会发病。在德国，出于同样目的，孩子们脖子上经常挂一些槲寄生。在法国波旁奈地区，民间有种治疗癫痫的偏方，就是用槲寄生煎汤。具体做法是在每年 6 月 24 日施洗者圣约翰节（仲夏日），从橡树上采下槲寄生，再跟黑麦面粉一起煎煮。在英国林肯郡的博特斯福德，人们将槲寄生制剂当作缓解癫痫这种可怕疾病的良药。直到 18 世纪，英国和荷兰的高级医药权威还都推荐用槲寄生治疗癫痫。

总之，意大利人、古克尔特人、阿伊努人，以及现今欧洲多地对于寄生橡树上的槲寄生的可贵价值的看法，在相当程度上是一致的，视槲寄生为包治百病的“万灵药”与根除癫痫的特效药。而且，古往今来，人们都认为，要使槲寄生发挥医药特性，必须在特定时间按特定方法采集。

这种习俗长久流传，弗雷泽推测了它的形成原因：作为寄生在大树枝干上的植物，槲寄生长在距离地面较高且比较安全的地方，可以免受生活在地面上的那些动植物经常遇到的危险灾害，这似乎给幸运的获得者提供了能够超脱人世各种灾害的安全感，于是就产生了它可治百病的信念。鉴于槲寄生高挂于大树枝干，不会落到地面，因而推论癫痫患者只要口袋里放一片槲寄生，或肚腹里服一剂槲寄生煎药，那么即使发病，也不会躺倒在地。

虽然弗雷泽在书中还特意提到，现代医生认为槲寄生百病不治，但是，槲寄生的医疗价值却正在逐渐为科学研究所证明。1999 年，德国科隆玛道斯公司的兰茨因教授，发现槲寄生属植物中一种名为 Mistellektin 的物质，具有抗癌作用。已经进行的动物实验证明，每千克体重只需要十亿分之三十克这种物质的提纯物，就能够使小白鼠大肠癌增生的速度降低 50%，此外还对肾癌及支气管癌的发展具有比较明显的抑制作用。

某些植物的药用功效，以习俗或信念的方式，从远古传诵至今。事实业已证明，不管围绕这些药物的仪式如何匪夷所思，关于它们的传奇与传说，都会或多或少包含着真理的成分。其中有些已为科学和临证实验所证明，而更多的则尚待进一步的科学研究剥去其神秘外衣。

1.4 原始人的遗产

即使在千百万年以前，在人类发展的早期年代，同样存在着医生在今天的诊室里能够遇到的几乎同生命一样古老的疾病。牙齿、骨骼、妇儿疾病，与当今社会一样并不鲜见。

最初，原始人借助于自己的本能或他人的援手，以解除病痛，或修补由外伤或疾病所致的损伤。后来，鬼神致病的观念逐渐占据原始人的大脑，疾病与死亡被想象成由于一种或神灵或妖魔、或祖先或巫师等外在神秘力量进入身体所致。据此认识，为了治愈病痛，原始人虔诚地献上祭物，表演舞蹈，口诵符咒，祈盼天恩眷顾，精怪遁形，同时要称颂祖先，厚待巫师。进而，巫医利用那些不寻常的精美石器作为石刀，除了进行诸如切开脓肿之类的简单手术之外，还施行了令今人感叹称奇的穿颅术，为体内的异物开辟了逃逸的通道。

当巫术企图直接控制自然失败以后，人们就用崇拜与祈祷的方式，祈求神给予这种能力；在人们看到这样做也没有效力并且认识到天律不变时，他们就踏入了科学之门。

面对自然界所提供的极多的天然产物，原始社会的巫医经过反复试验，逐渐熟悉了植物的营养、毒性和治疗作用，对那些可以作为药用的动物也有了更加深入的了解。原始人根据自身经验所发现的用于减轻某种疾病的很多药物，直到今天还在使用。所有民族的原始医学宝库，都有充满神秘色彩的习俗及缺乏理性精神的治病法，它们是科学医学发现的前驱。今天的科学家从中发掘出的真理核心，正是原始人从经验中一点一点积累得来的宝贵遗产。

在生产力极其低下的原始社会，人类的命运几乎完全由自然界所掌控，在疾病面前人类的主观能动性显得是那么的渺小。大自然又是公平的、和谐的，自然界在给人类带来苦难的同时，也为我们提供了丰富的且能够用于治疗疾病的植物、动物、矿物等资源。当然它们不会明确告诉人类各自是预防或治疗什么疾病的。面对自然界所提供的这些天然产物，那时的巫医经过了长期的摸索、试验，才逐渐熟悉了个别植物、矿物的营养、毒性和治疗作用；在意识到几人一起团队合作可以战胜猛兽，一些温顺的动物可以圈养后，对于那些可以作为药用的动物也有了更加深入的了解。原始人根据自身经验所发现的用于减轻某种疾病的很多药物，直到今天还在使用。所有民族的原始医学宝库，都饱含着充满神秘色彩的风俗习惯及缺乏理性精神的治病方法，然而它们却是科学的医学发现的前驱。尽管以现在的眼光来看他们当时的探索走了很多弯路，甚至有些就是荒谬的，但正是他们走出了利用自然的第一步，那是勇敢的第一步，伟大的第一步！今天的科学家从中发掘整理出的真理核心，正是原始人类从经验中一点一滴积累得到的弥足珍贵的财富。

2　文明古国的医疗保健

在北半球的尼罗河、两河、印度河、恒河流域，以及黄河、长江流域相继产生了世界四大文明。古埃及代表了尼罗河流域的文明，古巴比伦是两河流域文明（美索不达米亚）的一个重要时期，古印度代表了恒河与印度河流域的文明，古代中国是黄河与长江流域的文明。因此古埃及、古巴比伦、古印度及古代中国被称为四大文明古国，也是人类文明最早诞生的地区。她们创造的象形文字、楔形文字、梵文和甲骨文记录着各自文明的产生、发展和取得的成就，其中很重要的一部分内容就是医学。随着考古学的新发现，越来越多的文物呈现在世人面前，这些文物为我们研究早期医学提供了直接、客观的依据，使我们有机会了解医学最初是如何一步步产生和发展的。

2.1　纸草记录的古埃及医学

古埃及文明的灿烂辉煌和源远流长，世人皆知。庄严肃穆的金字塔、神奇的木乃伊和象形文字及神秘的宗教和建筑奇迹等，这一切无一不充满了诱人的魅力。埃及人在医学方面同样做出了巨大的贡献，古埃及人对医学很有研究。他们对治疗各种疾病的药方，包括药名、服药的剂量和服用的方法也有很详尽的文字记载。临床上处方的标志（℞）就是来源于古埃及的一个神话，代表医神的眼睛（图2－1）。对胃病、心血管疾病，以及囊肿和疔疮等相关外科医治，古埃及人同样具有一定的临床经验。

最初古埃及人生病时，第一时间会去找祭师，就一般平民而言，治病大半靠符咒不靠医药。古埃及人认为，身体的每个部位都对应着一个神，只有通过膜拜

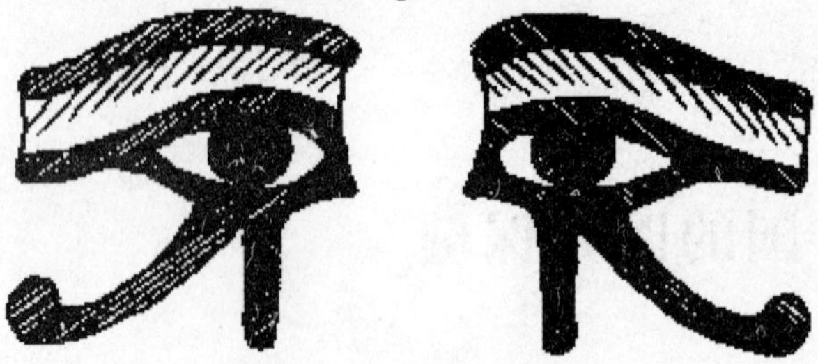

图 2－1　医神的眼睛

神灵才能治病。就感冒而言，有感冒鬼，送感冒鬼要说："走，走，走！感冒鬼，你来让他（患者）骨病、头痛、七窍不舒服。走，赶快离开，滚到地上。臭鬼、臭鬼、臭鬼，赶快滚！"埃及虽流行驱鬼治病，但医生们通过实践，将一些疾病分类并记述了它们的症状表现及治疗方法，形成了颇具参考价值的医药、咒文相结合的文献。尼罗河两旁广泛生长着一种莎草，又被称为纸草，它们的茎中富含黏液，就像天然的胶水，把它切成薄片，再经过特殊的工艺加工就可以在上面写字了。因为草纸的轻便易得，便成了记录重要文献最便利的载体。现在发现的古埃及医学文献主要有《埃伯斯纸草卷》《埃德温·史密斯纸草卷》和《拉洪纸草卷》等。这些文献各有侧重，记载了古埃及丰富的医学知识。

《埃伯斯纸草卷》约成书于公元前1550年，即埃及第十八王朝时期，是一部教科书式的医学巨著。因被埃及学家埃伯斯收购珍藏而得名，现存于德国莱比锡大学博物馆。此卷从头到尾记述的都是医学和巫术，正文有110个栏目，后人把它分成长短不一的877章，标上了数码。从内容上看，它是一本摘录汇编。摘录的书籍不下40种。摘录的重点是治疗各种疾病的药方，包括药名、服药的剂量和服用的方法。书中记载了内科、眼科和妇科的许多病症及治疗方法，录入的药方多达877个，正文处方用黑字，剂量标题用红字，在最后也会记录一些祈祷用的咒文。有几章涉及胃病、心血管疾病及囊肿和疔疮的外科医治。其中，对胃病的描述是其他医学纸草卷中所没有的。

此外，书中还记载了一些有关解剖学、生理学和病理学方面的知识，如认识到心脏是人体血液循环的中心和动力。这些应该是来自于木乃伊制作时的认识。

纸草文中还详细记录了一些对症开方的例子，例如："治眼的炎症，用俾布罗斯的杜松树枝磨碎，浸水内，点入患者眼中，便可迅速治愈。"又如："胃部不适，可采用小麦面包、大量苦艾，加浸蒜麦酒，令患者吃肥牛肉，饮用含有各种成分的麦酒，使其开眼张鼻，并使粪便排出。"

《埃德温·史密斯纸草卷》，一般认为是后人根据埃及史上第一位留名的医师伊姆荷太普所留下的资料，于公元前1700—前1600年完成的医学论文集，也是人类史上第一部医学专著。因为部分损毁，剩下的纸草卷长约4.68米，宽约33厘米。其中撰写于正面的有17页（377行），背面有5页（92行），依笔迹看来，应为同一人于同一时期抄写。这份手稿的长度仅次于埃伯斯纸草文稿。埃德温·史密斯（图2-2）于1862年购买到这份手稿，因此这份文稿以他的名字命名。1906年，其女兰诺拉把手稿赠送给纽约历史协会，现存于纽约大都会博物馆中的古埃及外伤医学馆。此卷1920年由芝加哥亚洲研究中心的詹姆士·亨利·布莱斯泰德（图2-3）翻译，亚诺·B. 路克哈特医师加注，于1930年由芝加哥大学出版。

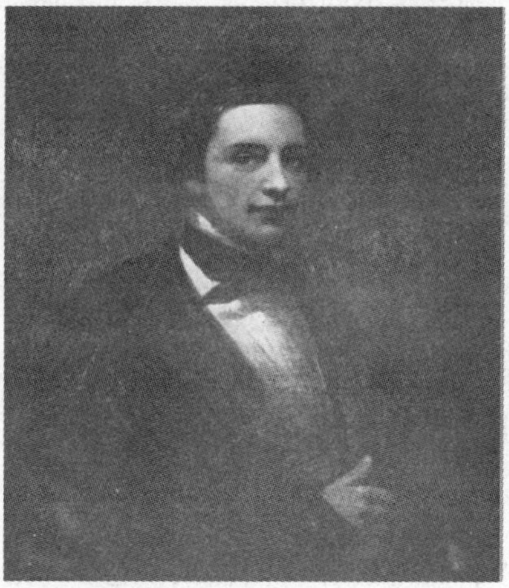

图2-2 埃德温·史密斯

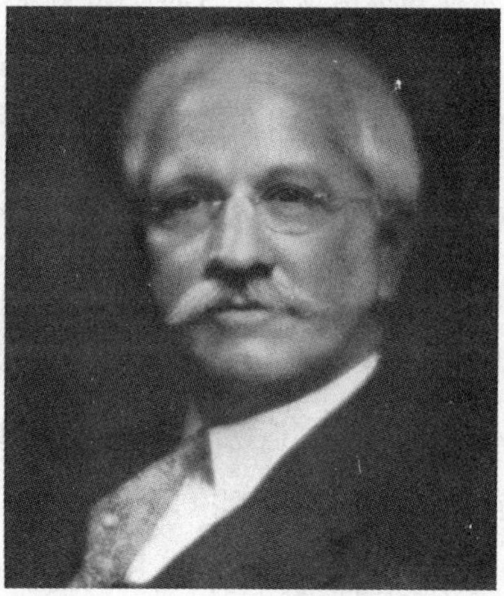

图2-3 詹姆士·亨利·布莱斯泰德

《埃德温·史密斯纸草卷》专门讲述创伤和骨折的外科医治，共有48个章节，每节论述一个身体部位或器官的疾病及其治疗方法。从医治脑外伤到胸腔手术、截上肢手术，一应俱全。不过，由于文献缺失了一部分，所以许多专家认为原稿中应该还包括下肢手术。另外，因文献中的大部分手术都与治愈外伤及接骨有关，这部书也被称为战时医疗手册。书中还记载了一个摘除胸腔肿瘤的手术，还有一些人称原医学书稿中还讲述了如何减肥的方法及用于防皱的药膏。最令人惊异之点在于，纸草卷作者曾以极肯定的语气说：“控制下肢之器官，不在下肢而在脑部。”这样的观点，即使在 18 世纪的医学家看来，仍非常新颖。但他们在制作木乃伊时对于脑浆的处理并不像其他器官那样放在罐子中保存，而是丢弃了。不管怎样，这份文稿第一次指称“脑”这个器官，不但提及脑膜、脊髓及脑脊液等部位，而且载有降低颅内压的开颅手术。另外，对于各种骨折的诊疗方式也有十分精确的记载，比如每种手术均按很严谨的步骤进行：①初步诊断；②详细查验；③症状讨论；④再诊断；⑤判定病情；⑥治疗。可见，古埃及人在外科手术方面取得了巨大的成就。

布莱斯泰德根据《埃德温·史密斯纸草卷》的内容总结出了六个主要特点：①它是古代东方最古老的手术文献；②这部文献全部由病例而不是配方构成；③这部文献将病例进行了系统性地排列，从头部开始，一直向下，与现代解剖学著作相似；④对创伤的治疗是理性的，并且主要是通过手术。在 48 个病例中，只有 1 例被诉诸巫术；⑤每个病例都被划分到三类不同的诊断之中，可治、不确定、不治，而其他古埃及医学文献则没有“不治”类病例；⑥在这个抄本中，共有 14 例不治类病例，原作者对它们进行讨论，是出于科学兴趣。

1889 年，在埃及法尤姆地区的拉洪又发现了一卷医学纸草文献，被称为《拉洪纸草卷》，时间约在第十二王朝和第十三王朝交替之时，即公元前 19—前 18 世纪，距今已有近 4 000 年之久。《拉洪纸草卷》也是摘录汇编，摘录的全是妇科方面的内容，遗憾的是，它已残缺不全，现仅存三四节。但也保存了很重要的医药信息，如第一次出现避孕药物（栓剂）的记载。

除了上述几卷具有代表性的医学文献外，其他还有《柏林纸草卷》《伦敦纸草卷》和《赫斯特纸草卷》等。这些医学文献都没有署名，也无从考证，后人便以收藏者或发现地对其命名。《柏林纸草卷》约著于公元前 1450 年，其中一卷与《埃伯斯纸草卷》的记录相类似，另一卷主要记录了儿科相关疾病的诊疗和药物。《伦敦纸草卷》约著于公元前 11 世纪，记载药方 63 首。《赫斯特纸草卷》约著于公元前 16 世纪，载方 260 多首，记录了多种疾病的诊治方法。这些医学纸草卷是直接反应古埃及医学的珍贵史料，也是后人研究古埃及医学的基本资料。

通过对这些纸草卷和其他史料的研究，我们能够认识到：虽然早期古埃及的医学与巫术密不可分，但到了第十八王朝时，随着人们对科学的进一步了解与认识，古埃及医学便渐渐地从巫术中分离出来。这时的医生先是倾听患者诉说症状，然后再做出诊断，进行治疗。

2.2 泥板楔刻的巴比伦医学

提到古巴比伦，你会想到什么？广袤的美索不达米平原，美丽的空中花园，或夜幕下那迷人的星座。四大文明中古巴比伦文明是起源最早的，在许多方面都取得了卓越的成就，如创造了自己的文字——楔形文字，研究天文、星象制定了历法，世界最早的法典——《汉谟拉比法典》，建造了气势宏伟的建筑——古代世界七大奇迹之一的空中花园。当然还有医学，古巴比伦的医学影响了古埃及的医学发展，甚至后来古希腊的医学对其也有学习借鉴，这才有了西方医学的开端。

古巴比伦时代的医学是和巫术同行的，这也符合事物发展的客观规律。当时的医生分为两种，一种是巫医，称为阿什普，他们主要靠咒语和宗教仪式来治病；还有一种称为阿苏，他们主要靠药物和器械替人治病。但由于当时人们普遍迷信，术士和巫师比医生更受欢迎。古巴比伦人把人体比作小宇宙，认为人的疾病和星象密切相关，星辰的运行决定着疾病的流行和预后，一个人的疾病也可以通过占卜治疗。占卜的方法之一是看牲畜内脏，主要看肝。他们认为血是生物体机能的输送者，因此认定富含血液的肝脏是生命最重要的部分，是灵魂的居所。所以，他们诊断、治疗疾病的方式有两种：检查动物肝脏或者用陶制的肝脏模型（图 2-4）进行占星。

检查动物肝脏诊治疾病是先让患者对着献祭用绵羊的鼻子用力地吹气，他们相信血液会把患者的“病情”运送到肝脏。然后让阿什普仔细地检查已感受过“病情”的肝脏，根据羊肝在羊腹内的位置与大小、含血的多少及胆囊的大小等

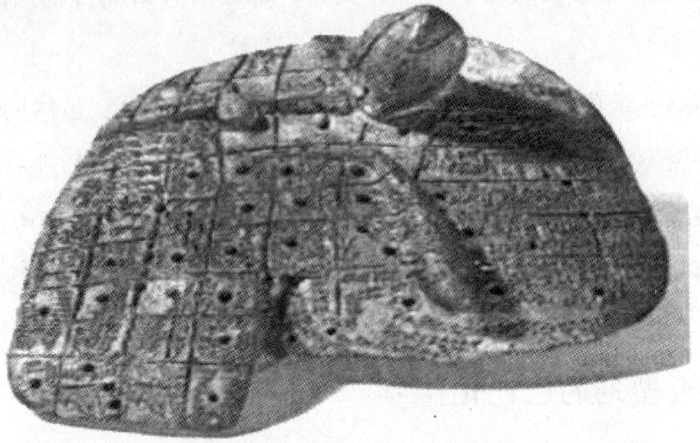

图 2-4 占星用肝脏陶模

评估患者的病情和预后。占卜时，祭司要用事先制备的黏土制成的肝脏模型。上面划有纵横直线，将整个肝脏分成 50 个区域，不同区域提示着不同的疾病及疾病的不同预后，在另外的泥板书中会有详细的说明，就像说明书。仪式完成后，祭司在羊肝脏上发现了异常改变，就用一根细木签插入模型相应方形区域的小圆孔中，直到把羊肝上的所有异常改变都在模型上用细木签标出为止。最后，就用这些结果对照泥板上的说明，从而判断患者得的是什么疾病，以及疾病的预后。正因为有这种肝脏模型和与之匹配的说明书，所以有人说巴比伦古国几乎人人都是医生，有时候会出现很多人同时或先后“诊治”同一位患者，就像现在遇到疑难杂症时的“专家会诊”。虽然占卜肝脏的方法是不对的，但对于不能独自判断的问题，多人讨论的思路还是很正确的。如果只有几个人掌握的话，很容易产生盲目崇拜，那么将很难有进步。只有在广泛的实践中才能发现问题，进而产生新的思路，寻找新的方法，推动学科的发展。

尽管星象、宗教限制了医学的发展，但古巴比伦的医术在当时也享有盛誉。大约公元前 3000 纪，巴比伦产生了医学的萌芽。早在乌尔第三王朝时期（前 2113—前 2006）就出现了“药典”，上面记录了用各种生物和矿物制作的药方。到汉谟拉比时期（前 1792—前 1750），医学在一定程度上从祭司的控制中独立出来，开始出现职业医生。巴比伦医生常外出会诊，远至埃及。公元前 13 世纪，巴比伦医生就曾被邀请为赫梯国王哈图西利斯三世治病。

在美索不达米亚平原上，没有像纸草那样的水草，并且纸草卷容易腐烂，保存下来的文物很少。古巴比伦人就发明了自己的记载方式：用硬物在软泥板上写字，再把泥板烤干保存。泥板书比较笨重，使用起来可能不太方便，但它结实、耐腐蚀，所以目前在博物馆中存有50万件之多，其中关于医学的泥板书有1 000余块。另外，在汉谟拉比国王创制的世界上第一部比较完备的法典《汉谟拉比法典》中，有关医学的记述也有9条。其中记述了白内障和泪道瘘管等手术，规定施行手术成功时应付给施术者多少钱，如果手术失败则要承担相应责任等，这被认为是最早的医疗立法。

19世纪末，在现在伊拉克摩苏尔附近发掘了尼尼微亚述王图书馆，在希拉城东南81千米处发掘出古巴比伦古城尼普尔旧址，发现了大量刻有楔形文字的黏土板，其中有世界上现存最古的医书。1940年，美国宾夕法尼亚大学博物馆泥板珍藏部主任列格来因在大学博物馆《通报》上发表的一篇题为《尼普尔的古代药房》的文章中，首次公布了这块医学方面的泥板铭文资料。由于涉及许多医药和化学方面的专业术语，列格来因仅释义了原文的一小部分。直到1953年春，美国苏美尔学权威克拉美尔在一位既是化学家又拿到自然科学史博士学位的马丁·列维的帮助下，才对全文做出了初步的解释，后又经多人考释修订。1960年，当时在宾夕法尼亚大学博物馆任助理研究员的西维尔终于对全文做出了完全令人信服的释读和翻译。这块泥板共计145行，上刻15医方，根据字体、年代可判断为公元前3200—前3000年。尼普尔医学泥板的发现和释读成功，使人类最早的医学记录一下子从公元前2000纪推前到了公元前3000纪，大约提前了400年。

尼普尔医学泥板记录了很多重要的医药信息。从医方所用药物的种类和数量来看，它们均由自然界的植物、动物和矿物三类药物组成。其中，植物类有：棘刺梨、木蜜、葡萄树、松树、李树、没药、百里香、芥、枞树、枞脂、无花果、灯芯草、柳树、啤酒、酒糟、植物油，加上一些无法识别的植物共计28种。动物类有：鳖甲、水蛇、怀孕母牛的毛、蝙蝠屎，共计4种。矿物类有：河泥、原油、泥沥青、盐、某种瓶的沉淀物，共计5种。加上开头21行残留的某种植物的根、某某的头、某某羊毛，三类药物总计达40余种。仅15个医方就用到40多种药物，可见当时药物种类之多。从药物的剂型来看，第 4 ~ 8 个医方记载有外敷膏剂，第 9 ~ 11 个医方记载有内服酊剂，第 12 ~ 15 个医方记载有外搽洗剂。从药物的治疗方法来看，除内服法外还有贴敷、涂擦、覆撒、灸等外治法。由此可见，他们当时不仅认识大量的药物，而且在临床医学上已达到了从单味药到多味药的配合应用，并进一步将药物组成软膏、酊剂和药水等方剂应用的先进水平。治疗方法很多样，治疗的疾病也很广泛，涉及内、外、泌尿、妇、儿等各科。

其他 1 000 多块残存泥板，更是详细记录了各种疾病的症状。例如，在一块泥板上，癫痫发作的某些症状被描写为："如果发病时患者坐着，那么左眼会斜向一侧，口唇紧闭、口中流涎，左侧手、脚、躯干痉挛，像只待宰的羔羊。"他们对有些疾病的分析、处理，现在看来也是正确的。例如，公元前 660 年左右，一位名叫阿拉待·纳纳的御医，在给君王学者阿苏尔巴尼帕尔的一封信中写到："从健康考虑，必须戒备苍蝇、躲避虱子。"他已经认识到苍蝇和虱子是能够传播疾病的。眼病是由于风沙吹入眼内造成的；一些皮肤病是易感染疾病，直接接触甚至间接接触都被认为是很危险的；感染传染性疾病"斯彼图"（麻风）的人要被驱逐、远离城市等。

根据泥板记载，古巴比伦已经可以识别近 250 种植物药和 120 种矿物药，初步了解它们的药性和功能，像植物类的无花果、百里香、芥、颠茄、灯芯草、藕、橄榄、大麻、蒜、罂粟、月桂，动物类的鳖甲、水蛇、蜥蜴、蝎子，矿物类的盐、泥沥青、铜、铁、硫黄、河泥等。尽管依然处于探索实验阶段，但其中不少药物的用法是基本合理的。例如，用硫制剂治疗疥癣，用大麻叶治精神抑郁和神经痛，用芥子作为刺激剂，用罂粟止痛、催眠，用颠茄治腹痛并抑制流涎等。古巴比伦人能够把这些药物精心加工，制成各种药剂，像内服剂、熏剂、涂剂、栓剂等。另外，医生在使用药物时，已经懂得安全用药。巴尼拔皇宫遗址出土的泥板上就记载了一些疾病的常用药物和用药禁忌。医生还会在药物盛器上贴上标签、标明用法和有关注意事项，所开处方也很详细，现在保存的一个用楔形文字写在陶片上的医疗处方，其格式分三部分：第一部分是病名，第二部分是药名，第三部分是用法。对于国王和大臣，医生还会写一些特定的嘱咐信。

这些古巴比伦记载着医学信息的泥板，使我们认识到人类的医学活动又有了新起点，西方医学发展史有了文字记载的开端。

2.3 梵文写就的古印度医学

印度是我国的近邻，但由于连绵高耸的喜马拉雅山的阻隔，我们对于这位邻居的情况很长时间是知之甚少的，直到唐代高僧玄奘到“西天”取经才有了初步的交流。我们对古代印度文化的了解，大多只是限于佛经，因为宗教性正是古印度文明最显著的特征。梵文不仅是佛教的经典语言，也是印度的古典语言。梵文为印度雅利安语的早期名称，传说它的创造者是印度教三大神之一的创世者梵天，古印度的经典著作都是用梵文写成的。古印度文明异常丰富、玄妙和神奇，深深地吸引着世人，对亚洲诸国包括中国产生过深远的影响，不仅仅是影响了中国佛教的传播、发展、壮大，古印度的医学对藏医学、蒙医学等重要民族医学同样产生了深远影响。

在佛教产生之前，印度社会中就已存在着称之为“阿育吠陀”的医学知识体系。现在风靡全球的瑜伽，只是它的一部分。在梵语中，“阿育”的意思是广义的“生命”，不仅包含身体，还包括心智、意识与灵魂；而“吠陀”的意思则是“知识或智能”。因此“阿育吠陀”可解释为“生命知识”。它不仅仅是一种方法，而是世界上有记载的最古老的综合医学体系。再加上医学与宗教之间存在着本质区别，所以如果想要全面了解古印度医学的基本内容，就必须跳出宗教的束缚，寻找“阿育吠陀”原始的梵文文献。好在梵文在印度和尼泊尔并没有灭绝，梵文及梵语直至20世纪初还是尼泊尔的官方语言之一，也是印度23种官方文字及官方语言之一，多次普查结果显示，至少有几万人以梵语作为母语或第二语言，并有数份用梵文出版的报章和杂志。梵文还是印度和尼泊尔“佛教”和“印度教”高级僧侣之间的交流语言。这种古老语言的延续，能够让我们更清楚地认识到古印度医学的原貌。

《吠陀经》是古印度的梵文圣典，它在印度历史的地位与《圣经》在西方国家的地位相仿。《吠陀经》共有四部，又称“四明”。其中，《梨俱吠陀》最早，其他三部是《娑摩吠陀》《耶柔吠陀》和《阿闼婆吠陀》。古印度最早的医学记载散见于《梨俱吠陀》和《阿闼婆吠陀》。《梨俱吠陀》是赞颂神的诗集，但也提到药用植物，并提及麻风和结核病，但是记录得很简略。《阿闼婆吠陀》是巫祝和祭祀的诗集，其中除了讲述避免灾害的礼仪、咒式外，还有一些医学相关记载，如金石创伤、蛇毒虫咬伤的病例，以及治疗这些疾病的草药，共有 77 种病名；还涉及解剖学，提到骨骼的数目；并提到妇科病和保健术；此外，还记载了兽医学。

“阿育吠陀”附属于这四部经典诗集，从内容上判断应该归属于《阿闼婆吠陀》。“阿育吠陀”的理论基础是：健康与疾病的三体液学说。三体液分别是指气、胆和痰，又称“三大”。古印度人认为三者必须均衡才能保持人体的健康，一旦三者出现紊乱，人就会患各种疾病。还有一种说法是：造成人们生病的原因，是体内三大生命能量失去了平衡。这三大能量分别是瓦塔、皮塔和卡法。一旦这三大生命能量太多或不足，都会导致人们生病。这种平衡不单单是人体本身，还包括人体同自然环境的平衡。这两种说法的不同应该是源于理解的差异，前者是从人体、生理角度解释疾病与健康；后者好像站在更高的高度，或是从文字字面意义的探究。尽管现在梵文仍在应用，但在长达数千年的历史演变中，也难免产生意义的差别。“阿育吠陀”将治疗分为 8 科：一般外科、特殊外科、体疗、鬼神、小儿科、解毒、长寿、强精。由“阿育吠陀”可知，印度古代即已认识多种疾病，而且对医学相当注意。“阿育吠陀”也一直被视为圣学之一，在各时期都相当受重视，如婆罗门教将“阿育吠陀”定为学习的三十二明之一，佛教也将《医方明》列为应当学习的五明之一。

到了婆罗门教时期（约前 1000—前 500），噉食和他的弟子如火、布哈拉等人又对“阿育吠陀”加以引申和发扬，更加详细地说明了“阿育吠陀”。他们在“三大”的基础上增加了血液，成为四体液，又加入了 7 种成分，即血、肉、骨、精、脂、骨髓和乳糜（消化的食物），认为这 7 种成分均来源于食物。还有人并入了排泄物：尿、粪、汁、黏液、发爪和皮屑。这样就形成了一个较为完整的理论体系：疾病来源于体液、身体成分和排泄物的紊乱。如火把众师生的理论观点和诊疗技术加以整理，著有《噉食氏集》，内容也分为 8 章，论述 8 科的具体治疗方法：体疗科，全身各部位疾病的诊治；普通外科，拔除异物、敷裹绷带等；特殊外科，使用利器治疗头面五官、头颈病；鬼神，印度人深信各种精神疾病是受鬼神的影响；小儿科，不仅包括胎儿、幼童、孕妇的医治，还包括育儿方法等；毒物学，感受动植物毒物后的症状和解毒剂的配制；长寿科，如何保持头脑清醒、身体强健；强精学，如何达到生育健康。其中不仅叙述了药用植物，还涉及生理学、动物学。由于大象在古代印度战争中起着极其重要的作用，因此有很多对大象疾病的描述。另外，还有关于牛、马等动物的记载，可见印度在很早就建立了专门的兽医学。另一弟子布哈拉著有《布哈拉集》。可惜，这两本书都失传了。幸运的是，《啾食氏集》三分之二的内容被印度内科鼻祖阇罗迦引用到其著作《阇罗迦本集》中，另三分之一由8世纪时特里达巴罗所整理修订。

在婆罗门教时期，医生地位很低。按照《摩奴法典》规定，将人分为四种等级：婆罗门（僧侣）、刹帝利（武士）、吠舍（农人或商人）及首陆罗（奴隶）。最初一直由婆罗门（僧侣）兼任医生，因为他们认为自己与神最接近。慢慢的，一些婆罗门（僧侣）就主要负责医生的职责了，这时他们的地位略低于婆罗门。随着实际操作医生的逐渐发展，医生就完全独立了出来，此时他们的地位就改为吠舍级了，只高于奴隶。这种地位前后的悬殊或许能让我们更清晰地认识到，尽管医学受到宗教限制甚至打压，但依然不能停下医学独立、发展的脚步。

事物的发展有低谷就会有高潮。到了佛教时期（前5—5世纪），佛教反对婆罗门教的“等级”，主张一切人人平等。这样的教义获得了当时大部分被压迫人民的支持，因而传播很快。为了便于传教，佛教徒开始喜欢研究医学，故佛教时期印度医学最发达。孔雀王朝出现了专门的医学院校——太克拉西大学。月护王的首相迦南克耶曾著《治国要术》一书，文中对医学、药物学有很多论述。阿育王时期，全国设立了专业的医院和兽医院，每十余个村镇即有类似医药局的设置，可见数量之多。古印度最著名的两部医学著作《阇罗迦本集》和《妙闻集》也在佛教时期相继出现。两本著作有着鲜明的特点，前者几乎没有涉及外科技术，而后者详述了外科治疗方法。

1世纪印度著名的迦腻色加王（大月氏第三代王）的御医阇罗迦著有《阇罗迦本集》，是“阿育吠陀”医学中的权威著作。此书是阇罗迦根据已经散乱的

《嗽食氏集》重新编排、加工整理所著成的，是内科学的代表。书中提到的草药、矿物药和动物药共有500余种，不仅写到药物性状、适用的病症，还画有一些药的形态，记录了培植和收藏的方法。他认为良药有四种特性：潜力强大、适合疾病、易与他药混合、久藏不坏。阇罗迦不仅探讨了诊断、疾病预后和疾病分类问题，还把营养、睡眠与节食视为维护人体健康的三大要素。他的书被誉为医学百科全书。

此外，阇罗迦还提倡讲究个人卫生，提出日常生活应该规律，并要重视运动的价值。《阇罗迦本集》第7篇第31章中提到：运动能使身体发育均衡、关节和筋骨强健，但不可过度。“瑜伽术”就是运动项目之一。他对医疗设施也有记载：坚固的房间，光线良好，没有烟尘，并应配有浴室、厨房、厕所及运动场所。还谈及医学伦理道德，强调对患者的护理，提出护理人员应有四德：掌握护理患者的知识，自愿为患者服务，爱护并关心患者，注意清洁。从以上内容可知，当时印度医学已取得了一定的成就。此书先后被译为波斯文、阿拉伯文。

《妙闻集》是“阿育吠陀”医学的外科代表著作。这本书仅完成了一部分，曾经被人篡改，具体成书时间无法考证。直到4世纪，哲学家兼药学家龙树始将此书修订整理完成。书中论述了什么样的学生适合研究医学；叙述了全身骨骼、关节，并提出外科应设立手术室；描述了各种外科器械，它们大都是铁制的；外科医生应当常以动物练习切开、割截、结扎缝合等技术；介绍了切割术、截除术、吸引术取异物、伤口缝合术；记载了脱臼复位法、骨折用夹板治疗等；论述了8种外科手术：切除、切开、乱刺、穿刺、拔除、刺络、缝合、包扎，及其适用的疾病。古印度有一种割去鼻子的刑罚，在我国古代也有劓刑的记载。割去鼻子，虽然不至于危及生命，但它影响了人的外形，对人格是很大的摧残。古印度医生就研究怎样制作一个假鼻子，来美化他们的面容。《妙闻集》记载的具体做法是：先用树叶比照切下的鼻子裁好形状；然后在额头上按裁剪好的形状取一块皮肤，但不能完全剪下来，还要保留一部分，保证这块皮肤有生理活性，这也是额部取皮的原因；最后，把这块皮肤缝合在鼻子伤口上，中间加入填充物保持一定形状，放置两根管子保证呼吸通畅。这样制作的假鼻很是精巧。这或许是记载最早的美容手术。另外，此书还描写了白内障切除术和疝气手术。书中同样特别强调医学伦理，可归纳为：①医生应有四德，即正确的知识、广博的经验、聪明的知觉和对患者的同情；②医生要以一切力量为患者服务，甚至不惜牺牲自己的生命；③医生要有好的仪表、习惯和作风；④医生要全面掌握医学知识和技术；⑤在外科治疗中，医生要和助手密切配合。

同时期著名的医学专著还有婆拜他著的《医经八支》。婆拜他与妙闻和阇罗迦齐名，同为印度的三大名医，被欧洲人称为印度的盖仑。此书是按“阿育吠陀”的分类编辑而成的散文体医书，系统论述了生理学、病理学、诊断学及治疗学等方面的内容。后来他又用诗歌体形式编写了另一本书《八心集》。《医经八支》随佛经传入藏族地区和蒙古地区，对藏医学和蒙医学理论体系的形成和发展产生了重要影响。

现在到印度，依然可以感受到“阿育吠陀”医学的魅力，但人们已经更侧重于其养生保健的内容，这主要包括按摩、瑜伽、心理调节和保健药食等。

2.4 甲骨记载的古中国医学

提到中医学，不能不讲《黄帝内经》。黄帝、岐伯对中医影响深远，中医自古又被称为岐黄之术。大部分学者认为《黄帝内经》是战国至秦汉时期的作品。《黄帝内经》的成书，标志着祖国医学理论体系的形成。该书收集整理了前人的论述和当时医学各方面的进展。从文体、叙述等方面来判断，《黄帝内经》并非由一人著成。在《黄帝内经》出现之前，传统中医学又经历了什么样的发展历程呢？

有了人类的活动，就会出现原始的医疗实践。那么在中国的史前时期，我们的祖先进行了哪些医疗探索呢？又有着怎样的医学记载呢？让我们把目光转向中国最古老的文字——甲骨文。“甲”是指乌龟的甲壳；“骨”一般是指大型动物的肩胛骨、腿骨等大块骨骼。刻在龟甲和兽骨上的文字，即称之为“甲骨文”。因其记录的多是占卜的情况，也称“卜辞文字”。甲骨文产生于公元前14—前11世纪中期，即商代后半期，记载了商代许多重要的史料。但甲骨文被世人发现、了解，却是在其产生近3 500年之后的1899年。

有一味普通的中药叫龙骨，它并不是传说中“龙”的骨头，而是动物骨骼的化石。在《神农本草经》中记载了龙骨的功效，“性甘，平”，用于治疗失眠多梦、自汗盗汗、崩漏带下及溃疡久不收口等症。在河南安阳小屯村一带挖出的一些龙骨却与众不同，它上面刻有特别的纹络。农民在翻耕土地时刨出带有特殊纹络的甲骨片，也被当作中药龙骨，积攒起来以几文钱的价格卖给中药店。有一位剃头匠叫李成，他无意中将龙骨粉撒在流血的伤口上，发现龙骨有很好的止血作用，于是将甲骨磨成面当作“刀尖药”卖。直到1899年，清代著名金石学家王懿荣才首次注意到龙骨上的“纹络”，揭开了它神秘的面纱。

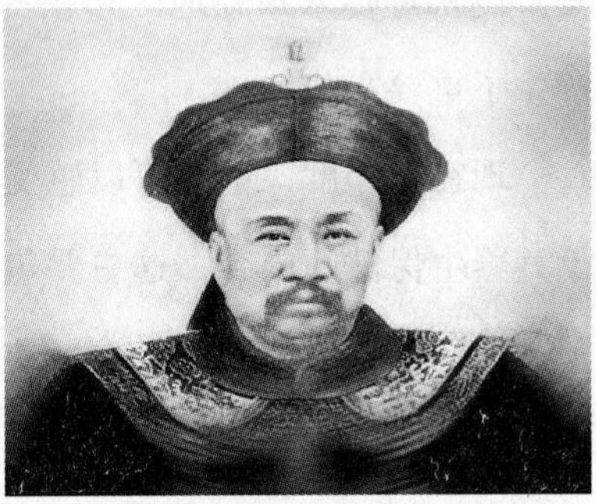

图2－5　王懿荣

王懿荣（1845—1900，图2－5），山东福山人，光绪六年进士，先在翰林院侍读，后官至祭酒（国子监最高官员）。他还是著名爱国人士，在庚子八国联军入京时，投井而亡。一次王懿荣患伤寒，久治不愈。光绪皇帝得知后，派老师翁同龢及太医前去探视，太医开出一剂药方，药方上有一味名曰“龙骨”的药。他感到很好奇，就想看看什么样的药材竟被叫作“龙骨”。仆人从宣武门外菜市口的西鹤年堂买回了这种叫“龙骨”的药物，他亲自查看“龙骨”碎片，发现有一小片“龙骨”碎片上刻画有似篆非篆的奇异纹络。凭着深厚的金石学功底，王懿荣马上意识到这些刻画非比寻常。但他拿到的“龙骨”已经被药店给打碎了，很多都看不全原貌。于是他便吩咐仆人到药店买一些大块的、完整些的“龙骨”。王懿荣发现，“龙骨”上面刻画的纹络有些近似钟鼎文的字体。他又让仆人把药店所有的龙骨买了回来进行研究。这些大大小小的骨片上面不仅有“字”，而且有些拼凑在一起还能组成像龟甲一样的壳。

王懿荣一边收集，一边开始研究他的“发现”。他通宵达旦，废寝忘食，拿着放大镜逐块、逐字地深研细究。翻遍各种史料典籍，通过《周礼·春官》和《史记·龟策列传》得知上古之人的占卜过程，他深信这些甲骨片就是先祖们占卜用的龟板：巫师庄重地拿着一块龟板，在上面凿一个坑或划个槽，用火或燃烧着的木炭灼烧龟板，龟板上冒出了一缕缕青烟。然后翻过龟板来，细细地琢磨龟板上裂开的纹路，最后在旁边刻画下占卜的结果。接下来，他又找到了几位商代君王的名字，又对照《史记》得到了印证。王懿荣的疑惑彻底解开了，这一定是早于篆籀之前的上古文字。王懿荣邀请京师的学界名流到他府上，把一块块精心整理过的龟甲兽骨送给大家传阅观赏。他郑重宣布，甲骨上镌刻的“纹络”是文字，是商代文字，是早于周代青铜器上的文字，是中国最古老的文字！他开创了甲骨学，在文化学术界引起了连锁反应。安阳小屯村也一下子沸腾了，甲骨片变得身价百倍，最高的时候有人出价每字二两白银。

可惜的是，他只辑成了《天壤阁王氏甲骨拓片录》，没来得及详细论述他的发现，就在八国联军攻入紫禁城时不忍国破家亡投井殉国了。目前中国出土甲骨共 15 万多片，其中中国大陆保存有 10 万多片，台湾有 3 万多片，香港仅保存有 89 片，共有 4 500 多个单字，已识别的约 1 500 个。有研究表明，能和今天的字联系起来、仍然“活着”的字有 1 250 多个。随着研究的深入，人们陆续发现甲骨文记载有不少与医学相关的内容，其中载病的有 323 片、415 辞。

在甲骨文中，已经有了疾病的概念，广泛称之为“疒”，表示身体不适、功能障碍、遭受痛苦。甲骨文记述各种疾病最常见的方式是“疒”，有、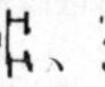、、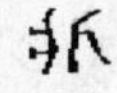等形式，在其后面加上表示躯体某一部位或功能的字，如疒耳（）、疒首（）、疒心（）、疒目（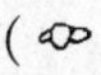）、疒齿（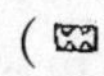）等 40 多种病名。由此可见，殷商时期人们对疾病的认识已经相当广泛了。这些疾病名称大多是按照人体的体表部位来区分的，但也有一些是根据疾病的主要特征来命名的，如疒言是指说话困难或声音嘶哑，疒软为周身软弱无力之疾，疒年则指多疾之年（传染病的流行）。到西周时，对疾病的认识较之商代有更大的进步。据《周礼》记载，春、夏、秋、冬四季分别有痟首、痒疥、疟寒、嗽上气等疾，外科病则细分为肿、溃、金、折诸疡。

不仅如此，甲骨文中还记载有表示特定疾病的专有文字。例如，龋（），像牙齿生虫，表示龋齿上的空洞是由虫蛀导致，至今民间仍常将龋齿称作“虫牙”，这是世界医学史上有关龋齿的最早记载（图 2－6）。还有鼻息肉（）的记载，形象生动，相关卜辞是：“贞，妇好佳出，疒？”意思是，妇好鼻腔内出现

赘生物，甚至突出鼻腔，占卜这是不是疾病。这是世界上首次记载的鼻息肉病例。蛊（）也非常形象地表达了虫在皿中的姿态（：皿，表示祭祀时，将血盛于器皿内），《说文解字》称“蛊，腹中虫也”。这是人类对寄生虫病的最早记载。

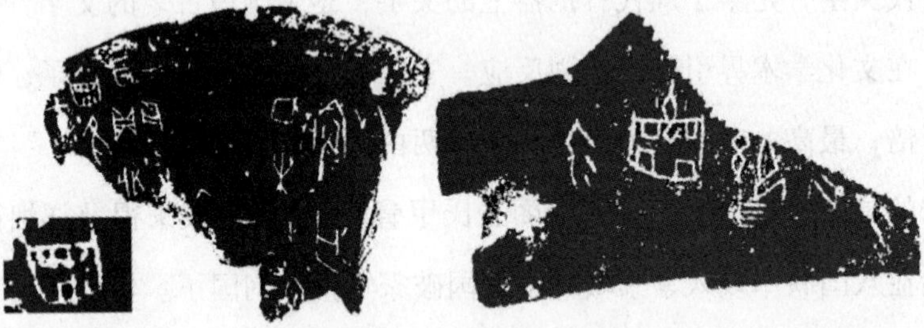

图 2－6 甲骨文拓片

最初的医学主要还是通过占卜，希望依靠“神力”治疗疾病。在周代，巫术仍较盛行，设置有：①大卜，下大夫二人，再下有卜师、卜人数十人；②大祝，下大夫二人；③司巫，巫中男巫、女巫众多。从一些甲骨文字形上看，商代已经开始出现最原始的解剖，尝试了解身体的构造。例如，、是心字，虽然没有完全准确地刻画出心脏的构造，但在那个年代，这样几笔简单的刻画就能够表明，他们打开过患者或死人的身体，见到了真实的心脏，并且进一步观察了心脏的形状、结构。胃字，就像胃横卧在腹中的形态，左边斜向上连接食管。胃囊中之“米”字形状代表尚未完全被消化的食管。这种认识也一定是切开腹腔和胃囊才能获得的。骨字，不仅有一段段的骨骼，还记下了骨与骨之间的连接，这同样需要解剖过关节才能得知。另外，还有孕字、，表示分娩接生的，表示孪生的。这些都直接表明，在商代人们已经具备了一定的解剖生理学知识。《尚书·盘庚》是商王朝的文告，其中有“不忧朕心之攸困”及“今予其敷心腹肾肠”等语，可知当时也已知道肾、肠等其他内脏器官，只是目前在甲骨文中尚未发现。从《周礼》的记载可以看出，在西周后期医、巫开始分离，专业医生出现，卜、祝、巫等神职人员失去了对医药的控制，医学开始独立发展。

随着生产的发展和生活实践的丰富，人们对生命的价值更加关注。《尚书·洪范》说："五福：一曰寿，二曰富，三曰康宁，四曰攸好德，五曰考终命（考即老，考终命指尽其天年）。六极：一曰凶短折，二曰疾，三曰忧，四曰贫，五曰恶，六曰弱。"五福、六极均与健康长寿有关。到了西周，健康长寿的概念更为突出，金文中累见"万年眉寿""眉寿永年""眉寿无疆"等。《诗经》中反映健康长寿的内容更多，如"馁我眉寿，黄无疆""东之君子，万寿无期"。人们如此重视生命，希望健康长寿，这就要求更有效地诊断治疗疾病。

甲骨文中记载的治病方法有针刺、按摩、沐浴、拔牙、接骨等。如甲骨卜辞中有"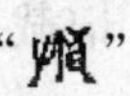"，意为左边的手（）持锐利的工具（↑）为右侧患者的腹部（）做针刺治疗。卜辞："王九佳有它？乎（呼）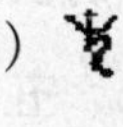（丩）？"大意是殷王肘关节出了毛病，卜问是否采用复位的方法来治疗。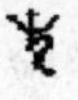为手臂屈伸之象，有纠正复位之意。（殷）字，最初的意思便是一种治疗疾病的方法，左边代表一个人，头、上肢和腿线条简单，着重刻画胸、腹部，并点出胸、腹部内有异物；右边的符号代表一只手（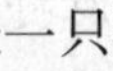）握着一种工具（手最前端一短直画）对准有异物的部分。整个字意表示医师用一种工具治疗患者胸腹部的肿胀，或是手术或是针灸治疗。沐浴既是治病方法，又是保健方法。沐（）、浴（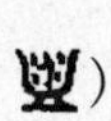），就是指用水淋洗脸、身的形象，周代人在此基础上进一步明确提出了"头创则沐，身有疡则浴"。

周代还建立了医院，制定了医疗制度。医疗机构设有医师、上士、下士、府（管药库）、史（管记录）、徒若干人，下面又分食医（管饮食卫生）、疾医（内科医生）、疡医（外科医生）、兽医四种。医师总管医药行政，并在年终对医生进行考核，《周礼》记载"岁终则稽其事，以制其食"；进行医疗活动时要建立病历，《周礼》记载"死终则各书其所以，而入于医师"，规定在死者病历上要写明死因，然后送交医师存档，以便总结医疗经验，提高医疗技术。甲骨文中还有医案的记录。有一个较为完整的卜辞记载："甲申卜，冎（祸）凡（风）㞢（有）疒？旬又二日，乙未，允冎（祸）凡（风）㞢（有）疒。百日七旬㞢（又）六日，庚寅，亦冎（有）疒。□月（夕），丙申，囚

(死)。”这段文字记述了这个人因得风病久治不愈最后死亡的全过程，先后经历176天的医治，虽治疗记录不详，却已有了医案记载的雏形。

医治疾病，药物当然是不可或缺的。在探索药物的过程中，人们首先想到的是食物，最初的治疗或许是以食疗为主的。传说伊尹和商汤谈话时就讲了许多烹调问题，其中就有“阳补之姜，招摇之桂”的话。姜、桂既是调味品，也是发汗解表的常用药物。所以有人认为“桂枝汤”是从烹调里分化出来的最古处方之一。甲骨文记载的药物大多也是日常用到的食物，如禾、粟、麦、菽、麻、葑、黍；还有驯化饲养的动物，如马、牛、羊、豕、犬、鸡。食治、食养思想反映了古代人民最朴素也是最直接的医疗实践经验。《周礼·天官冢宰下》记载：“疾医，掌养万民之疾病，四时皆有疠疾。春时有痟首疾，夏时有痒疥疾，秋时有疟寒疾，冬时有嗽上气疾，以五味、五谷、五药养其病。”五药即草、木、虫、石、谷。《周礼》记载的药学知识、经验与理论已有两个显著的特点：药物与五行学说相结合，药物与预防、治疗实践相结合。这表明，药物实践有了重大突破，人们逐渐掌握了一些具有独特效用的药物，并根据药物性质进行了种类划分。《诗经》记载了300多种可入药的动物、植物和矿物，如桃仁、郁李仁、大麻籽、枣核、草木樨、朱砂等。考古发掘出的一些实物，也证实了这些药物的确在发挥着治疗作用。

在药物应用的实践过程中，不得不提的还有汤液和酒的应用，这在治疗学上是一个很大的进步。汤液即汤剂，是伊尹创制发明的。伊尹原是商汤王的厨师，后被起用为宰相。《史记·殷本纪》记有：“伊尹以滋味说汤。”《黄帝针灸甲乙经·序》提到：“伊尹以亚圣之才，撰用《神农本草》以为汤液。”伊尹勤劳聪明，烧制的菜肴美味可口，还懂得不少医药知识，深得商汤王赏识。当时患者用的都是单味药，剂量不容易掌握，治疗范围也有限，遇到复杂、危重的患者往往无能为力。于是伊尹就考虑怎样才能让多味药同时发挥功效。他联想到自己做汤的方法，就试着把功能相同或相近的药物放在一起煎煮，结果煮出来的药汤效果比单味药好很多。由此诞生了中药方剂，因此古有“伊尹制汤液而始有方剂”一说。这些不论是故事也好，传说也罢，汤液、方剂的发明是我国古人在与疾病长期斗争中，通过千百年的生活实践，从长期采药、用药过程中积累经验的结果。

1973年湖南长沙马王堆三号汉墓出土的医学帛书《五十二病方》，共论述52种疾病、100多种病症，涉及内、外、妇、儿、五官等科。每种疾病少则附一两方，多则20余方，总计280余方，使用的药物多达250余种。所附方剂不仅为复方配伍，而且对于同一类病的不同病症，使用的重点药物也有所不同，这应该是辨证论治思想的最初体现。《五十二病方》记载的剂型有汤剂、酒剂与丸剂等，治法有砭石、药物、手术、熏洗、熨贴、按摩等。

酒具有通血脉、养脾气、厚肠胃、润皮肤、祛寒气、制药剂、消毒杀菌的功效。从古“醫”字可以看出古代医和酒的关系。醫，汉代许慎《说文解字》说：“醫治病工也……从酉”“醫，病声，酒所以治病也。”“酉，八月黍成，可以酎酒。”甲骨文酉（）字，意在一个大缸中间加一横，表示缸里有液体，即酒汁，像伸进酒坛、过滤酒糟的酒篓。从“醫”字的结构可以看出，“醫”字用病声和酒二者会意组成，说明古代医疗与酒关系甚密，体现了酒在医药发展史上的重要地位。

晋代人江统在《酒诰》里记有：“酒之所兴，肇自上皇……有饭不尽，委余空桑，郁积成味，久蓄气芳。本出于此，不由奇方。”这讲的应该是黄帝的大臣杜康造酒的故事。如果这只是传说，那么《战国策》所载“帝女令仪狄造酒，进之于禹”，则表明我国最晚在夏代已能人工造酒。根据考古发掘，在龙山文化遗址中，已发现了许多陶制酒器，这在甲骨文中也有记载。罗山蟒张乡天湖商代墓地，发现了我国现存最早的古酒。它装在一件青铜所制的容器内，密封良好，并有果香气味，说明这是一种浓郁香型酒。到周代，酿酒已发展成独立且具相当规模的手工业作坊，并设置有专门管理酿酒的“酒正”“酒人”“浆人”“大酋”等职位。“酒为百药之长”，酒的发明和应用，促使用药范围不断扩大。古代医生治病时常借助于酒力，使药物取得更好的疗效。《黄帝内经·汤液醪醴论》讲“邪气时至，服之万全”，“汤液”在此处指中药汤剂，“醪醴”就是指各种酒剂。酒还是最早的兴奋剂（少量）和麻醉剂（大量）。

从时间上来看，甲骨文记载的中国医学比其他几个文明古国的医学要晚一些，但取得的成就并不比任何一个逊色。更重要的是，在历史的长河中，随着时代不断的变更，外来文化、医学的不断冲击，只有中医学顽强地生存了下来。

“适者生存”，中医学的存在，证明其独特的医学理念是正确的。传统中医学的确为人类的健康事业做出了巨大贡献！

纵观四大文明古国的早期医学，不论时间先后，发展过程都是相似的。这符合事物发展的客观规律。从最初的愚昧、迷信，逐渐发展为巫、医同行，再到后来的完全独立成学。这一过程是艰辛的、漫长的，可以说是所有的人在追求健康、同疾病做斗争中点滴经验的长期积累。在医学、药物的摸索、探索过程中，人们取得了一定的成就。但这些成就的取得，无一不是用鲜血和生命换来的。时代在前进，医疗水平也在不断提高，人类的平均寿命有了大幅度的提高。但我们一定要铭记最初的人类所经历的艰辛探索和取得的宝贵成就，给予他们公正、客观、应有的评价。

3 成长中的世界医学

人类在挥散原始社会漫长的蒙昧雾霭后，跨入了一个崭新的文明时期。随着文字的出现与逐渐成熟，思维日益活跃的人们开始缔造出一个个足以影响未来世界的文化奇迹。在欧洲的地中海和爱琴海地区，相继兴起了古希腊医学和古罗马医学，诞生了如希波克拉底、盖仑等为代表的西医学先驱。经历了古罗马医学的辉煌之后，欧洲古典医学走向衰落，中世纪在宗教的控制下艰难前行。在中国黄河流域的古代先民们，把长期积累的医疗经验借助本土古典哲学中的优秀理论进行系统提升，形成了具有标志性的理论著作《黄帝内经》，从而创立了丰富完善的理论体系，并在随后的汉唐盛世，涌现出了如张仲景、孙思邈等名医，进而将中医学的发展推向了又一个高峰。在两河流域，随着阿拉伯帝国的兴起，阿拉伯医学也开始兴起，它将东西方医学有机整合，使世界医学在相互沟通中蓬勃生长。

3.1 地中海孕育的西方医学之父——希波克拉底

4 000 年前，位于欧洲巴尔干半岛南端、南邻地中海的希腊半岛就已经开始闪耀史前文明的曙光。但在很长的一段历史时期里，原始的蒙昧意识依然像黎明前的黑暗一样笼罩着人们的心灵世界。

和世界上其他地区很多刚刚脱离原始社会的人们一样，古希腊的人们对鬼神有着绝对的笃信与敬畏，他们将不同的使命与能力附会于鬼神身上，人世间的喜怒哀乐、生老病死等都由鬼神主宰，这形成了古希腊历史悠久、神奇诡异的神话故事。他们把太阳神阿波罗的儿子阿斯克勒庇俄斯奉为医神，他手持蛇杖，传说能为人解除病痛，人们有了病，往往不愿求医，而是以祈祷医神或请巫师施法等作为治病的方法。古希腊人将疾病视作鬼神带给世人的惩罚，将祭祀鬼神当作祛除疾病的方法，无疑大大阻碍了医学的发展。

然而在古希腊历史上绵长而又残酷的战争中，人们无法通过祈祷、祭祀鬼神来消除战争和由之带来的疾病。同时，人们开始摸索和探寻解除病痛的药物和方法。古希腊人荷马所创作的《荷马史诗》在描绘公元前11—前9世纪的古希腊战争时，记述了很多种外伤和疾病，以及如拔出伤口上的箭头、用油膏处理伤口、用绷带包扎伤口等处理外伤的方法。这反映了古希腊人在探求自然奥秘时，进行了勇敢的尝试。然而在鬼神崇拜思想的支配下，人们往往将医学知识和技术委身于神灵而交由巫师或神庙医生所掌握，民间医学则处于医学发展的边缘。为祭祀医神的神庙在希腊半岛的大地上相继而起，却未能给古希腊医学带来前进的动力和生机。

这一局面直到公元前5世纪后期才得以改善，希腊人经过不懈的努力两次击败了波斯人的入侵，从而极大地巩固了在整个爱琴海地区的势力。和平稳定的社会环境促使古希腊在思想、政治、文化、艺术等各方面开始出现了空前繁荣的景象。在这一时期，先后诞生了如哲学家苏格拉底、德谟克利特，戏剧家阿里斯托芬，哲学家亚里士多德等。而在医学界，也出现了杰出的医学家希波克拉底（图3－1），《希波克拉底文集》无论是在创新性的学术观点，或是在规范医学行为方面，都做出了卓越的贡献，因而被誉为“西方医学之父”。

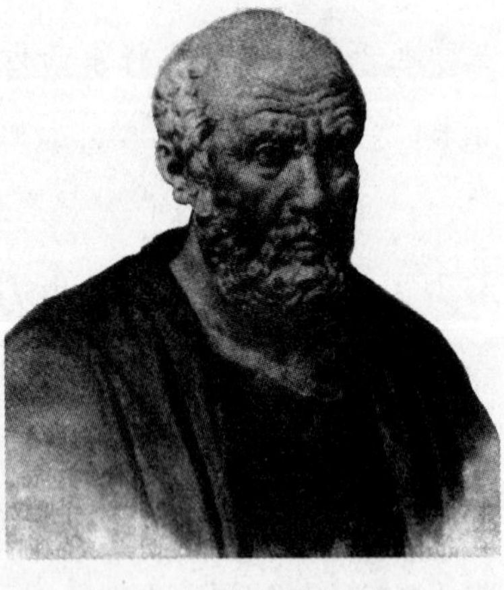

图3－1 希波克拉底

公元前460年，希波克拉底出生在一个世代医生家庭，他从小跟随父亲学医，父亲去世后，他常四处游历、行医，利用广泛与各地医生和患者接触，他获取了丰富的民间医疗方法，积累了宝贵的临床经验。他还经常与著名学者和哲学家们交流，他们缜密的思维和高深的见解，往往启迪希波克拉底站在哲学的角度思考医学，从而促使他提出全新的医学观点。希波克拉底一生都在为医学的进步而苦苦求索，他提出了著名的体液生理与病理“四体液学说”，为医学从业人员订立了医师誓言，使得医学从巫术中逐渐脱离，促进了医学专科化，堪称西方医学的奠基人。

公元前377年，希波克拉底去世。他的学生和亚历山大里亚的学者们一起经过多年的努力，将他重要的医学观点和思想汇集而成《希波克拉底文集》，使得希波克拉底的光辉思想得以闪烁古今。《希波克拉底文集》代表了这一时期乃至之前希腊医学的主要成就，书中除了收录希波克拉底的著作外，还收载了古希腊历代医学家的诸多著述。其内容涵盖了解剖、生理、病理、诊断、药剂、内科、外科、妇科、摄生法等诸多方面。

为了摆脱宗教神学和巫术对医学的束缚，就必须让人们对自身的构造形成清晰、透彻的认识，希波克拉底深刻地认识到了这一点。他通过广泛研究不同时期的解剖学著作和实践观察，对人体的一些内脏器官的形态和功能活动机制有了进步的认识。《希波克拉底文集》中《论心脏》详细描述了心房和心室的功能，他认为右心室向肺脏输送血液，并从肺脏获取气体，从而进行气体与血液的交换；而左心室只含气却不含血，是热与智慧的产生关键部位。尽管他的论述与现代解剖学的认识还有一定差距，但是对于心脏不同部位具有不同功能的认识却是具有进步性的总结。书中《论腺体》篇把脑视作重要的腺体，认为它是人类感觉的中心，也是对前代医学家们关于脑功能认识的完善。对于生命形成的探索，是人类从形成后都在努力解决的重要课题。《希波克拉底文集》中有《论生育》和《论小儿本质》两篇，描述了人类胚胎的形成和生育的过程，他认为妊娠是男性和女性各自种子在子宫中交合的结果，虽然没有提出精子和卵子的概念，但是对胚胎形成的成分及部位的论述是科学的。由于当时社会对解剖的认知度及解剖技术等因素的限制，《希波克拉底文集》中对于人体解剖和生理特点还存在着不少错误的认识，但其通过动物解剖进行大胆推断的求实态度和科学研究方法，以及诸多进步的解剖认识，为解剖学的进步奠定了坚实的基础。

在对人体生命构成要素的研究方面，希波克拉底也十分执着，基于其对人体解剖知识的日趋丰富，他在思考构成人体各个组织器官且最终支配它们发挥不同功能活动的根本物质究竟是什么。在研究这一课题时，他别出心裁地联想到了当时自然哲学家们在解释生命现象时用土、水、火、风四元素作为形成万物的根本物质，受这一认识的启发，希波克拉底认为人体也由类似于土、水、火、风的元素构成，人体内组成固体的元素属土性；组成液体的属水性；能结合万物、统摄人体并使之具有活力的物质属火性，这种具有活力的物质是弥漫在宇宙中的精微物质，称之为灵气，经过呼吸吸入体内，在心脏凝聚，通过脉管向全身输送，具有推动体液运行，支配和调节各器官功能，维持人体生活功能的作用。希波克拉底关于人体功能活动的“灵气说”是基于古典自然哲学的再创造，在西方医学史上产生了深远的影响。在认识组成人体根本物质的基础上，希波克拉底进而将这一学说引入到对人体体液分类的认识上。他认为，构成人体主要成分的液体也可按照四元素的特性分为四种，包括产生于心脏的血液、产生于脑的黏液、产生于肝的黄胆汁、产生于脾的黑胆汁。由于组成人体的物质可按四元素与四体液进行分属，那么由这些根本物质组成的器官所支配的精神活动、个性特征等气质内涵也可按四元素的特性进行分类。根据这一理论，他将人的气质分为四种类型，具有不同类型气质的人会表现出不同的心理特质与行为特征。多血质类型的人，血液功能优势明显，具有热情奔放、情绪敏感、喜好交往、反应迅速、适应性强、张扬外向等特征；黏液质类型的人，黏液功能优势明显，具有沉默寡言、喜静恶动、不善交往、反应缓慢、习惯忍耐、收敛内向的特征；胆汁质类型的人，黄胆汁功能优势明显，具有直率坦白、急躁易怒、情绪冲动、反应快速、精力旺盛、积极外向的特征；忧郁质类型的人，黑胆汁功能优势，具有性格孤僻、胆小怯懦、不喜交往、反应迟缓、感情细腻内敛、消极内向的特征。尽管该书在气质分类上稍显粗糙，但这种将人的情绪、性格、气质等心理活动与人的体质相结合研究的思路和方法，是哲学唯物辩证思想的深刻体现，是现代体质学研究的先驱之作。

在对人体生理和病理过程进行深入研究时，希波克拉底还大量借鉴了古希腊思想家的观点，他认为人体的生命健康和疾病与他所生活的自然环境有紧密的联系，将二者视作统一的整体，强调外在环境对人体健康和疾病的影响，强调人体各部分之间在疾病发生过程中的相互影响，认为人体本身具有自我康复治疗的调节能力，主张医生必须细心全面地观察人体本身及其生活的环境。因此，希波克拉底强调，预防疾病除了注意个人卫生，增强体质之外，还应重视环境和社会因素对自身的影响，避免不良因素刺激和破坏。这种将人与自然相结合以探讨疾病产生的思想，是其受东方医学影响的产物。而对个体自身因素分析时，则发挥了古希腊医学善于运用物理的、机械的知识认知事物的特长，这是《希波克拉底文集》集大成之作的生动体现。

在对人体组成根本物质的阐述有了深入的认识之后，希波克拉底意识到，由于人体生命状态的延续由体液的平衡来决定，人的疾病的产生也与体液的异常有着至为密切的关系。在这一理论指导下，他将疾病的发展过程概括为三个阶段：未成熟期，体液被某些异常因素侵袭、影响、破坏而打乱既有的平衡状态；消化期，外在的自然因素发挥作用促使体液恢复平衡状态或协助身体清除有害因素；转变期，机体调动自身防御功能来抵抗疾病，抵抗能力决定疾病的好转或恶化。希波克拉底的这种医学思想的核心，是将疾病视作一个自然的过程，将症状视作身体对致病因素的反应，而医生承担着帮助患者调动自身防御功能的使命。这种认识的价值在于希波克拉底已经认识到人的疾病和医疗活动受到诸多心理因素和社会因素的多重影响，为后世完善治疗方法、规范医疗活动提供了实践依据。

希波克拉底善于吸收多种切实可行的治疗方法充实疾病的治疗技术，如按摩、日光浴、海水浴、静脉放血、饮食疗法、药物疗法及手术治疗等。针对疾病部位、性质等的不同，合理选用治疗方法，注重药物治疗与饮食调养、卫生方法相结合。他还特别强调要对疾病的预后进行提前预测和科学判断，并以此作为衡量医生医疗技术水平高低的原则。他认为只有经过科学观察和分析，对患者的预后做出正确的判断和预测，才能取得患者的信赖。这种思想对于构建和谐的医患关系具有重要的作用和现实意义。

希波克拉底对医学理论广泛和深入的研究，为古希腊乃至西方医学构建了较为系统的理论体系，具有划时代的历史意义。他的贡献还不止于此，在医学伦理和医师道德方面，希波克拉底还确立了风向标式的医疗行为准则。在长期观察、亲身经历了当时希腊社会普遍存在的盲目怀疑科学、轻视伦理道德的恶习风行医界后，他对那些墨守成规、空谈理论、不切实际的医生们深恶痛绝，对医学发展的前途深感不安。为了明确医师的使命和职责以力挽医学界不良之风，希波克拉底决心为医学订立医师行为规范。《希波克拉底文集》中的《誓词》《原则》《医师》《操行论》《规律》《箴言》等篇中广泛阐发了医师的职业道德和行为准则。他要求医生对待患者和自己的职业要有高尚的品德，诊治疾病时应充分发挥临床经验及哲学推理，强调亲自实地观察患者而不能随意空想；医生应言行举止端庄，不能轻率鲁莽，不能情绪用事，要为患者严守秘密，始终以患者的利益为先，不做损害患者利益的事；对待师长要忠诚尊重，选择医术传人要谨慎等。其中《誓词》一篇，反映了希波克拉底忠于医师使命、竭诚为患者服务的崇高品德，是维持良好医疗秩序的保障，是促进医学发展和人类健康发展的精神动力，因此它作为西方医学的道德典范而沿用2 000余年。1948年，世界医学协会对希波克拉底誓言进行修改完善而编成《日内瓦宣言》，作为医生从业的道德规范和行为准则，一直沿用至今。尽管西方医学经历了2 000年的发展，医学理论和医疗技术早已非希波克拉底时可比，但他所缔造的西方医学基础和订立的医师誓言以其科学的态度和深邃的境界依然在医学史上显现出耀眼的光芒。

3.2 爱琴海边爱动手的解剖学家——盖仑

从公元前8世纪古希腊人的几个部落向意大利半岛移民并建立罗马城开始，古罗马文明开始在意大利半岛生根发芽。但是古希腊根深蒂固的崇拜鬼神思想却长期统治着古罗马人的心灵，古罗马的医学也大量地存留着古希腊时期宗教迷信的影子。古罗马人深受古希腊文明的熏陶，他们继承了古希腊人英勇善战的个性，公元前6世纪末他们建立了罗马共和国，公元前2世纪喜欢扩张的罗马人又征服了希腊。战争的胜利不只为古罗马人带来了丰厚的战利品，也使得古罗马人开始用新鲜的目光审视当时更为先进的希腊文明，他们将优秀的希腊文明成果纷纷引回罗马，极大地推动了古罗马文明的进步。

古罗马医学家阿斯克雷庇亚德率先将古希腊医学的科学理念和方法植入古罗马医学中，为其注入了蓬勃发展的新鲜血液。之后的医学家塞米生、阿西纽斯、塞尔萨斯及药物学家迪奥考里德等人从生理、病理、药物学及自然科学等多种角度展开深入研究，使得古罗马医学的发展步入了快速发展的轨道。

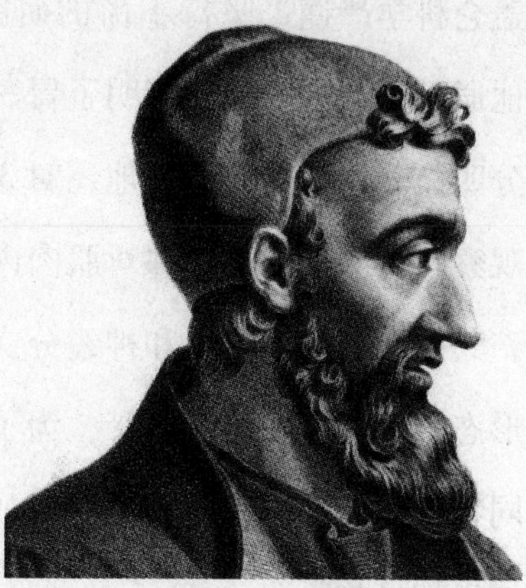

图 3－2　盖仑

130 年，爱琴海边古希腊小城帕加马（今土耳其伊兹密尔省贝尔加马镇）的一位建筑师家里诞生了一个男孩——盖仑（图 3－2）。就是这个从小不喜欢建筑而志愿当医生的小孩子，后来将古罗马医学推向了巅峰。盖仑从 17 岁开始学医，起初在当地拜师学习，后来听说古希腊的文化中心亚历山大里亚城遍布名医，于是前往该城寻求名师。学成后回到家乡行医，起初当了几年角斗士医生，后来为提高医术于 162 年来到罗马，开始了他后半生波澜壮阔的医学生涯。

盖仑是西方医学史上著名的临床大师，他在希波克拉底“四体液学说”的指导下，在疾病的诊断和治疗方面积累了丰富的经验。比如通过观察患者尿的改变，以区分病变的部位在膀胱或是肾脏；通过患者皮肤病变部位是否形成脓液，以辨别病变属于化脓性感染或是单纯性损伤等。在治疗方面，针对疾病的属性进行治疗，属寒性的用热性药，属热性的用寒性药；治疗强调调动患者的自然治愈力，将致病物质排出体外；治疗方法包括饮食、药物、体操、按摩、放血等多种方法。在药物方面，盖仑也进行了系统而全面的研究，对前人用药中以人和动物的粪便入药等错误行为予以批评，并积极探求某些药物的独特疗效，如用胡椒治疗疟疾，用芹菜和洋芫荽治疗肾病等。盖仑通过多年不懈的努力钻研，最终完成了对 540 种植物药、180 种动物药及 100 种矿物药的研究，并将其记述在自己的著作中，为药物学的发展奠定了坚实的基础。

盖仑对西方医学做出的巨大贡献，集中体现在解剖学及实验生理学上的建树。宗教神学束缚下的古希腊和古罗马医学，迫使当时的医生不管对人体的奥秘有多么大的好奇都不能通过解剖来实现。盖仑深知医学的发展必须建立在对人体结构充分认识的基础之上，因此他的脑海里经常萌发要去进行人体解剖的想法。在不违背当时法律和宗教教义的前提下，他想到去观察被处死后曝尸荒野的死刑犯，实在找不到的情况下，他还想到对猿、猴、猪等动物进行解剖以观察其结构。盖仑科学严谨、坚持不懈的研究作风，使得他在解剖学领域获得了巨大成就。他通过对猿的解剖，探明了胃、肠、动脉和子宫等器官的外壁都是组织结构层次分明而非均匀同质的。他还对300余块肌肉的形态、起止点和功能进行了细致的观察和精确的描述，并对肌肉内的构造进行了深层解剖，发现肌肉并非结构单一，其中尚有结缔组织和神经分支。通过解剖，他按照人体的基本结构，将骨骼按形态特征分为长骨、扁骨，为了确切描述骨骼形态，他还将众多骨骼某些具有相同特征的部位进行统一命名，如骨突、骨干和骨骺等，使得对解剖结构的形态描述更加科学。

除了通过对动物进行解剖来研究形态结构，盖仑还着意利用实验方法研究动物的生理功能。为了观察某些器官的生理特性和功能，盖仑精心设计了一些颇具科学内涵的动物实验。如为了观察动脉流动的物质，盖仑从动物身上拨出并暴露一段动脉后，将其两端扎紧，用刀具将动脉中间切开，发现从动脉中流出了鲜红的血液，并据此推翻前人关于动脉含气不含血的错误理论。为了观察脊髓的生理功能，他将动物的脊髓分段切断后发现，不同部位的脊髓被切断后会对动物的不同生理功能造成破坏，如第一、第三椎骨间的脊髓被切断后动物立即死亡，第三、第四椎骨间的脊髓被切断后动物出现呼吸停止，第六椎骨以下的脊髓被切断后会出现胸部肌肉麻痹等现象，从而发现了脊髓功能的分段性特点。

盖仑还对人体血液循环的机制进行了考察，他认为饮食进入人体经消化后营养物质经肠道被转输入肝脏，然后转化成静脉血并经心脏右部的静脉系统将营养物质输布全身。而其中一部分血液从右心室输入到肺脏，在肺中排出废气，吸入生命灵气，从而转化为动脉血，然后再从肺脏输入到左心室，经由动脉系统输布全身。虽然他对血液循环机制的观察还不够透彻，甚至没有发现血液循环的本质，但他将血液区分为动脉血和静脉血，并阐发了血液循环的部分环节，这些成就足以说明盖仑在解剖学方面取得的巨大进步。

盖仑高超的医术赢得了世人的尊重，还受到了当时的统治者青睐，他被召入皇宫并被委以御医之职，他的医学思想对古罗马医学乃至整个西方医学的发展产生了深刻的影响。

3.3 中世纪医学的变迁——黑暗中的挣扎

3.3.1 欧洲古典医学的衰落——沦为上帝的婢女

476 年，西罗马帝国灭亡了，自此，历史也翻开了它沉重的一页，开始了漫长而黑暗的西方封建社会。随之，欧洲古典医学也衰落了，取而代之的是宗教的控制，经济的衰退，文化的衰落，鼠疫的流行……

(1) 基督教和医学

据历史学家和气候学家考证，2—5 世纪，全球范围内出现了灾难性气候，“535—536 年，北半球遭遇了近 2 000 年来最剧烈、持续时间最长的寒冷大气。……这一时期灾难性的天气在世界范围内对人们的生存状态和社会心理产生了重大影响。灾荒、饥馑、动乱、瘟疫、压抑、愤怒、焦虑、绝望，这一切都成为宗教情绪滋生的温床。末世论抬头，无论是统治者还是被统治者，都渴望寻找心灵的慰藉”。在欧洲，基督教应运而生，313 年，基督教被确立为罗马国教。476 年，西罗马帝国灭亡后，日耳曼人的一些部族，如法兰克人，也开始皈依基督教。日耳曼人当时还没有自己的文字，文化水平普遍低于罗马，几乎只有教士和修道士才能读书识字，教会便成了中世纪欧洲唯一的学术、文化机构。正因为如此，教皇、主教、修道士便逐渐掌握了统治权，在政治、经济、思想、文化等所有领域内实施了神学的专政，宗教开始将整个社会统摄起来，西欧因此也完全陷入黑暗的迷信时代。教会严格确定了一个原则，即宗教经典的著作应该是至上的权威，是不容争辩的；不独信仰如此，科学也包括在内。于是，医学迅速向宗教靠拢，逐渐沦为毫无活力的恭敬于神学的婢女。

对于医学，基督教有两个基本观点：首先，它认为疾病和死亡是上帝的惩罚，是不可避免的。其次，基督教的核心是爱，是爱人如己，因此，对于有病之人，基督徒应心怀仁慈，积极施救。《圣经》中就有大量的神迹描写，耶稣曾让瞎子复明，跛子行走，死人复活。传教士也通过讲授福音来阐述治疗疾病上的神迹，到了 1000 年，各大神殿相互竞争。神殿的圣人各有所长，如圣・丁夫娜擅长治疗精神疾病，圣・罗奇擅长治疗鼠疫，圣・休伯特擅长治疗狂犬病，圣・布莱兹擅长治疗喉部疾病等，不一而足。由此看来，基督教从来就是治疗和宗教的混合体，它对医学并不完全排斥。然而，“古希腊时期是一个追求理性，摆脱愚昧的时期，人们通过观察、经验与思辨来研究自然、社会，研究生命与疾病”。而基督教则从诞生的那一刻起，就退回到完全依赖信仰治病，也就是不信上帝不能得救，非祈祷和身心清洁不能治愈，祈祷、行按手礼和涂圣油成为当时主要的治疗手段。由于疾病被看成是上帝的惩罚，因此探求病因是不必要的，甚至是有罪的。中世纪的神学认为，在《圣经》或神父的著作中，已经给予了一切可能的知识，一切知识都要在神学的范围内解释。在医学界，希波克拉底和盖仑的著作是公认的绝对权威，医学研究的唯一目的，就是解释和论证他们论述的正确性、真实性，首要任务是死记硬背他们的教条或者注释他们的著作。医学被固定在一定的体系中，被迫停留在烦琐的教条主义状态之中，人们对医学的智力探索减少了，很难找到任何有生气的思想。非经教会允许，不得出版书籍，因此，医学书籍的数量和水平也大大下降，现在流传下来的800—1000年的医学文献只有150部，在整个欧洲，1000年一年的文献也不过1 000部。而且，大部分是篇幅短小的册子，包括一些诊断和治疗方法的简要说明，或者是营养学方面的内容，理论知识很少。

（2）城市和医学

中世纪的欧洲，经济发展呈现出灾难性的衰败，在城市中表现尤为突出。那时的欧洲被战争、瘟疫、饥馑和普遍的贫困所困扰，神秘主义复兴，极大地阻碍了医学的发展和创新，医学知识被禁锢在修道院的围墙内，虽然一些大城市仍有医生从事医学研究工作，但人们的健康状况却不容乐观。即使到了1480年，在意大利的城市中，人们也很少能活过30岁。寒冷的冬天夺去了无数老弱病残者的生命，痢疾、天花、结核、伤寒、麻疹、脑膜炎等病司空见惯，腹痛和发热频繁发生，疟疾、肾结石、膀胱结石及肠道疾病威胁着人们的健康。城镇居民人数很少，因此只有一些大城市才有专职医生，为了维持生活，他们往往还需要在某些地区走访行医。有时候，医生在看病行医的同时，还要靠从事农业劳动或者其他行业来赚钱；铁匠兼职接骨也是很常见的事；外科手术常常是由理发匠和外科医师进行的，对他们来说，理发和修面能保障每日有固定的收入。外科手术有时也由走方郎中来做，他们都有自己擅长的专门手术。手术过程往往是复杂和危险的，因为没有麻醉，手术过程疼痛难忍，而且会大量出血。因此，在当时分娩也是一件极其危险的事情，分娩过程中没有产钳和有效的麻醉剂，仅有一些鸦片类饮品可以帮助缓解疼痛，有许多妇女死于分娩和产后并发症。女医生或助产士常常为女性患者治病，但并不是所有的女性患者只能看女医生，也不是女医生只能给妇女和儿童看病。尽管法律条文是这样规定的，但实际上从来没有按条文执行。从当时手抄本书籍的插图中我们可以看到，14 世纪的医生几乎都是身着豪华的服饰，只会验尿和在一定的时候放血。这足以说明当时医学的贫乏状态。

（3）萨勒诺医学学派

中世纪晚期，人们越来越不满足于教会的禁锢、僵化的教条，再加上受到新思潮的影响，他们开始寻求一种全新的医学。变化始于 1050 年左右意大利南部的萨勒诺地区，学者们开始再次将理论研究引入医学教育，受君士坦丁堡医学的影响，自 1200 年起，他们通过非洲人康斯坦丁纳斯·阿弗里卡纳斯的某些阿拉伯著作的拉丁文译本，结合有关哲学问题讨论的几套教科书，开始重建盖仑的医学知识体系，到 1250 年时还补充了动物解剖学的教学实践。12—13 世纪，是萨勒诺医学校最繁盛的时期，它被誉为“希波克拉底之国”，并一直保持到 14 世纪末期。它的声名远播，以至于弗里德里二世（1712—1786）专门将颁发医师行业执照的特权给予这所学校，不经萨勒诺学校许可，任何人都不能行医。萨勒诺医学校有一位女医生名叫特罗特拉，长期以来一直引起医史学家的注意。当时的一些记载中提到她，总是称她为博学夫人或博学女士，古代英国的文献中也提到过他，称她为特罗特夫人，据说，《论妇女病》一书为她所著。究竟有没有这样一位女医生，学者有不同看法，但无论如何，那一时期，肯定有一些像她这样卓越的女医生。这所学校不仅保持了非宗教性医学的特点，还准许妇女听课学习。有意思的是，当时还有一首诗值得一提，那就是《萨勒诺的准则》；这所学校一切特征，都包括在诗里，一些基本的医学原理，诗中也大量提到。成千上万的医生都能背诵，他们把其中每一句都视为经典，对医学在欧洲大陆的传播起到了非常重要的作用。后来这首诗还被译为多种语言，据统计，这首诗几乎出了 300 版。下面摘录几句，以飨读者。

萨勒诺校，谨撰数行。

奉献英王，安泰健康。

晚餐轻简，节制酒浆。

饭毕即起，久坐有伤。

午后勿睡，双目勿张。

静愉营养，祛病良方。

3.3.2 中世纪疾病的大流行——上帝在哪里？

中世纪，欧洲的城市普遍非常肮脏，各种疾病泛滥成灾。城市里充满了不讲卫生的恶习，人们很少洗澡，衣服肮脏不堪，很少换洗，身体成了蚤和虱子的巢穴，因此，女人们要扑厚厚的粉来掩盖身上的气味。人的粪便、垃圾被丢弃在大街上，与狗和马的粪便混杂在一起。苍蝇在粪便和食物之间飞来飞去，饮用水里充满微生物。老鼠，以及各种各样的害虫通过掘洞、爬行等方式穿行于房屋、商店、货栈、教堂和小旅馆之间。持续腐烂的狗、猫、马的尸体，加之连年战争，居民混杂，使得中世纪流行病频繁暴发，其中最主要的是被称为黑死病的鼠疫，此外还有麻风、坏血病、流行性感冒、麦角中毒、舞蹈狂和出汗病等。

鼠疫在文献记载中也被称为“瘟疫”“黑死病”，是欧洲历史上的噩梦。当带有鼠疫杆菌的蚤叮咬了人后，鼠疫杆菌就进入人的淋巴系统，并向最近的淋巴结移动，依据叮咬的部位引起特有的肿胀，或在腹股沟、腋窝，或在颈部，这种类型的疾病被称作淋巴结鼠疫，在历史上曾导致60%的感染者死亡。鼠疫中最致命的类型肺鼠疫通常是从淋巴结鼠疫发展而来，它通过呼吸和衣物便可以直接快速地从一个人传播给另一个人。该病的发源地被认为是中印边界的喜马拉雅山脉边缘地带，其部分原因传统上认为是携带鼠疫的黑鼠似乎来自这些地区。暴发鼠疫的最初文献记录是在罗马帝国，据说，这场疾病及与之相关的其他突发颠覆因素使罗马帝国的人口丧失了四分之一。542 年，这场被称为“查士丁尼鼠疫”的瘟疫几乎摧毁了君士坦丁，并从那里传播到西欧，此后又在地中海地区肆虐了两个世纪之久。然而，鼠疫的第二次流行周期给欧洲大陆带来了更大的创痛，它成为中世纪最大的灾难，波及整个欧洲大陆，几乎使那些繁荣的城市都化为荒凉之地。在其最初阶段，该传染病被称为黑死病。有学者认为其起源于里海北部和西部地区，也有历史学家认为起源于蒙古东部或云南或西藏地区。大约 1300 年，该病开始在亚洲横冲直撞，然后向西扫荡，招摇肆虐于从中东到北非和欧洲的广大地域之中；1346 年冬，从克里米亚到达康士坦丁堡，之后便沿着两条路线传播：一条穿过地中海东部和中东地区，于 1347 年秋天到达埃及；第二条向西北席卷地中海西部和欧洲大部分地区。在 1347—1350 年，仅仅欧洲丧生于该病的就有 2 500 万人，几乎占当时欧洲人口的三分之一。后来，它成为一种地方性流行疾病后，导致了更为可怕的结果。1350—1400 年欧洲人均寿命从 30 岁缩短到 20 岁。1338—1447 年，佛罗伦萨人口减少约四分之三。甚至在 1415 年，葡萄牙女王菲莉帕也死于此次鼠疫。可是，这次大范围的扫荡只是这一次瘟疫连续暴发的第一波，直到大约 1800 年，第二波的鼠疫流行周期才算结束。推动鼠疫大范围流行的原因很多，可以在东西方这一时期的许多重大事件中找到记载，如伊斯兰扩张，十字军东征，奥斯曼土耳其的帝国主义，以及莫卧儿帝国的征服等。黑死病与早期流行的其他传染病在流行程度和广度上都有所不同，在 12—13 世纪，像鼠疫一样令人生畏的麻风侵袭的人数一般较少，麻风患者可以很容易地被关进麻风病院与人隔离，而鼠疫的流行却更加猛烈，后果更严重，患者染病后会很快死亡。

中世纪人们似乎患有很多疾病，但最多的可能是被称为淋巴结结核的腺型结核。在英国和法国，人们相信王权拥有神奇的能力，国王可以通过触摸患者而治疗该种疾病，12—19 世纪，“国王的触摸”经常被用于消除病痛。其实，贫穷是结核病的病因，而充足的营养，更好的卫生条件、居住条件则会阻止它的发展。1401 年，一名佛罗伦萨医生马泽伊建议人们“趁太阳还没有落山，抓紧时间到户外运动。如果不能这样，在饭前做一些锻炼，无论如何，即使没有给你带来愉快……也会有助于你在饭前一刻钟喝上整整半杯既有滋味又不太甜的优质红酒”。

麻风早在 6—7 世纪就曾在欧洲发现，它的蔓延恐怕也应归于十字军的传播。13 世纪此病达到了最高峰，仅在法国就有 2 000 所麻风专病医院，英格兰和苏格兰亦有数百所。一般此病一经发现，就实行隔离，不得随意外出，除非穿着特殊服装：黑色长袍，胸前交叉着两只白手，头上戴着一顶有白飘带的大帽子。当遇到过路人时，他必须敲击一种响板（有的地方吹号或摇铃）；购物，必须用长杆来取。他们成了社会的遗弃者，一经官方验证就等于被判处死刑，以致成为小说中时兴的题材。然而，14 世纪，麻风忽然绝迹了。

很多流行病引起了经济和社会生活的停滞不前，同时也影响到医学的发展，然而同时它也促使医学必须进行新的研究。首先是抵制瘟疫的措施，欧洲很多国家出现了抗鼠疫方法的收集和整理，如编写出版了很多《防疫顾问》《实用医学》之类的书。然而，卓有成效的是卫生局的成立。它始于 1348 年黑死病席卷整个欧洲之时，最初的卫生局仅是针对鼠疫流行而成立的临时机构，是政府逐步介入的结果。不过规模很小，但到了 1500 年，在意大利多数大城市，这些卫生局都成了永久性机构。卫生局由俗人（非僧侣、牧师）组成，包括有医学顾问和其他人员。他们负责海港检疫，把患者送到隔离医院，清扫街道、疏通水道、编制死亡者名单等。

3.3.3 西方医学的建制化——上帝之手

基督教带来了护理和治疗机构——医院的创立。在爱、服务和拯救的名义下，帮助患者乃是任何人都不能免除的道德上和宗教上的责任，因此，基督徒都参加到照顾那些需要帮助的人——贫民、跛子、饥寒交迫者、居无定所的人和患者的队伍中。医院的出现推动了医学的发展，使西方医学建制化成为可能。

（1）修道院医院

虽然古代希腊医学比较先进，但还没有出现医院，患者可能在医生家里或者在阿斯克勒庇斯的神殿里得到治疗。意大利卡斯蒂廖尼在《医学史》中写道："基督教的观念在医学的进展上因此就有着决定性的影响：它对于人生给了一个与前不同的评价，兄弟般的平等与慈爱，使得一切信徒都以最大的牺牲去减轻他人的苦痛。"没有什么能比医院更能显示基督教的博爱精神了，到 450 年，在意大利、北非和法国南部都可以见到一些特殊的旅馆，他们由基督徒建造，并为旅人提供医疗服务。这是修道院医院的雏形。也有记载认为法比拉欧是第一个成立医院的人，她是一位基督徒，并将一生奉献给慈善事业，她变卖了手中的所有的财产，于 390 年建立了一所医院。尽管法比拉欧是一位贵妇，但却与罗马的患者和穷人打成一片，她常常为沾染黄疸与污秽的患者冲洗伤口的脓液，亲手喂患者进食，用水湿润患者干裂的嘴唇，完全诠释了基督教的博爱精神。中世纪，医疗工作多由僧侣担任，治病是牧师的特权，行医大多是在教堂和寺院中，故称之为“寺院医学”。最初，修道院开始附设专为僧侣而设的医疗所，很久以后才在医疗所附近设立医院，为一般患者看病，医疗所内的医务人员包括一名医生和一位管理员。因为患病是神的惩罚，因此祈祷、禁食是最好的治疗方法，基本上是要求患者面向神像做忏悔和祷告，神职人员“将手放在患者身上，患者就会恢复健康”（《马可福音》）。据记载，这种“按手礼”的治疗方法在当时颇为盛行，英国国王就曾经用这种方法给成千上万的民众进行治疗。治疗时，国王口中念道：“我碰一碰你，上帝令你痊愈。”僧侣们治病有时也会辅以药物，例如有一种药物名“盖仑丸”（又名“万病丸”），由70余种东西混合而成，宣称包治一切疾病。后来，随着城市的日渐发展，医院开始建立起来，但几乎毫无例外都是由虔诚的宗教信徒捐助建立起来的，并由宗教团体的男女成员配备人员。医院的功能主要是照顾患者、老人、跛子和其他需要救济的人，而医学救助的功能是次要的。从12世纪开始，随着人口、贸易和城镇的发展，医院也有了很大的发展。但是，以寺院医学为代表的中世纪医学，可以说是整个西方医学发展史上的低谷期。

（2）世俗医院

历史上，古罗马的城镇以下水道、排水沟和“医院”闻名。这种医院常常为两种社会成员提供服务，一是家奴，一是要塞的士兵。医院的病房设计成并排的方形回廊。公共医院在各地兴建起来，其中最古的一个是在370年由圣巴齐尔建立于凯撒城；在400年法比奥拉在罗马建了第一个大医院；约在同一时期，欧多西亚皇后在耶路撒冷建立起一些医院。10世纪起，在开罗、巴格达、大马士革和其他伊斯兰城市，均建有多功能的医院，一些医院提供医疗教学。拜占庭也有很多医院，它的医疗水平远远领先于同时期的西方国家。但是，即使每家医院都能履行它所被赋予的职责，也只能满足极少一部分城市居民的健康需要。1204年十字军东征占领了君士坦丁堡之后，西欧国家才开始仿效拜占庭建立自己的医院。例如，从1250年开始，在法国和意大利北部的一些城镇医院便拥有200张床位和大批医务人员，并逐渐成为医疗中心。

世俗医院和修道院医院区别并不是那么明显，如1136年潘托克拉托尔皇家医院，由拜占庭帝国国王约翰二世建立，保留了宗教建筑的一些特色，由一个修道院、一所老人之家及6.5千米外的一所麻风病院组成。它拥有经过严格培训的医疗队伍，能够提供大量药品和有效治疗，可以容纳50名左右的患者，同时设有门诊部。医院有自己的基本章程，详细规定了病房的设施、人员及提供的食物。

（3）大学

由于城市发展带来的财富积累和权力的集中，大学逐渐兴起了，最早的大学当源于古罗马帝国残留下来的古拉丁学校，直到13世纪末才出现了现代意义的大学。据记载，从1200年到中世纪末期，在欧洲建立了大约80所大学。有些大学并无医学课程，如在法国的19所大学中，很长时间内只有蒙彼利埃和巴黎大学设有医科。大学中的医学是随着翻译运动逐渐兴起而发展起来的，首先兴起于意大利北部最富有的城市波洛尼亚和帕多瓦，然后是法国的巴黎和蒙彼利埃，英国的牛津，德国发展的稍晚些，但到1400年，许多大学都有了医学课程，从此，医学进入到大学中来。当时采用的教科书有阿维森纳的《医典》、盖仑的《小技》、约翰尼西斯的《医学入门》、累赛斯的《医书》及希波克拉底的著作等。获得一个医学学位至少需要7年的学习，多数大学10年间仅有一两名医学毕业生，因此，医学生的数量极少。但他们有着极其远大的前途，1250年有一句流行的名言是这样描述大学医生和律师："盖仑赋予他们财富，查士丁尼赋予他们地位。"

蒙彼利埃学校是仅次于萨勒诺的西欧的最早的医科学校，最初的学生大多为来自西班牙的犹太人。医科学生至少要有5年的学程和数月的实习，才能够毕业。毕业3年后经过由3位资深教员各出一题测验，及格后才能取得学士学位，深造2年后，可获得硕士学位。博士学位的获得须经过3日辩论会，这是一个连续3日，每日至少1小时以上的辩论会。该大学13—14世纪发展到最高峰。

蒙彼利埃大学也允许每年解剖1例尸体。因此，"医学院的学生为了学到解剖知识，不得不干一些违法的勾当。例如，一段时期内医学院的学生有一个任务，白天去墓地探视有没有新坟，晚上就带上铁锹去挖坟，偷运尸体。在极端情况下，还专门有学校修建在坟地附近，挖有秘密通道去偷尸体”。据记载，尸解时场面十分壮观，在开始之前，对尸体往往举行一个虔诚的宗教葬礼，葬礼符合宗教礼节。大学里的老师将男人的解剖学特点讲述的很清楚，很少对女人进行解剖。尸解常常由外科医生来进行，他们一般是按照设计好的顺序解剖尸体以防止尸体腐烂。

博洛尼亚也有比较著名的医学校，学生住在奥斯比吉，一年应付学杂费的数额每年由四人议定，此四人中两位由校长在学生中选定，另两位则由本城选派。学生及其家属的住宅得到特殊照顾，房主不得在学期中途驱逐其搬家。学生与家属也可同住学生宿舍，并受到多种免税优待。博洛尼亚还十分关心使医学校不受任何搅扰与限制，自 1284 年明文规定学生除享受市民应有的一切权利外，还可以享受一些额外的特权。

随着医学院培养出来的医生数量的增加，医学院的影响也日益增大。此前，医生培养是师徒式的，没有严格的资格认证，只要声称是学医的，就可以做医生。医学院成立以后，从 12 世纪开始对医生进行严格的资格认证，只有医学院的毕业生才能获得从业的资格，其他人是不允许从事医生职业的。这对现代医学的发展来讲是非常重要的。在中世纪，医生的等级制度森严，一般的外科医生的地位低于大学毕业的医生，意大利和德国，外科医生可以接受一段时间的大学教育。

大学的创建是对整个文化事业最重要的贡献之一，表 3 - 1 是中世纪欧洲大学建立的年表，这些大学大多设有医学院，一直延续到现在，已有近千年的历史。

表 3 - 1　中世纪欧洲大学建立年表

名称	建立时间	名称	建立时间
Paris 巴黎大学	1110 年	Bologna 波伦亚大学	1158 年
Oxford 牛津大学	1167 年	Montpellier 蒙彼利埃大学	1181 年
Cambridge 剑桥大学	1209 年	Padua 帕多瓦大学	1222 年
Naples 那不勒斯大学	1224 年	Toulouse 图卢索大学	1233 年
Salamanca 萨拉门卡	1243 年	Siena 锡耶纳大学	1246 年
Piacenza 皮亚琴察大学	1248 年	Seville 塞维利亚大学	1254 年
Lisbon 里斯本大学	1290 年	Lerida 莱里达大学	1300 年

3.4 阿拉伯医学——东西方医学的使者

7世纪初，欧洲大地上一片黑暗，瘟疫流行，宗教控制着一切。而东方的两河流域，一个新的民族却开始兴起了。此后，在近一个世纪中，阿拉伯的铁骑，踏破了欧、亚、非三大洲的平静。阿拉伯的征服在基督教社会建立起一种新的秩序，阿拉伯医学也随之开始兴起了，并在10世纪以后达到它的繁荣时期。它继承和保留了古希腊、古罗马医学的几乎全部内容，又吸收了古埃及、古印度、古中国的医学成就，涌现出一批非常优秀的医学家。

3.4.1 阿拉伯医学的发展

622年7月16日的夜晚，圣地麦加城里匆匆走出来一小批人，奔麦地那方向而去，他们就是先知穆罕默德和他的门徒。这是阿拉伯国家创立的开始，从此以后，一个庞大的帝国矗立在亚欧大陆的要道，其疆域西到北非的摩洛哥，东到印度河流域，北到中亚，最远处甚至到了中国当时唐代的边境帕米尔高原。广阔的疆域，独特的地理位置，不同民族的混杂相处，游牧和经商的传统，善于吸收和借鉴其他民族文化的文化特性，形成了独特的阿拉伯文化体系。

阿拉伯医学是阿拉伯文化的一部分，是阿拉伯半岛民族长期同自然和疾病做斗争的经验总结，主要经历了三个发展阶段。

第一阶段：初创时期（7—9世纪）。750年，阿拔斯王朝建立后，伊斯兰文化和医学开始繁荣起来，东在巴格达，西在科尔多瓦，都建立起学术中心。这一时期，几乎所有的古希腊、古罗马的医学经典都被翻译为阿拉伯文，并为阿拉伯医学所消化吸收。后来这些医学典籍在11—13世纪又从阿拉伯文被翻译成拉丁文在欧洲传播，使古希腊和古罗马的医学传统得以在西方延续和保留。因此可以说，希波克拉底医学与盖仑的医学各自在不同的情况下，在伊斯兰的学校内找到了避难所，而且还有所繁荣的发展。9世纪，巴格达最杰出的医生是阿拉伯基督徒胡内恩·伊本·伊沙克。他是一位出色而多产的翻译家和学者，曾亲自到保留着希腊遗风的拜占庭帝国寻找盖仑的著作。他和他的学生以及同时代的人，翻译了总计129部盖仑著作，翻译的过程是先将其译成叙利亚语，再译成阿拉伯语。他的辛勤劳动为阿拉伯世界和以后的欧洲世界提供了大量的经典之作，这些著作甚至比现存的希腊语原著还要多。此外，一些印度和中国的医学书籍也被翻译编写。阿拉伯医学就是在翻译的基础上，随着临床实践的极大发展与哲学世界观的不断深入，汇集东西方医学文化之精华并逐渐形成自己的体系。

第二阶段：中盛时期（9—12世纪）。这是阿拉伯医学的光荣时期。到10世纪，几乎所有的希腊医学经典都被翻译，很多阿拉伯学者热衷于对盖仑原著的研究，他们对盖仑的某些设想进行了系统化的探索。比如，盖仑曾设想根据药物作用程度将药物分类，但他仅对其提及的三分之一药物做了分类，阿拉伯药理学家将这一体系扩展到更大的范围，其中涉及他们后来为患者研制的复杂药物。另外，盖仑的许多著作包括了关于眼睛和尿液的观点，是阿拉伯学者将二者统一起来。他们如此热爱盖仑，许多学者都收藏有盖仑的大量书籍。据说，在1068年医生阿里·伊本·里德万死后，他的妻子把他收藏的所有盖仑的书籍全部倒进鱼塘里，因为她不愿意让这么多书继续留在这幢房子里，分享她与继任丈夫的伟大爱情。850年，巴格达建立了第一家正式医院。11世纪，每一个穆斯林城市都有很多大医院，而且穆斯林医院和基督教医院并存，“伊斯兰所占领的区域内，有记载的医院共计有34所”［（意）卡斯蒂廖尼《医学史》］。医院正式开设医学课程，医生只有经过资格审查才能工作，931年开始，城市中的医生必须通过考试才允许开业。医院大都组织得很完善，例如建于1283年的开罗医院，有外伤、眼科、发热病等分科，也有专为妇女使用的屋子、厨房等。医院由一位医生主持，另有隶属于他的医生，他每天给学生讲课，此外还有男护士。医院附设有一个大图书馆和孤儿院，医院是围绕着清真寺所建的，这在东方是常见的。阿拉伯医学这一历史阶段，前后持续了7个多世纪，恰与阿拉伯帝国最繁盛的时期相吻合。“阿拉伯人在医学史上的主要贡献是搜集并集中各种思潮，更以此进一步促进了化学和一般的精密科学，并有一种显然地倾向非宗教性医学的趋势。”

第三时期：衰落时期（12—17世纪）。阿拉伯医学完成自己的历史使命，将融入东方文化和精神的希腊古典医学文化西传回欧洲，从此欧洲在找回希腊罗马文化基础上开始了文艺复兴。

3.4.2 阿拉伯的名医

阿维森纳（980—1037）被誉为“医中之王”，是阿拉伯世界的一位伟人，是那个年代极其富有想象力的博学家（图 3－3）。他出生于波斯的普卡拉附近的一个小镇上，10 岁就精通了《古兰经》，然后便开始学习文法、语文学、几何和天文学，他曾专心研习亚里士多德的哲学，最后又学医。16 岁他就开始写医学论文，大家都承认这位青年医师有特殊的记忆力和渊博的知识。阿维森纳一生一直经历着动荡不安的生活，曾经历许多变迁和困苦，50 多岁就去世了。

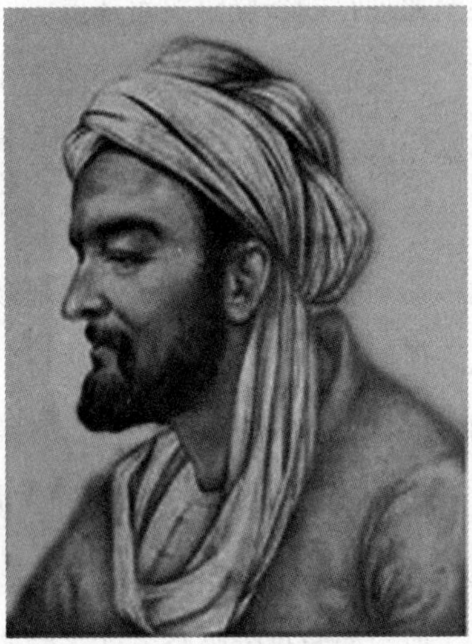

图 3－3 阿维森纳

阿维森纳对阿拉伯医学从理论到实践进行了全面总结，完成了杰作《医典》。该书详细归纳了医药、疾病和症状的论述，以及健康、卫生及治疗的事项和准则，是一部百科全书式的著作，后被作为经典的医学教材，一直是西方医学学校的教科书，在西方和近东地区影响长达数百年。全书共分五大册，第一册主要是关于理论医学，第二册是论单纯药剂，第三册是论各类疾病及其治疗方法，第四册是论全身病，第五册是论药剂的制备与配合。《医典》将西方医学与东方医学，包括中国的医学融汇到一起，包括有各种医学理论、药物、各类疾病与治疗方法，以及药剂的制备与配方。有一个版本的《医典》扉页中间是穆罕默德的画像，左上角是基督，右上角是孔子，生动地反映出编者试图融会东西方医学的思想。阿维森纳是以绝对权威的姿态为医学立法，从他所选择的书名就可以看出来，他的意图就是制定一种不变的法律。书内临床病史清晰，治疗指证准确，编排合乎逻辑，文体雄辩有力，这些足以使这部书直到 17 世纪末，还在各国医生的心目中是一种权威的象征。《医典》的第一部完整版本于 1473 年在米兰出版。阿维森纳还出版了无数评注类的著述，他和古希腊的希波克拉底、古罗马的盖仑并称为西方传统医学史上的三座里程碑。

3.5 中国医学的繁荣发展——东方的文明

人类发展史在某些片段上往往有着惊人的相似，在经过夏商两代文化追寻与探索的基础上，善于文化反省的中国周代人以超然的心态在精神世界塑型道路上披荆斩棘、别出蹊径，以老子、孔子、孟子等为代表的思想家各抒己见、另立新说，形成了百家争鸣的学术繁荣局面。文化的振兴，使得具有本土原创性的中医学在世界的东方、古老的国度——中国大地上生根发芽、初结硕果，催生了中医学的奠基之作《黄帝内经》，出现了“医圣”张仲景、“药王”孙思邈等一批杰出的医药学家。

3.5.1 黄河流域哺育的医学始祖——黄帝、岐伯

说起《黄帝内经》，首先要谈到的就是推动了中国古代物质文明和精神文明的历史发展进程的一位先贤。他，就是被奉为中华民族始祖之一的轩辕黄帝（图3－4）。

黄帝是中国上古时期传说中英明的部落联盟首领，他是少典之子，本姓公孙，因长期居住在姬水（今陕西武功漆水河）之滨，故改姓姬。后迁居轩辕之丘（今新郑西北），故号轩辕氏。因其出生和建都都在有熊（今新郑）之地，故亦称有熊氏。又因他能像大地一样抚育、涵养万民，广聚土德之瑞，故号为黄帝。传说他依据黄河流域所具有的平原广阔、水草丰裕、季节鲜明等特点，传授部落民众根据植物生长习性而耕种收获、根据土地状况选择工具耕耘，先进农耕技术的推广，使得生产水平不断提高；他还迎娶了发明养蚕缫丝方法的嫘祖为妻，教会百姓植桑养蚕，缫丝织布，裁制衣裳服饰，使人们的生活水平大幅提高；他还发明指南车，定算学术数，使人们对自然界的认知水平快速提高；

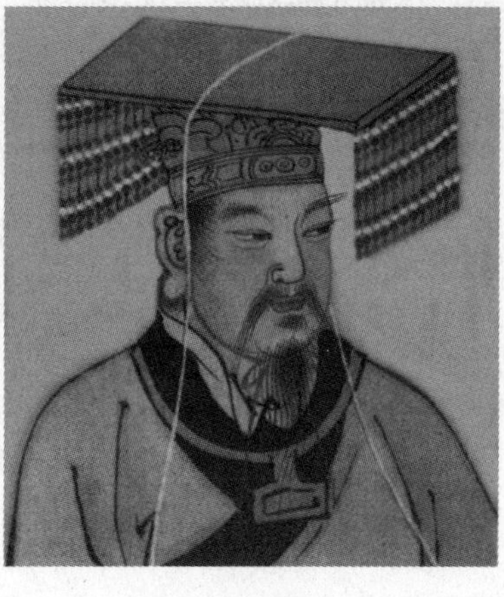

图3－4 轩辕黄帝

他还创制音律，使人民的精神世界日渐丰富等。

在人们生活水平、认知水平不断提高的同时，黄帝还在思考和寻找能确保部族群众健康繁衍的方法。传说他与大臣岐伯、伯高、雷公等人穷极天地之理，比诸人体，辨疑诘难，从而形成了具有中国文化特色的中医学。黄帝、岐伯虽然只是传说中的人物，那个时代文字还没有出现，不具备产生医学理论的成熟条件，但是他们通过长期、大量的生活实践所积累的医疗和药物经验恰恰是后来医学理论形成的丰富储备，而这些传说所反映的正是中医学从萌芽到形成过程中所经历的奠基阶段。而创作于战国至秦汉时期的《黄帝内经》，是数百年间多位医学家对前人医学经验和知识的整理与总结，蕴含了前代先贤和当时人们的巨大智慧。由于该书编排方式，以上古黄帝与其大臣岐伯、雷公等人的问答方式为主，故后人为该书托名为《黄帝内经》，也因此将黄帝、岐伯奉为中医学的始祖，正是对古代先民们开创中医学体系的肯定和认同。而采取二人问难的编撰形式，正是对中医学理论体系形成过程中古代先贤苦思冥想、殚心竭虑那段历史的生动再现。

《黄帝内经》分《素问》和《灵枢》两部分，内容涉及整体观念、阴阳五行、藏象经络、病因病机、诊法治则、预防养生和运气学说等方面。它的创作过程，体现了古代先民认识自然、改造自然的无穷智慧。生活在北半球的中国古代先民，在数万年的生活实践中，反复观察四季变迁、昼夜交替、沧海桑田等宇宙的变化，发现世间有很多事物彼此之间具有对立属性，如昼夜、阴晴、高低、寒热等，并从中提炼出阴与阳的概念；他们还从身边最常见的事物中，发现了它们普遍具有的五种基本属性，并用它们的名称予以标记，进而概括为木、火、土、金、水等五行。阴阳和五行的思想是人们对自然的原始观察中所获取的深刻认识和体悟。它们看似简单，却蕴含着极为科学的内涵。它们从复杂多变的世界中来，并被用以解释复杂多变的宇宙世界，这是中国古代唯物主义哲学家们对自然界最朴素且最真实的解读。生活在华夏大地上的古代先民们对自然有着深深的向往和敬仰，他们相信并深知自身与自然是不可分割且能相互适应的关系，这种天人相应的原始观念，指引着人们将自身与自然界连成一个整体，并学会利用对自然奥秘的窥探来解释人体自身的奥秘。这些思想构成了中医学的基本世界观和方法论，而《黄帝内经》正是在借鉴和汲取了这些思想的精华下创作完成的。

《黄帝内经》重视对阴阳学说的利用和发挥，书中将阴阳的重要性比喻为人身的根本。如《素问·四气调神大论》中说："夫四时阴阳者，万物之根本也。"《素问·阴阳应象大论》中说："阴阳者，万物之纲纪，变化之父母，生杀之本始，神明之府也。"它吸收自然界中阴阳互相约束、互依互用、彼此消长等原理，在解释人体脏腑功能时，将具有封藏特性的脏归属为阴，将具有通泄特性的腑归属为阳，从而明确了脏与腑之间功能属性的差异，在处理脏腑功能关系方面，注意维持脏腑之间功能的平衡状态，有利于保持身体的健康状态。对于各个独立的脏腑本身，阴阳的思想同样适用，单个脏腑内部具有主司运动、向外、发散、温煦等特性的属阳，具有主司抑制、向内、收敛、濡润等特性的属阴，从而将脏腑自身功能发挥与自我约束的运行机制阐发清楚，在诊断和治疗中，通过观察复杂多变症状来判断脏腑功能失常的情况，对于明确病情、判断治疗效果和预后情况具有重要的指导意义。在日常养生时，注意四季阴阳变化，根据脏腑阴阳属性选择合理的饮食调养和起居运动方法，维护自身脏腑阴阳平衡状态，才能保证机体生长发育、新陈代谢的正常进行。

《黄帝内经》对五行学说的利用和发挥，同样具有灵活巧妙、具体贴切等特点。它根据人体各个脏腑自身所具有的功能特性与五行的属性相互对应，认为肝主升发疏泄、心主血脉、脾主运化、肺主治节、肾主水的作用与"木曰曲直、火曰炎上、土曰稼穑、金曰从革、水曰润下"的特性相近，从而将肝、心、脾、肺、肾与木、火、土、金、水五行相配，用五行生克制化来解释人体五脏之间彼此相互制约、相互为用的密切关系。在此基础上，还将自然界的五时（春、夏、长夏、秋、冬）、五方（东、南、中、西、北）、五色（青、赤、黄、白、黑）、五味（酸、苦、甘、辛、咸），人的五官（目、舌、口、鼻、耳）、五体（筋、脉、肉、皮毛、骨）、五志（怒、喜、思、悲、恐）、五变动（呼、笑、歌、哭、呻）、五液（泪、汗、涎、涕、唾）等与五行、脏腑相配，对于不同地域在不同季节的人们患病后，通过观察其病变部位颜色、肢体运动情况、官窍体液分泌与声音情况、情绪状况等异常变化，判断脏腑功能失常的情况，从而准确地抓住疾病的本质，选择合理的治法和药物进行有效治疗。

经络学说是中医学中独具特色的学术精华，它在《黄帝内经》中也得以系统的总结和深刻的升华。古代先民在自然界中纵横交错河流、道路的启发下，意识到道路促进各地域之间人民、货物往来，河流滋养流经地域的百姓，而人体内也存在着类似自然界河流、道路的通道，起着沟通人体内外各个脏腑组织、运行气血滋养周身的作用，古人称之为“经络”，经络之气灌注在身体肌表某一部位就形成了“穴位”。脏腑功能失常会通过经络反映在机体表面，通过观察肌表皮肤颜色、形态、感觉的变化可以探明内在脏腑病变的情况，通过针刺、艾灸或按摩体表穴位可以调节对应脏腑的功能从而达到治疗疾病的目的。

整体观念也是《黄帝内经》医学思想的重要体现，在天人相应整体观的指导下，它告诉人们自然界的气候、环境变化对人体生命健康和疾病的重要影响，并要求人们要顺应自然规律去养生、预防疾病、促进疾病康复；在人与自然整体观念思想影响下，进而指导人们将自身各个脏腑器官之间、内在脏腑与外在部位之间视为相互统一的整体，并据此说明脏腑器官功能之间相互促进、相互制约的关系，从而把握疾病发展过程中脏腑器官之间的相互作用，进而为明确诊断疾病、预防疾病演变提供科学的依据。

《黄帝内经》非常重视养生思想的阐发，古代先民们意识到很多时候疾病是不遵守养生之道而产生或加重的，因此书中多处论述养生理论和具体方法。如《素问·上古天真论》中黄帝询问岐伯：上古时期的人们为什么大多长寿，年过百岁而形体矫健不衰，而当今的人们年过半百就未老先衰呢？岐伯回答说：“上古之人，其知道者，法于阴阳，和于术数，食饮有节，起居有常，不妄作劳，故能形与神俱，而尽终其天年，度百岁乃去。今时之人不然也，以酒为浆，以妄为常，醉以入房，以欲竭其精，以耗散其真，不知持满，不时御神，务快其心，逆于生乐，起居无节，故半百而衰也。”意思是说，上古时期的人们知道顺应自然规律进行养生，饮食有所节制，起居劳作遵循常度，所以能得享天年；而当下之人不学古人养生之道，嗜酒无度，妄想无常，房事不节，醉生梦死，起居失常，不知养神，贪图享乐，所以未老先衰。可见，《黄帝内经》养生思想的要旨在知节有度，内容则涉及饮食调摄、劳作、起居、房事调养、情绪调节等多方面。

除此之外，《黄帝内经》还注重季节因素在养生思想中的重要性，《素问·四时调神大论》中具体介绍了一年四季顺时养生的原则和方法，如春天万物复苏，应顺应其生气萌动、欣欣向荣之势，入夜即入睡，清晨早起，到庭院中大步散步，舒解肢体，使情志活泼自在，以适应春天生发之机。夏天万物繁荣秀丽，天地之气上下交合，应晚睡早起，保持情志愉快，保持体内阳气向外宣通开发，以顺应夏天养长之机；秋天是收获之季，天气转凉，应早睡早起，使意志安宁，收敛神气，以适应秋天养收之机；冬天万物生机潜伏，河水成冰，地面冻裂，应早睡晚起，使意志收敛宁谧，保持阳气闭藏，以顺应冬天养藏之机。《黄帝内经》中养生思想开启了人们通过习练养生方法达到健康长寿、远离疾病困扰的求索之路，在促进我国乃至世界人口健康素质方面起到了不可忽视的作用。

《黄帝内经》的成书对中医学而言无疑是具有里程碑意义的标志，它是中国古代先民对数万年间医学经验不断积累，并借鉴众多优秀文化成果加以整理总结而形成的医学理论体系的概括。它的出现，使人们告别了原始的、简单的、摸索性的、试探性的、经验性的诊疗时代，进入了一个科学的、完善的、预见性的、动态性的、技术性的诊疗新时代。在它的科学思想和理论指引下，中医学开始朝向可持续发展的光明道路奋力前行。

3.5.2　伏牛山下有抱负的医中之圣——张仲景

在《黄帝内经》问世400年后，华夏大地上开始遭受战争和疫病的困扰。东汉末年，群雄割据，天下大乱，时局动荡之际，又逢疫病肆虐，一时之间生灵涂炭，哀嚎遍野。在河南南阳伏牛山下一个没落的官僚家庭里诞生了一个婴儿，他的父亲为他取名叫张机，后取字仲景（图3－5）。他从小就对医学十分感兴趣，10岁时就跟随同郡张伯祖先生习医，青年时医术已小有所成。他为人忠厚老实，治学勤求敏达，行医恪守医道，后经地方官推举而为孝廉，转从仕途而官至长沙太守。虽然公务繁忙，但他却从未放弃对医学的执着，救苦救

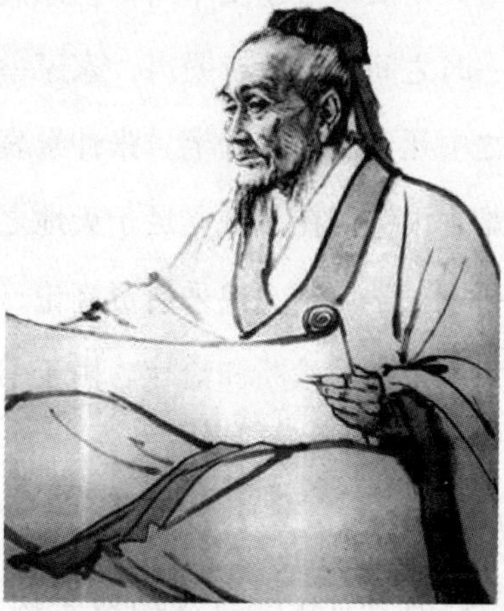

图3－5　张仲景

难之心亦不曾冷却。为了帮助饱受疾病折磨的患者早日摆脱病痛，他努力提高办事效率，将工作集中办理，特地抽出每月的初一、十五两日在官衙大堂，为百姓诊病疗疾，这样既不影响日常工作，又为百姓排忧解难，深受群众的爱戴，这也成了中医“坐堂医”的由来。

张仲景高尚的医德还留下不少佳话，他在街市上体察民情时发现，由于冬天天气严寒，很多百姓手脚、面部和耳朵由于裸露在外而保暖不及，常常出现冻疮，或一时虽愈而每年必犯，或治不得法而病情严重，很多人多年来饱受这种疾病的痛苦。为了找到解决这种问题的方法，他几番苦思冥想，终于想到了一个让大家都能使用的一种简便实用的预防方法。他筛选了几种具有温中散寒的药材和羊肉、辣椒混在一起做成馅儿，然后包裹进圆圆的面片里，放在锅里煮，肉与面熟后盛进碗里食用，每年严寒到来时吃可以起到预防冻疮的作用。为了让更多百姓都能用上这种方法，他将药方公之于众，让百姓自己在家就可以熬煮药物，他还吩咐官衙差役们大量制作这种既能当作食物又能当作药物的面食，架起大锅烹煮，分发给群众食用。张仲景的这一善举，不仅救治了很多饱受冻伤摧残的患者，还对我国后世人们的饮食习惯产生了深远的影响。由于这种药材包裹出的面皮像人的耳朵一样，而且能预防冻疮，于是张仲景给它起了个好听的名字叫“娇耳”，后来在群众中广泛传播，就成了我们现在所吃“饺子”的由来了。

东汉末年建安年间，伤寒病在全国范围内大规模蔓延，造成大量百姓死亡。一时之间，户户有哭声，家家举重孝。张仲景家族亦未能幸免，十余年间，宗族之中死于疫病者近半。张仲景哀痛之余，感慨自己久习医术如不能挽救亲朋于危难之中，实在无颜立足于天地之间，于是细心观察伤寒及疑难杂病的病情，发奋研读医学典籍，遍采前贤高论，写成《伤寒杂病论》一书，内容涵盖对伤寒病及疑难杂症的诊断和治疗。由于书中记载了大量行之有效的方剂，因此被后人尊为“方书之祖”。而张仲景也因其开创了中医辨证论治体系的先河，被后人奉为“医圣”。

张仲景在撰写《伤寒杂病论》时，大量翻阅了东汉以前的医学著作，如《黄帝内经》《难经》《汤液经法》等，在对前人著作进行研究的同时，他发现虽然他们对疾病病因病机的认识已经较为深入，但是缺乏系统性、连续性、恒动性的全面观察，在疾病治疗方面也存在着方药单一、种类粗疏等问题。他基于对疾病病因病机的深刻观察，将混乱繁杂的疾病临床表现按照病情的轻重缓急进行归类分析，总结疾病发展每一阶段的症候本质，并据此确立治疗方法，选择药物组成方剂，这样一个完整、缜密的诊疗过程后人称之为“辨证论治”。这一原则要求医生对疾病表现出的众多症状进行全面搜集，然后进行逐一甄别筛选，将具有共同特性且能真实反映疾病本质的症状群概括为某一证候，并据此判断疾病病变的部位、疾病的寒热虚实属性等情况，根据判断确定针对疾病本质的治疗方法和药物。以脉（脉象）、因（病因）、证（证候）、治（治法和药物）的表述形式，从理、法、方、药等角度论治疾病，是张仲景辨证论治思想的精髓。《伤寒论》中他按照伤寒由表到里、由浅入深的过程分为六个阶段，即太阳、阳明、少阳、太阴、少阴、厥阴。每一阶段都有各自代表性的症状，疾病在演变过程中因治疗失误所导致的情形也具有一定的规律，根据这些症状反映出的疾病本质，选择合适的治法和方药。对于各个阶段中出现相似的症状重视鉴别区分，对于各个阶段治疗时应避免的禁忌也予以总结。这些思想是张仲景深刻认识疾病发展规律的集中体现。

张仲景辨证论治的思想，对于后世医家而言无疑是进行临床诊疗工作的指针。通过望、闻、问、切等诊断方法，全面搜集和获取患者的疾病信息，科学判断疾病所处的病变阶段，根据判断选择相应的药物，这种极具思辨性的逻辑虽然操作要求较高，但无疑是对患者和对医学的高度负责。在这种思想旗帜的引领下，中医学理论研究和临床工作将永远围绕着变化多端的疾病进行，这也是中医学保持旺盛生命力的根本所在。

《伤寒杂病论》除了确立了辨证论治的思想体系外，还在中医方剂学的形成和发展方面做出了杰出的贡献。东汉以前的药物学经验积累达到了一定的高度和广度，也出现了如《神农本草经》《汤液经法》等本草和方剂类著作，但多停留在经验积累而尚未形成严谨的方证对应体系。张仲景在借鉴前人药物与方剂学研究成果的基础上，将药物配伍与临床应用紧密结合，合理化裁前贤方剂，积极创制新方，在伤寒病与疑难杂症的治疗中反复琢磨疾病、治法与方剂之间的对应关系，重视药物加减变化规律的研究，对类方的研究颇具独到之处，如治疗太阳中风证的桂枝汤，经加减化裁可以变化为20首类方；治疗太阳伤寒证的麻黄汤，经加减化裁可以变化为7首类方。这些巧妙灵活的方剂加减化裁，体现了张仲景组方用药的精湛水平和学术特色，由于他在方剂学上的重要贡献，他书中所记载的方剂被后世称之为“经方”，而他的著作也被后世尊称为“方书之祖”。

3.5.2 太白山上隐居的药中之王——孙思邈

隋唐时期，医学领域出现了一个传奇性的人物，那就是被后人尊称为“药王”的孙思邈（581—682，图3－6）。他是一个百岁之人，是一个长寿之人。在“人生七十古来稀”的唐代，这就是一个传奇。此外，孙思邈一生的经历也极具传奇性。史书记载，他是京兆华原（今陕西铜川市耀州区）人，幼时体弱多病，“屡造医门”，从小与疾病和医药打交道的经历使得他对药物有一种超人的感悟与灵性，并从中体会到治病强身的道理。他18岁立志研究医学，大约20岁时“颇觉有悟”，并开始小有名气。洛阳总管独孤信见了他之后曾感叹道：“这是一个圣童，只怕他器大识小，很难被任用。”北周宣帝大成元年（579年），因为战乱频发，政局动荡，孙思邈隐居太白山（今陕西眉县）学道，炼气、养形，研究养生长寿之术。隋大业年间（605—618），他游蜀中峨眉。隋亡，他隐于终南山，与高僧道宣友善。唐太宗即位后，召他入京，以其“有道”，授予爵位，他固辞不受，再入峨眉炼“太一神清丹”。显庆三年（658年），唐高宗又征召至京，居于鄱阳公主废府。翌年，高宗召见，拜谏议大夫，仍固辞不受。咸亨四年（673年），高宗患疾，令其随御。上元元年（674年），辞疾还山，高宗赐良马，假鄱阳公主邑司以属之。永淳元年卒。宋徽宗崇宁二年（1103年）追封为妙应真人。

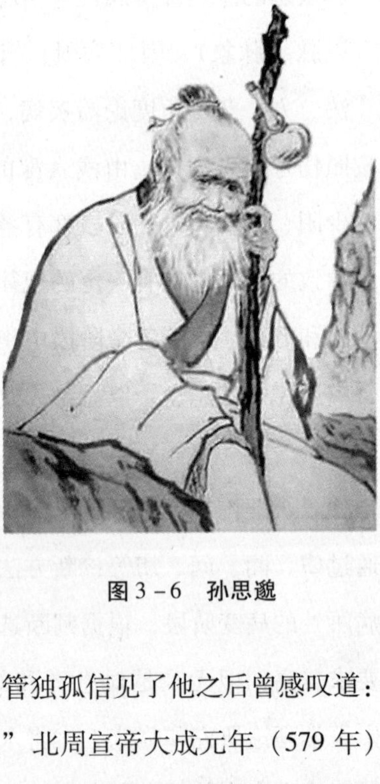

图3－6 孙思邈

孙思邈是中国乃至世界医学史上著名的医学家和药物学家，其著作《千金方》是我国医学发展史上具有重要学术价值的医学巨著，包括《备急千金要方》和《千金翼方》。前者完成于652年，30卷，总计232门，合方论5 300余首，内容涉及医论、医德、诊法、本草、制药、医方、养生、食疗、针灸、导引、按摩等有关医疗活动的各个方面，是一部总结前代与当时医家及自己医疗经验的综合性医著。后者完成于682年，30卷，是对前者的补充，内容涉及本草和临床各科，对祖国的医学发展做出了巨大贡献。

孙思邈医术精湛，一生致力于医学临床研究，对内、外、妇、儿、五官、针灸各科都很精通。史书记载，唐高祖武德年间（618—626），他成功地治愈了上吐下泻的重症；唐太宗贞观初年（约627年），他治愈了虚痨病；贞观九年（635年），他治愈了汉王的顽固性水肿病；唐高宗永徽元年（650年），他用内服中药的方法治愈了顽症箭伤。另外，在数十年的医疗活动中，他救治了600余名麻风患者，治愈率达10%。对于1 300年前的唐代来说，这已然是一个奇迹了。有学者做过统计，孙思邈一生有24项成果开创了我国医药学史上的先河。这也可谓是孙思邈的传奇性之一。

孙思邈是我国医学史上第一个完整论述医德的人，其书以“千金”为名取自“人命至重，有贵千金，一方济之，德逾于此”，包含着孙氏对生命的重视。在他一生的医疗活动中，他不仅身体力行，以医德为重，而且特意在《千金要方》中专列《大医习业》《大医精诚》篇，再次重申医德的重要。“凡大医治病，必当安神定志，无欲无求，先发大慈恻隐之心”，每个医者都要有“誓愿普救含灵之苦”的精神，要做到“若有疾厄来求救者……不得瞻前顾后，自虑吉凶，护惜身命”“不得恃己所长，专心经略财物，但做救苦之心”。孙思邈之所以被后人称为“药王”，并被后人立庙纪念，不仅由于他医术高深，更由于他医德高尚。

除此以外，孙思邈根据《黄帝内经》的“天人相应”“恬淡虚无”“精神内守”“不妄作劳”的养生原则，继承和发展了我国传统的“治未病”的思想，结合佛道养生之说，提出“养性”之说，并结合自己的亲身体会和临床经验，使养生养性之道具体化，发展了我国传统的养生思想，对后世影响巨大。在《备急千金要方·养性序》中，他说：“夫养性者，欲所习以成性，性自成善，不习无不利也。性既自善，内外百病皆悉不生，祸乱灾害亦无由作，此养性之大经也。善养性者，则治未病之病，是其意也。”养性的内容与养生相同，也是为了延年益寿。孙思邈认为“形体有可愈之疾，天地有可消之灾”，提倡内守精神、抑情养性、常宜恬愉。同时，提出要保持健康的饮食起居，坚持调气按摩和导引，动静劳逸相结合。《千金要方》中专门涉及养生的内容就有 8 篇，《千金翼方》中还专门列有讨论老年养性和疾病防治的“养老大例”“养老食疗”“退居”等篇章。

孙思邈是古今医德、医术堪称一流的名家，尤其是他对医德的强调，为后世的习医、业医者所景仰。而他本人也成为我国医学史以德养性、以德养身、德艺双馨的代表人物之一，深受我国历朝历代人民的爱戴和尊敬。

从地中海和爱琴海地区生长起来的欧洲医学，经历了古希腊医学和古罗马医学的繁荣之后，被引入了中世纪漫长的黑暗时代，又在阿拉伯医学兴起的新浪潮中获得了重生。从黄河流域诞生的中医学，在不断吸收其他领域优秀文明成果的养分后，完成了从感性认识向理性认识的巨大飞跃，创建了独特的理论体系，并日益步入正轨，尤其是汉唐盛世的风潮涌起，给不断前行的中医学注入了新的活力。东西方医学在不同地域的土壤上，受不同民族文化的熏陶和滋养，绽放出了独具特色的医学繁花。它们的形成是人类漫长生活实践医疗经验和知识积累的结果，汇聚了数代人智慧的结晶。在各自医学理论形成体系之后，医学思想和诊疗方法，还需要接受复杂多变的临床实践的检验，才能得以不断提高和完善和成熟。

4 文艺复兴话医学

在15世纪末16世纪初，由于哥伦布发现了新大陆（1492年），达伽马发现好望角（1497年），麦哲伦环绕地球一周（1519—1522），使人们眼界开阔，地理知识增多，欧洲进入文艺复兴时期。

文艺复兴时期的欧洲经历了一次社会政治、经济和思想等领域的大变革，艺术和科学重新焕发了生机，开辟了探索文字、世界、思想和人体问题的新时代。这一时期，欧洲经历了中世纪经济社会模式的瓦解，商业、城市和贸易的繁荣及国家的现代化发展。资本主义的兴起，使意大利首先形成了资产阶级的知识分子。他们反对宗教迷信的束缚，敢于向封建教会挑战，因此时期被称为“文艺复兴”。文艺复兴也是一个对医学来说特别重要的时代。文艺复兴运动再现了古代文明，使古希腊时期以希波克拉底为代表的医学遗产在被忘却1 000多年以后又复兴。

4.1 不走寻常路的医学先驱——巴拉塞尔萨斯

几个世纪中，欧洲的思维与行动都被权威的观点支配着，在文艺复兴运动中，兴起了怀疑教条、反对权威之风，人们拒绝传统观念，推崇独立与创新精神。于是医学界发生了一场以巴拉塞尔萨斯（1493—1541，图4-1）为代表的医学革命。

巴拉塞尔萨斯出生于瑞士的爱恩西顿，他的父亲是名医生，给他取名巴拉塞尔萨斯意思是要超过罗马医学家塞尔萨斯。1502年巴拉塞尔萨斯随家人迁往维拉，这里有卡令西亚山脉，矿产丰富，化学和炼金术特别发达。因此，巴拉塞尔萨斯当医生以后所用的矿物药特别多。

巴拉塞尔萨斯个性张扬，曾当众烧毁盖仑和阿维森纳的著作，以示他与中世纪传统医学的决裂。他首先用当时通用的德文来讲演和写作，违反了当时用拉丁文讲课的习惯，以致后来被迫离职。他反对脱离实际的理论，曾经说："没有科学和经验，谁也不能做医生。"他嘲笑信奉经院哲学的医学家们"终生在炉边坐拥书城，而乘坐在一只愚蠢的船上"。他说："我的著作不像别的医生那样，抄袭希波克拉底和盖仑，我是以经验为基础，用劳动写成的。"他在教学时把学生集中在患者床边，而不是在课堂上。他利用在各地旅行的机会观察工人、农民和商人的疾病。足见他是一位名副其实的临床家。

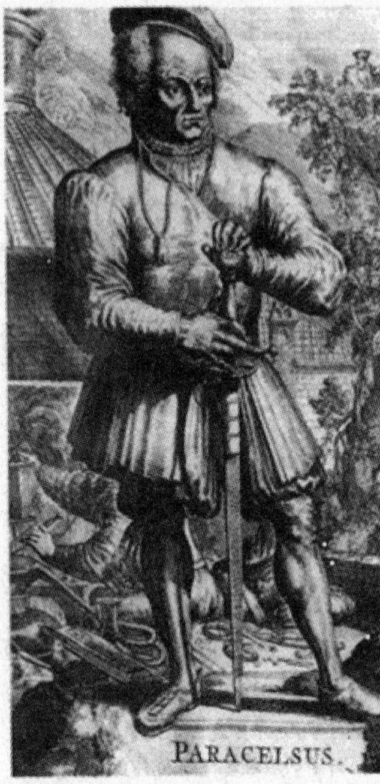

图4-1　巴拉塞尔萨斯

在临床实践中，巴拉塞尔萨斯对癫痫作了重要的观察，并认为麻痹和语言障碍与头部的伤害有关。他对矿工肺病的锐利观察可以说是对职业病的最早研究。他反对研究解剖学，认为尸体仅为无生气的外壳；特别重视化学，指出人体所完成的过程，是一种化学过程。他将许多金属制成药剂用于治疗疾病，如用汞剂治疗梅毒，并提倡矿泉浴。他还注意到伤口的消毒，他第一个指出小孩痴愚和甲状腺肿的关系。他反对中世纪以来复杂的复方，主张简化处方。

巴拉塞尔萨斯在当驻城的医生期间，负责检查药铺，监视药方的配制，制定药价及取消医生和药房间用作分配的秘密符号。他这样大胆的行动给他带来许多麻烦。他的讲演刺激了当地的庸医和统治者。巴拉塞尔萨斯的新思想并没有被当时社会所接受，终于沉没于乌烟瘴气之中。巴拉塞尔萨斯于1528年被迫离职，没有人能容纳他，漂泊以终。

虽然巴拉塞尔萨斯在医药学发展上有很大功绩，但他在理论概括上并没有战胜中世纪的神秘主义。他相信神创造世界，生命来自"活素"，物质来自3种元素，即硫黄、水银和盐。他相信占星术，认为"木星影响肝脏、火星影响胆囊、月球影响脑、太阳影响心脏、土星影响脾脏、水星影响肺脏、金星影响肾脏”。对于药物的治疗原理主张象征学说，认为各种药用植物的外形决定它的治疗作用。总之，他认为化学的和生命的法则统治着人体。所以近代医史学家苏特霍夫（1853—1938）把他看作是化学病理学家和活力论者。巴拉塞尔萨斯的思想反映了文艺复兴时期医学家们世界观的二元性和矛盾性。

4.2 人体结构秘密揭开

西方古罗马时期由于封建思想的禁锢，几乎没人愿意解剖人的尸体，加上政府也明令禁止人体解剖，所以当时的解剖学都是以动物解剖为主。医学家盖仑是当时医学界的权威，他解剖猪和猿的尸体，偶尔也找到人体的残骸向学生做骨骼示教。通过对猿等动物的解剖研究，他发现了许多解剖结构，并把它们毫不犹豫地照搬到人体上，因而错误百出。如认为肝是五叶的，实际上某些动物（如狗）的肝脏才是五叶的。虽然盖仑的解剖学是以不完善的观察和不正确的推理为基础，但它却在 1 400 多年漫长的时期内被视为千真万确的信条。

那时的解剖学教授们在讲堂上正襟危坐，手持盖仑著作，逐句宣读，仆人进行解剖，助教从旁指导。尽管规定医学院学生必须至少参加 2 次解剖，实际上人体解剖的机会非常稀少。就算解剖也是由没受过教育的助理人员用刀切开腹腔和胸腔，显示一下内部器官，草草看几眼这些乱七八糟、血肉模糊或已在腐烂的器官。如果解剖的尸体与权威的学说不同，则宁可说是尸体生长的错误。足见当时教条风气盛行。因此，在 16 世纪以前，人体解剖学一直信奉盖仑的教义而没有进步。

比利时学者安德雷亚斯 · 维萨里（1514—1564，图 4 – 2）是近代人体解剖学的创始人。维萨里生在比利时布鲁塞尔一个医生家庭里，童年时他就喜欢解剖小动物，观察其内脏，被它们的差别所吸引；18 岁时进巴黎大学学习解剖学。

然而，他以为在高等学府能够研究解剖学和解剖人体的愿望破灭了，学问高深的教授们根本就没有想过把解剖刀拿在自己手中。拿解剖刀被认为是下贱、可鄙的行为，是留给仆人们干的事情。当仆人执行这一任务时，医学院的教授视而不见地高声朗读盖仑著作的相应片断。维萨里感到很失望。

后来，他决定自己寻觅尸体进行解剖研究。他到墓地、刑场偷取尸体躲在暗室里秘密解剖，观察了大量尸体，积累了丰富的解剖学知识。23 岁时，他在意大利帕多瓦大学获博士学位并被聘为外科学和解剖学教授。

他勇敢地改革了过去解剖学教学的形式：不需要解剖助手，由他自己主刀，边讲授边解剖，还装配了一副猿的骨骼和一副人的骨骼进行比较演示。维萨里的革新精神给医学界带来了活力，引起整个欧洲的关注。各地学者慕名前往帕多瓦大学观看他的解剖教学。

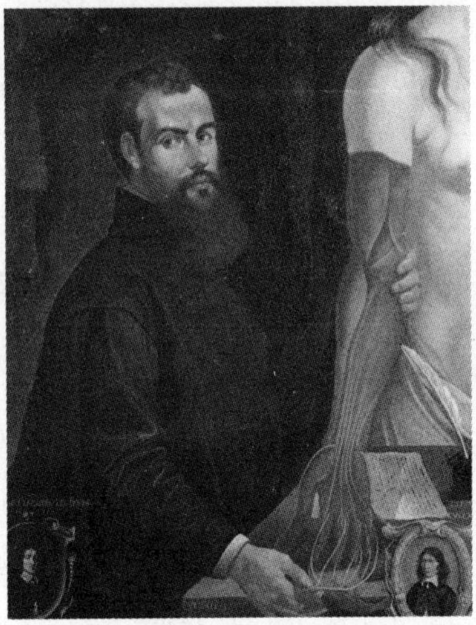

图 4－2 维萨里

1538 年，维萨里出版了《解剖记录》。1541 年，他参与翻译盖仑的著作，发现了盖仑更多的错误。1543 年，也就是哥白尼出版《天体运行论》那年，29 岁的维萨里发表了具有划时代意义的《人体的构造》。该书总结了当时解剖学的成就，以大量精确、生动的插图描绘出人体骨骼、肌肉、血管、内脏各部位的结构和分布。书中维萨里第一次与盖仑相反地描述了静脉和人类心脏的解剖，仔细描述了纵隔及系膜的解剖学结构，改正了盖仑关于肝、胆管、子宫和颌骨解剖上的错误，说明了胸骨的结构和构成骶骨的骨数，正确地描述了杓状软骨及手和膝的关节面，还描述了黄体。书的最后一章讨论活体解剖，与盖仑的说法相异，并证明将动物的喉头切开后仍可用人工呼吸维持其生命。他还提到不同种族头盖骨形状的差异，如日耳曼人的头短，弗兰德斯人的头长。总之，《人体的构造》一书指出盖仑的错误多达 200 余处，给予人们全新的人体解剖学知识。

维萨里在《人体的构造》一书的序言中提到医生必须要有解剖学的知识。同时，他反对当时由市侩药商来掌管医药，并指出医师地位低下是阻碍医学发展的原因。对于解剖学，他强调必须亲自操作，如果委之于仆人，是无法获得正确知识的。他尖锐地批评了盲目崇拜古人的风气。他说："我要以人体本身的解剖来阐明人体之构造为己任。盖仑过去进行尸体解剖，不是人的，是动物的，多半是猴子的。这不是他的过失，因为他没有机会解剖人体。但是现在有人体可供观察，却仍坚持错误的人们才是有罪的。难道为了纪念一位伟大的活动家必须表现为重复他的错误?”

《人体的构造》是近代史上第一部人体解剖学教科书，标志着实验医学的开始，是生命科学发展史上的一个里程碑。

维萨里勇于实践、寻求真理的精神使当时的解剖学家和医生们感到震惊，但也受到当时教会的无情打击和迫害。有一次，他为西班牙的一位贵族做验尸解剖，当剖开胸膛时，监视官说心脏还在跳动，便以此为借口，诬陷维萨里用活人做解剖。宗教裁判所便趁此机会提起公诉，最后判了维萨里死罪。由于国王菲力普出面干预，才免于死罪，改判往耶路撒冷朝圣了结此案。但在归航途中，航船在希腊的扎金索斯岛遇险，年仅50岁的维萨里不幸身亡。

4.3　维系人体生命的循环

人们对生命奥秘的探寻从未间断过，随着人体结构秘密的揭开，科学家们向盖仑的错误观点发起了挑战。盖仑的经典医学书上说，人身上的血是由肝脏制造的，然后流到全身，被各处吸收，不再返回。1543年，比利时的医生维萨里纠正了盖仑左右心室相通的错误说法；1553年，西班牙牙科医生塞尔维特发现了心肺循环。所有这些都向血液循环理论的提出迈进了一步。不过，真正突破旧框架，向前迈出一大步的则是威廉·哈维（1578—1657，图4-3）。

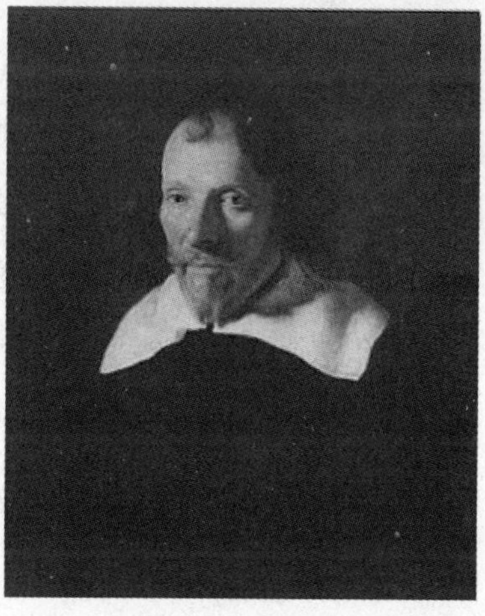

图4-3　哈维

哈维是英国当时最杰出的医生和解剖学家，他性格文静，从小就勤于思考、观察敏锐，孩提时代他就玩过动物心脏，当学生时他就注意到朋友动脉受伤时血液一股股地喷出来，与静脉血平静地流出的现象完全不同。在医疗实践和实验工作中，他敢于彻底摆脱盖仑医学体系的束缚，怀疑那些 1 000 多年来统治医学界的教条，他想知道为什么两个心室的结构相似，而功能却那么不同，一个专输送血液，一个输送生命灵气；为什么动脉样的静脉（肺动脉）只为肺提供营养，而静脉样的动脉（肺静脉）却必须为全身提供营养；动、静脉血确实有些颜色上的差异，但在其他可观察到的性质方面，哈维实在看不出二者有什么明显的不同，哈维的这些疑问在他之前也有人提出过，但哈维与他同时代及前人不同的是，他选择了实验的方法来研究，而且一开始就应用了定量的方法。

哈维在思索心脏和血管的作用时，采取了一种为探求事物的本质而从最简单的角度切入的方法，只把研究局限于血液循环的机械学部分，而对于各种敏感的灵气分布问题暂时搁置起来。哈维称是他的老师法布里修斯的静脉瓣膜的演示实验启发他从“循环”的角度来思考问题，他首先从数量入手，了解心脏每次搏动到底送出多少血液，这个问题非常简单，很容易从定量的方法解决。

哈维用多种动物进行了实验，求出了动物每次心搏喷出血液的准确数量，之后他又指出其实精确的测定并无必要，因为通常半小时内喷出的血液就肯定超过了动物体的总重量，这么多的血液要在半小时内由肝脏产生又在全身消耗肯定是不可能的，唯一的解释是：血液必须是通过全身循环运动的。哈维纠正了关于血液循环研究最基本的谬误，并由此提出了他的在当时最激进的血液循环理论：血液是在机体内不断地循环的，而不是由肝脏利用食物不断合成而后沿静脉血管流向全身而消失的。

哈维的研究着眼于“血液的数量和来源”，把机械学的模式应用于人体内进行了成功的类比正是他成功的关键，轻而易举地就改进了前人有关肺循环的研究，让人不得不叹服他实验构思的巧妙。

我们在称赞哈维实验构思的巧妙时，更钦佩他的理论思维能力。哈维时代只有手持放大镜，不能直接观察到连接动、静脉之间的毛细血管系统，他却大胆地提出了一个假说，成功地预言动、静脉之间存在着这个“血管交织网”。若干年后，列文虎克（1632—1723）和马尔比基（1628—1694）将显微镜应用于解剖学研究后，哈维的“假说”才终于得到了证实。

哈维非常谦逊。1616 年，在一次演讲中他就宣布了自己革命性的新学说，

12 年后的 1628 年，他才正式出版了结构紧凑、论证严密的专著《动物心血运动的解剖研究》，全面论述了他的血液循环新理论。毫无疑问，哈维证明了今天人们普遍了解的常识性问题：“在动物体内，血液被驱动着进行不停的循环运动，这是心脏通过血管执行的功能；而血管的搏动则是心脏运动和收缩的唯一结果。”静脉瓣膜的作用也变得一目了然，它们控制血液流动的方向，而不是简单地控制其在某一区段的容量。在成年人，全部血液必须经过肺才能从心脏的右边流到左边。

哈维还证明了心脏是肌肉质的，其主要的功能是收缩。哈维应用的证明方法至今还很有价值，充分显示出他的天才。他的这一著作标志着近代生理科学的诞生，他的工作给近代生理学提供了活体解剖实验方法，为生理学发展成为一门独立的实验科学创造了条件，是历史上第一部有明确实验证据的生理学著作。

4.4 借我一双慧眼——显微镜的发明

孙悟空炼出了一双“火眼金睛”，能看到人们看不到的东西，这只是神话。今天的显微镜，可使我们看到极小的微观世界。谁能想到这种“火眼金睛”的发明源于两个玩耍的孩子。

这是 16 世纪的事情。在荷兰的米德堡城里有一位颇有名的磨镜技师詹森。他有两个儿子，是一对淘气包。詹森怕他们打碎玻璃，严禁他俩到自己的作坊去。大人越这样，孩子越好奇，淘气包反而常常偷着到爸爸作坊里摸摸动动。

一天，詹森外出了，兄弟俩又钻到了爸爸的作坊里看新鲜玩意儿。工作台上有许多玻璃片，台子中心还放着一个铜管，这铜管是詹森用来制造镜框的。哥哥顺手拿了两个镜片放在铜管两端，对准一本书去看。

“快看呀！字母的一个小点大得像一个蝌蚪啦！”哥哥惊奇地喊了起来。弟弟马上抢过铜管，对着哥哥的眉毛看起来：啊呀，眉毛简直大得像根大钉子！

詹森回来了。淘气包们如实地把这件事报告了爸爸。他们的爸爸拿起镜片一看，是两片凸透镜。他不但没有责备孩子，反而让孩子们帮助他把凸透镜固定到铜管上。

就这样，詹森在1590年造出了第一架显微镜。显微镜由于用了两个凸透镜，它的放大率要比放大镜高得多。

詹森虽然是发明显微镜的第一人，却并没有发现显微镜的真正价值。也许正是因为这个原因，詹森的发明并没有引起世人的重视。

事隔90多年后，显微镜又被荷兰人列文虎克（图4－4）研究成功了，并且开始真正地用于科学研究试验。关于列文虎克发明显微镜的过程，也是充满偶然性的。

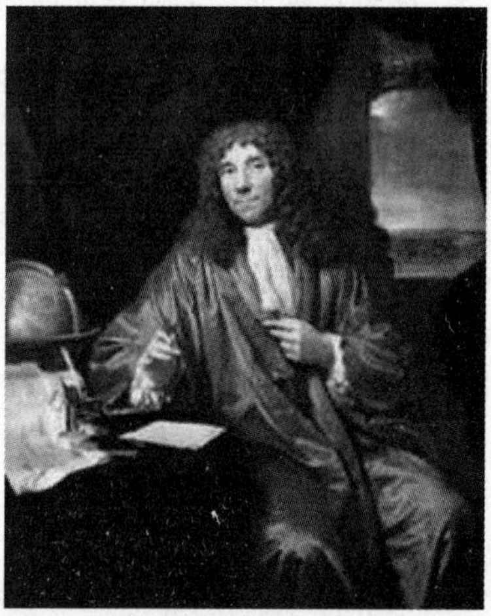

图4－4　列文虎克

列文虎克于1632年出生于荷兰的德尔夫特市，从没接受过正规的科学训练。但他是一个对新奇事物充满强烈兴趣的人。一次，他从朋友那里听说荷兰最大的城市阿姆斯特丹的眼镜店可以磨制放大镜，用放大镜可以把肉眼看不清的东西看得很清楚。他对这个神奇的放大镜充满了好奇心，但又因为价格太高而买不起。从此，他经常出入眼镜店，认真观察磨制镜片的工作，暗暗地学习着磨制镜片的技术。

功夫不负苦心人。1665年，列文虎克终于制成了一个直径只有0.3厘米的小透镜，并做了一个架，把这个小透镜镶在架上，又在透镜下边装了一块铜板，上面钻了个小孔，使光线从这里射进而反射出所观察的东西。这样，列文虎克的第一台显微镜成功了。由于他有着磨制高倍镜片的精湛技术，他制成的显微镜的放大倍数，超过了当时世界上已有的任何显微镜。

列文虎克并没有就此止步，他继续下工夫改进显微镜，进一步提高其性能，以便更好地去观察了解神秘的微观世界。为此，他辞退了工作，专心致志地研制显微镜。几年后，他终于制出了能把物体放大300倍的显微镜。

1675年的一个雨天，列文虎克从院子里舀了一杯雨水用显微镜观察。他发现水滴中有许多奇形怪状的小生物在蠕动，而且数量惊人。在一滴雨水中，这些小生物要比当时全荷兰的人数还多出许多倍。以后，列文虎克又用显微镜发现了红细胞和酵母菌。这样，他就成为世界上第一个微生物世界的发现者，被吸收为英国皇家学会的会员。

显微镜的发明和列文虎克的研究工作，为生物学的发展奠定了基础。利用显微镜发现，各种传染病都是由特定的细菌引起的。这就促进了健康检查、疫苗接种和药物研制的成功。

据说，列文虎克是一个对自己的发明守口如瓶、严守秘密的人。直到现在，显微镜学家们还弄不明白他是怎样用那种原始的工具获得那么好的效果的。

4.5 寻找病灶的莫干尼

人体结构秘密的揭开经过了漫长且困苦的发展过程，直到18世纪在解剖大量尸体的基础上，解剖学家和外科医生才有机会用肉眼观察人体正常或异常的组织。

当时有位意大利医学家乔瓦尼·巴蒂斯塔·莫干尼（1682—1771，图4-5），就做过无数尸体解剖，其中许多是病死者。莫干尼经过多年的解剖观察，发现那些生前患有咳嗽、吐痰、咯血的患者死后尸检肺脏均有变化，这些变化点就是我们今天所说的病灶，他肯定一切疾病的发生都有一定的位置，只有脏器变化才是疾病的真正原因。

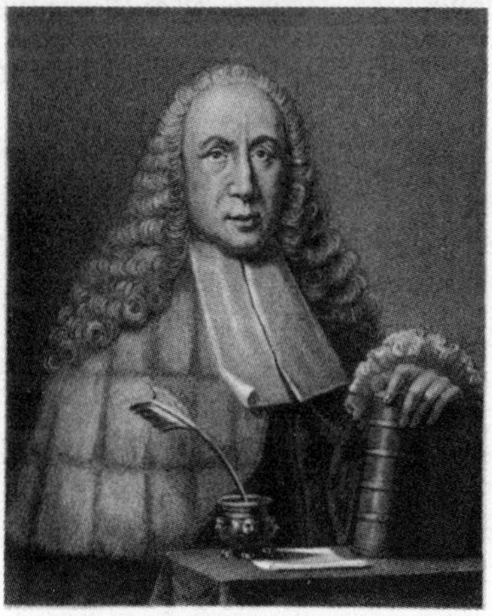

图4-5 莫干尼

莫干尼把“病灶”和临床症状联系起来，诞生了与疾病相关联的新型学科——病理解剖学。莫干尼的研究工作为病理解剖学奠定了基础，莫干尼也因此成为当之无愧的病理解剖学创始人。西医诊断学就是从莫干尼开始寻找病灶，这种理念影响至今。

莫干尼是18世纪意大利医学家，近代病理解剖学的奠基者。他生于意大利的弗利，16岁入波伦亚大学，成为瓦尔萨尔瓦（1666—1723）的得意门生和助手，1701 年毕业。早年从事解剖学工作，24 岁时出版了他第一本著作《解剖学杂记》，此书出色地描述了喉部结构，改正了之前研究的许多错误。1711 年莫干尼被聘为帕多瓦大学临床医学教授，4 年后任该校的解剖学教授。他主持解剖学教职 56 年，1771 年逝世。

莫干尼早年从事解剖研究时，在尸体上经常发现异常的病理变化，促使他想到这些解剖学上的改变必然与疾病及患者的症状有关，莫干尼企图通过尸体解剖来探求各种疾病的原因及其器官上的病理变化。经过多年的研究，直到他 79 岁高龄时，才把他的著作《论疾病的位置与病因》公之于世。此书收录了 640 具尸体的解剖报告，对于这些病例的生活史、病史、最后致死的疾病及与死亡有关的情节，都做了详细的记录，同时对于尸体解剖上器官的状况也给予翔实的描写。

莫干尼对多数病例观察的结果按照系统加以整理，说明疾病的位置是在一个或数个器官上，由于疾病的作用，在器官上就发生解剖上的变化，由于这些改变，可以判定疾病的性质和症状发生的原因。但是，莫干尼当时尚不了解器官之间的联系，他把疾病看作是局部的损害，认为每个器官都有其独立性。每种疾病均有相应的一定器官的损害。这种认识今天看来有其片面性，但在当时有他的进步意义，它促使人们摆脱了推理与臆测，从物质实体上寻找疾病的原因，把病理观建立在具体形象、真实可见的器官变化上。

此后，医生诊治患者时，开始寻求“病灶”以解释症状，临床上才逐渐应用器官分类法代替昔日的症状分类法，这种病理解剖观念，是近代诊断学的一个要素。由于他的工作，使病理解剖学进入一个新阶段，成为一门独立的学科。因此，医学史尊他为“病理学之父”。

4.6 测量皮肤的冷暖——体温计的发明

夏季酷热，冬季寒冷；火烫手，冰刺骨……这是人类对大自然不同温度的感觉。但人们对温度高低的辨别一直没有一个标准。据记载，战国时期，我国人民就知道将水存放在瓶内，通过观察水是否结冰来推测气温下降的程度；汉代初期，有了以冰测温的办法，即通过观察冰的状态，了解气温。不过，发明温度计的，还是意大利科学家伽利略（1564—1642，图 4－6）。

伽利略于 1564 年 2 月 15 日出生在意大利的比萨城。他从小就表现出强烈的求知欲望，大自然中的一草一木，天空中的星星、太阳，都能引起他极大的好奇。17 岁那年，他考上了比萨大学医学专业。伽利略在学习医学的过程中，认识到人体体温变化和病情的发展有很大的关系，也就是说，通过了解患者的体温有助于确定他们的身体状态。在当时，医生只能用手触摸患者，凭感觉来推测人体的大致温度。这种方法显然容易产生误差，于是伽利略开始构思如何制造一个可以准确显示体温的仪器。

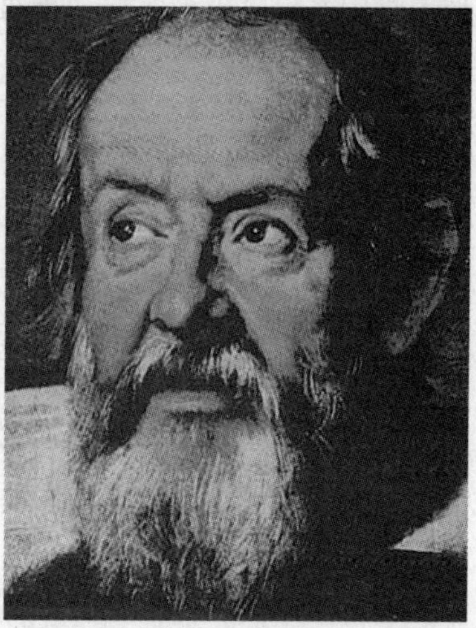

图 4－6 伽利略

一天，伽利略看到一个小孩正在玩一种玩具：在 U 形的玻璃管里装一半水，将弯管的一端用铅球密封，另一端用玻璃球密封，使管中的空气跑不出来。玩的时候，在铅球下加热，U 形管中的水就会向回退缩；移开铅球下的火源，铅球冷却，水就会升到原来的位置。于是他就设想："根据热胀冷缩的现象来制作可行吗？"热胀冷缩尽管是很简单的道理，但繁忙的伽利略完全投入研究的时间很少。他发现了摆动定律，可以使机械钟走得更准确；他在比萨斜塔上做了著名的落体试验；他还因故离开了比萨大学，被聘为帕多瓦大学的教授。直到 10 多年后的 1595 年，他才发明了第一支空气温度计。

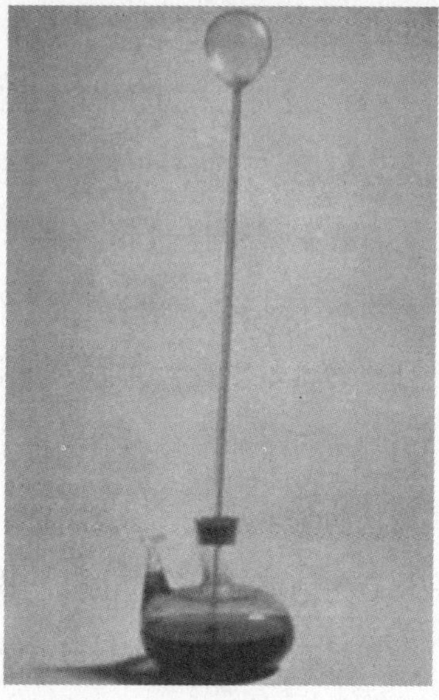

图 4－7 伽利略温度计

这种气体温度计，是用一根细长的玻璃管制成的（图 4－7）。它的一端制成空心圆球形；另一端开口，事先在管内装进一些带颜色的水，并将这一端倒插入盛有水的容器中。在玻璃管上等距离地标上刻度。这样，当外界温度升高时，玻璃球内气体膨胀，使玻璃管中水位降低；反之，温度较低时，玻璃球内气体收缩，玻璃管中的水位就会上升。

4.7 敲击酒桶的启示——叩诊法的发明

在医院，人们常常见到医生用手直接叩击患者的腹部、胸部，或者借用一只手做叩诊板，用另一只手进行敲击，并侧耳倾听声音，借此对患者的病情做出判断。这种借助于叩击发出的不同音响，帮助医生判断患者体内器官状况的检查方法，叫作叩诊法。这种简便易行的诊断方法，直到今天还在普遍使用着，并且已经成为临床医生的基本功之一。

即使在现代医学科学迅猛发展的今天，新的检查方法和手段层出不穷，令人眼花缭乱，叩诊法仍然以其简便、实用，对人体不会造成任何伤害的优势，被当今的临床医生所推崇。

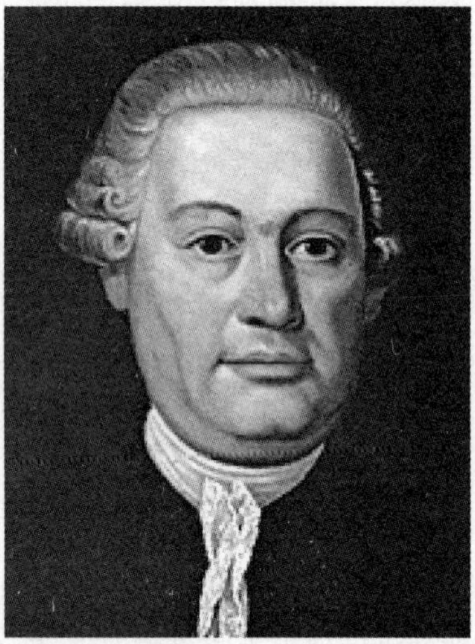

图4-8 奥恩布鲁格

叩诊法虽然简单，却具有划时代的意义，它是奥地利医学家奥恩布鲁格（1722—1809，图4-8）发明的，其发明的思路则是受到敲酒桶听音响的启发而产生的。

有着高度责任感和同情心的奥恩布鲁格，一直潜心于肺部疾病的研究。他在对死于肺结核的患者进行尸体解剖后，发现很多死者的胸腔内都有大量的积液，他设想，假若在患者生前就能够发现胸腔积液的话，完全可以从肋骨之间插进一支空针，将这些积液抽掉。但是，采用什么方法，才能够在患者生前就知道他们的胸腔内有无积液呢？

奥恩布鲁格在经过反复观察认真思考后发现，人的胸腔被肋骨和胸壁肌构成的胸廓包围着，它既不像口腔那样可以张开让人直接看到，也不像腹部那样柔软，可以通过触诊感知其内部病灶。

胸腔内部的情况既看不见，也摸不到，要发现胸部的病灶实在太难了。但是，有那么多人因为肺结核或其他胸部疾病而死去，作为医生，怎能眼睁睁地看着患者痛苦地离开人世而不能救助？总得想出个办法拯救这些人的生命。

奥恩布鲁格的父亲是奥地利的一位卖酒的商人，曾经营过一家小旅馆。奥恩布鲁格小的时候，经常到父亲的旅馆帮忙，帮助卖酒。父亲十分喜爱这个懂事的孩子，常常带着他到酒窖去巡视。

那时候，装酒的大木桶都放在地窖里，每天卖给顾客的酒，都要从大酒桶中汲取。大酒桶是不能随便打开的，那么，怎样才能判断出大酒桶里还有多少酒呢？聪明的酒商发现，用手指敲击大木桶，如果发出清脆的声音，说明桶里的酒已经不多了；如果敲击的声音听上去闷声闷气，则表明酒桶里的酒是满的。童年的经历，给了奥恩布鲁格极大的启发。

一天，奥恩布鲁格接诊了一位患者，患者自诉胸口不舒服，喘气费力。在没有听诊器，更没有 X 射线透视技术的时代，根本无法判断患者到底得的是什么病。苦思冥想之中，奥恩布鲁格突然想起了父亲每次取酒时手敲木桶的情景，一个奇妙的想法突现脑海：人的胸腔不是与酒桶很相像吗？如果患者的胸腔里有积液，敲击时所发出来的声音与正常情况一定是不一样的。受到器官分类和找病灶思想的影响，奥恩布鲁格对于用叩击的方法发现病理变化，产生了浓厚的兴趣，他开始潜心研究叩击胸部所发出的不同声音。

他发现，叩击人的胸部，会听到不同的声音，仔细比较这些声音的变化，可以说明胸部存在不同的病灶。经过多年的努力，奥恩布鲁格终于在 1761 年出版了专著《用叩诊发现人体胸腔内部疾病的新方法》。

叩诊法的发明，突破了古代的“四体液学说”，开始从人体器官上寻找疾病的根源，这是西方医学发展史上很重要的一个转变。由于发明了叩诊，使物理诊断学增添了一种新的诊断方法，奥恩布鲁格因此成为世界医学史上一位不朽的人物！

如今，以叩诊法为代表的物理诊断方法，已经成为每个临床医生必须掌握的基本技能。在经验医学的时代，医生针对患者躯体的实时接触性诊察，几乎是唯一的探查方法。其实，在医生用自己的手直接接触患者身体的同时，也将他们对于患者的关爱和理解融入治疗中。诊疗过程不应该仅仅是单纯的技术处置过程，更应是医患之间相互认识、相互理解和相互交流的过程。医生对于患者的触摸、抚慰，也是在倾听患者躯体的“倾诉”。

我们真诚地希望在现代医学诊疗技术高度发达的今天，医生与患者之间能够保留一个“直接沟通”的渠道。医生通过自己温暖的双手向患者表达他们的关爱，让患者紧张的、不安的心情得以放松。假如仅仅把冷冰冰的探头连接到患者的身上，那么，医学的整个诊疗过程就将失去“温暖”的人文气息。

4.8 耳朵的延伸——听诊器的应用

现在医院所应用的大型、复杂的仪器设备，都是从小型、简单的发展而来。作为一个特别简单、实用的医疗器械，听诊器的作用不可忽视。但是听诊器是如何产生的，恐怕了解的人并不多。世界上第一个听诊器的发明，距今已有 100 多年的历史，它的发明，说来还有一段有趣的故事。

说到听诊器的发明，不能不提法国医生雷奈克（1781—1826，图 4－9）。雷奈克出生于 1781 年 2 月 17 日，当时正是法国医学发展的黄金时代。雷奈克 6 岁那年，他的母亲便因肺结核而死去，他父亲是个小公务员，由于不堪生活的重负，就把小雷奈克送到当医生的叔叔那里寄养。

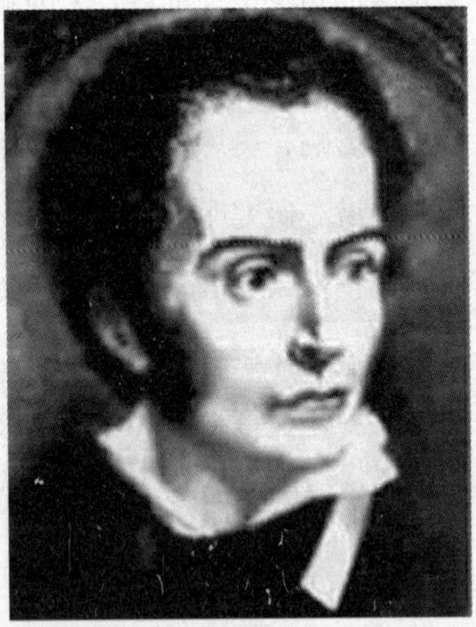

图 4－9 雷奈克

雷奈克的叔叔一心想让自己的侄子有所作为，能够青出于蓝而胜于蓝，便和他的父亲达成协议，共同出资送雷奈克到巴黎的医学殿堂深造。叔叔在送雷奈克远行时，这样对他说：“孩子，医师这个职业就像锁链一样，只要搭在我们身上，我们日夜都不能把它卸下来。”

肩负着父亲和叔叔的嘱托与希望，1801 年，雷奈克来到巴黎。他选择了巴黎最有名的、创建于1607年的慈善医院就读，因为这里拥有法国名医科尔维沙（1755－1821）。科尔维沙曾经担任过拿破仑的私人医生，是他将奥恩布鲁格的叩诊法传播开来，在法国医学史上，许多名医大家都出自科尔维沙的门下。

一天，雷奈克坐着马车在法国巴黎的一所豪华府第门前停下，他被邀请给住在这里的一位贵族小姐诊病。面容憔悴的小姐，坐在长靠椅上，紧皱着双眉，手捂胸口，看起来病得不轻。等小姐捂着胸口诉说病情后，雷奈克医生怀疑她患上了心脏病。

若要使诊断正确，最好是听听心音，早在《希波克拉底文集》中，就已记载了医生用耳贴近患者胸廓诊察心肺声音的诊断方法。雷奈克也从中获知这一听诊方法，平时常常用来诊察患者。但是，当时的医生都是隔着一条毛巾用耳朵直接贴在患者身体的适当部位来诊断疾病，而这位患者是年轻的贵族小姐，这种方法明显不合适。雷奈克医生在客厅一边踱步，一边想着能不能用新的方法。看到医生冥思苦想的样子，屋内的人也不敢随便走动和说话。

雷奈克医生走着，走着，脑海里突然浮现出前几天他见到的一件事情。那是在巴黎的一条街道旁边，堆放着一堆修理房子用的木材。几个孩子在木料堆上玩儿，其中有个孩子用一颗大钉敲击一根木料的一端，叫其他的孩子用耳朵贴在木料的另一端来听声音。“听到什么声音了？”“听到了有趣的声音！”

正当孩子们玩得兴高采烈的时候，雷奈克医生路过这里，他被孩子们的玩耍吸引住了，就停下脚步，他仔细地看着孩子们玩耍。他站在那里看了很久，忽然兴致勃勃地走过去问：“孩子们，让我也来听听这声音行吗？”孩子们愉快地答应了。他把耳朵贴着木料的一端，认真地听孩子们用铁钉敲击木料的声音。“听到了吗，先生？”“听到了，听到了！”

想到这儿，雷奈克医生灵机一动，马上叫人找来一张厚纸，将纸紧紧地卷成一个圆筒，一头按在小姐心脏的部位，另一头贴在自己的耳朵上。果然，他听到了小姐心脏跳动的声音，就连其中轻微的杂音都听得一清二楚。他高兴极了，告诉小姐的病情已经确诊，一会儿就能开好药方。

雷奈克医生回家后，马上找人专门制作一根空心木管，长30厘米，口径0.5厘米，为了便于携带，从中剖分为两段，有螺纹可以旋转连接，这就是第一个听诊器，它与现在产科用来听胎儿心音的单耳式木制听诊器很相似。因为这种听诊器样子像笛子，所以被称为“医生的笛子”。后来，雷奈克医生又做了许多试验，最后确定用喇叭形的象牙管接上橡皮管做成单管听诊器，效果更好。单管听诊器诞生于1814年。有了听诊器，雷奈克诊断出了许多不同的胸腔疾病，他也被后人尊为“胸腔医学之父”。

听诊器的发明，使整个医学向前迈进了一大步。在相当长的一段时间里，临床医生用听诊器倾听患者的心肺活动，成为临床物理诊断的常规。

雷奈克之后，有人对听诊器进行改良，增加了第二个可与身体接触的听筒，这样能产生立体音响的效果，这种听诊器被称为“复式听诊器”，利用它能更准确地找出患者的病灶之所在。

以后人们又发明了电子听诊器，它能够将声音放大，能使一组医师同时听到被诊断者体内的声音，并且还能记录下心脏杂音，以便与正常的心音做比较。

近200年来，就是这么一件由了根乳胶管连接起两端听筒的简单器械，不仅帮助医生诊断心肺及内脏的疾病，也将医生与患者的关系拉得更近。

现在，更先进的听诊器是通过模仿人耳膜的震动来传递患者躯体局部的声音，以分辨其病理变化，这种听诊器，已经在临床上广泛应用。

4.9 出口转内销——从“人痘”到“牛痘”

在世界疾病史上，天花是波及面极广、危害严重、流行史甚长的烈性传染病。得病者死亡率非常高。严重损坏人容貌的麻子，就是感染天花后留下的点点瘢痕。我国本来没有天花，大约在汉代，天花由战争的俘虏传入我国，故当时称“虏疮”。

自天花在我国流行之后，我国古代医家创造了一些治疗方法，在预防天花方面也做了一些探索。我国发明的人痘接种法，归纳起来分为以下四种。

（1）痘衣法

取天花患儿贴身内衣，给健康未出痘的小儿穿两三天，以达种痘之目的（图4-10）。一般在着衣9~11天时始发热，为种痘已成。此法成功率低。若成功者，发热、出痘症较缓，不致发生危险。

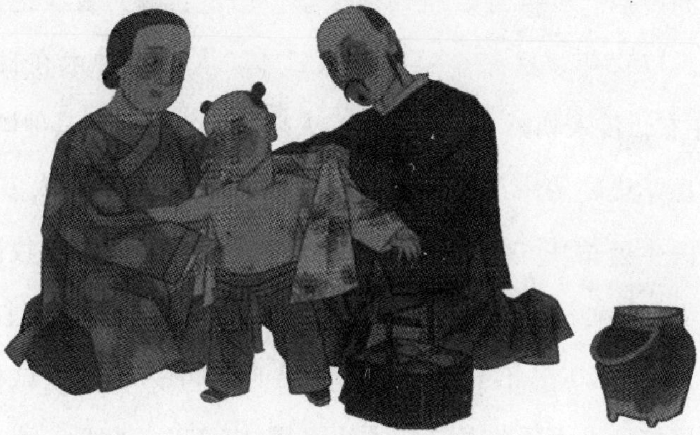

图 4－10 我国民间种痘术

（2）痘浆法

即天花患儿的新鲜痘浆，以棉花蘸取，塞入被接种对象的鼻孔，以此引起发痘，达到预防接种的目的。因本法需直接刺破患儿的痘，病家多不愿接受，故在古代亦较少用。

（3）旱苗法

取天花痘痂研极细末，置曲颈根管之一端，对准鼻孔吹入，以达种痘预防天花的目的。一般至 7 日而发热，为种痘已成。此法以其简便而多用，但因刺激鼻黏膜，鼻涕增多，往往冲去痘苗而无效，后多不用。

（4）水苗法

取痘痂 20～30 粒，研为细末，和净水或人乳三五滴，调匀，用新棉摊薄片，裹所调痘苗在内，捏成枣核样，以线拴之，塞入鼻孔内，12 小时后取出。通常至 7 日发热见痘，为种痘成功。此法为我国古代人痘接种法中效果最好的，可达到预防天花的目的，即便发病，亦可减轻病情，避免加重。

正由于人痘接种术的普及应用，天花在中国并没有造成像欧洲那样“半数以上人的脸上布满痘疮”和“墓园中挤满死尸”的惨状。人痘接种术的发明并成功地应用，很快受到国外人士的重视，并以各种途径在世界上广泛传播。

1688 年，俄国就派人到中国学痘医；后来经过土俄战争和丝绸之路，中国的人痘接种术传到土耳其；英国驻土耳其公使夫人蒙塔古在土耳其学会人痘术，于1718年带回英国并加以传播，而在欧洲盛行。大约18世纪20年代，人痘接种术开始在美洲传播。1744年，杭州痘医李仁山抵长崎，首次把人痘接种术传授给日本医生。1752年《医宗金鉴》传入日本，人痘接种术在日本流传更广。又于1763年左右，传入朝鲜。这一时期，人痘术还传至亚洲其他国家和地区。

据《西洋医学史》等书记载，在牛痘法未发明以前，欧洲人多采用人痘接种法，英国乡村医生爱德华·琴纳（1749—1823）年轻时也常给牧区居民接种人痘，他吸取了人痘接种法的免疫学思想，经过长期观察，发现患过牛痘的挤奶女工不再得天花，经过20多年的精心研究，于1796年为一儿童试种牛痘获得成功，终于发明了接种牛痘预防天花的方法（图4－11）。此后，人痘法逐渐被牛痘法所取代，但是，我国的人痘接种法对琴纳发明牛痘的影响却是难以估量的。

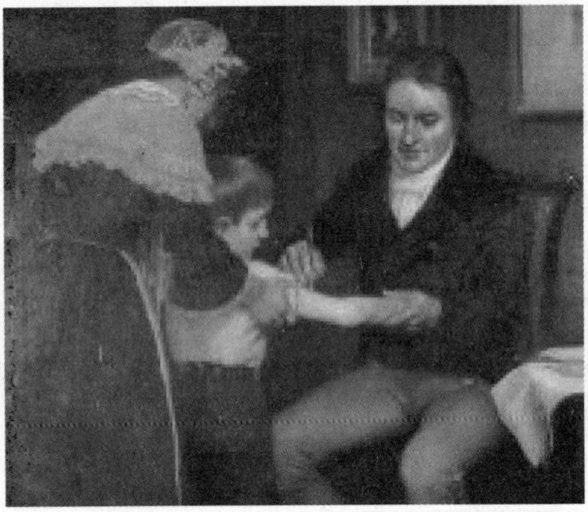

图4－11　琴纳接种牛痘

很显然，牛痘接种术是受人痘接种术的启发而发明的。1805年，琴纳的牛痘接种法传入我国，才逐渐代替了有数百年历史的人痘接种传统。

1805年，英国东印度公司外科医生皮尔逊到澳门、广州开展牛痘接种，并编印介绍牛痘接种术的书《英吉利国新出种痘奇书》。在澳门医生的协同下，皮尔逊依法为中国儿童接种，有关种痘的费用也由他自己负担，受到当地老百姓的欢迎。1806年，广东地区暴发天花病，很多人因为接种了牛痘而避免了天花的传染。皮尔逊一生和他的助手为100多万中国人进行了牛痘接种，为天花病的预防和控制做出了贡献。

人痘接种术是我国的伟大创造，有着重要历史意义，不仅是牛痘接种法发明前预防天花的有效方法，更重要的是它成为人工免疫法的先驱。

文艺复兴时期西方医学在人体解剖学方面建立了基础，这是一个划时代的突破。纵观17世纪的医学，由于实验观察与数量分析方法的引入，促进了基础医学的发展。人们开始运用当时的科学手段研究医学问题。英国生理学家哈维成为这一时期的代表人物，他发现的血液循环说是17世纪生命科学最突出的成就。显微镜的发明和应用、医学理论上三个学派的争鸣，以及其他方面的进步，都为近代医学发展奠定了重要基础。18世纪莫干尼把对疾病的认识由症状推进到了器官，建立了病理解剖学，为研究疾病的生物学原因开辟了道路。19世纪诊断学有了很大的进步，叩诊法在临床上推广应用，雷奈克发明听诊器。此外，牛痘接种术是医学史上的一件大事。1980年世界卫生组织宣布：天花在全世界范围内消灭了。这是人类依靠自己的力量在全球范围内消灭的第一种传染病。

5 现代医学的创立

文艺复兴给了医学两个最为不朽的影响：人文主义和解剖学。前者使医生改进疗法，创新了医疗器械，体察患者在治疗时承受的痛苦并努力减轻乃至消除这种痛苦。后者将解剖学从外科学中分离出来，使得医学实践重新为人们重视，而不再纠缠于琐碎哲学的逻辑推演中。此后，医生们开始为医学，为健康，也为科学及文化问题赋予新的意义，激发了理念，观察能力也为之一新。17—18 世纪是理性张扬的时代，医学获得了长足的发展：血液循环理论的构建、现代物理学与化学的发展、显微镜的发明、病理解剖学的建立、牛痘接种法的发明……正是在这个基础上，医学开始焕然一新，越来越具有了后来人们所熟悉的医学面貌。19 世纪是医学的黄金时代，西方医学经历了从医院医学到实验室医学的历程；预防医学的出现与发展使当时的人们掌握了对抗大规模流行病的法宝；西方医学自 16 世纪初传入中国，19 世纪后大规模地输入中国，在很短的时间内就确立了巩固地位，并对中国的传统医学产生了巨大的冲击和影响，一些有识之士开始客观地看待中国传统医学与西方医学，结合二者之长，走上了中西医汇通之路，这些标志着现代医学在东西方正式地确立起来。

5.1 从经验到科学实验的历程——医院医学与实验医学

西方医学在 19 世纪上半期进入了以医院为中心、以病理解剖为基础、以物理诊断为特征的医院医学。随着对科学实验的重视，在 19 世纪下半期实验室逐渐确立了其在医学领域的中心地位，医学的实验研究与临床研究成为两个既有联系又相互独立的领域。

5.1.1 医院医学

世界上最早设置的医院在中国。远在西汉武帝年间，黄河一带瘟疫流行，政府就在各地设置医治场所，配备医生、药物，免费给百姓治病。欧洲最早的医院组织是4世纪左右基督教妇人建于罗马的医疗所。中世纪后，欧洲分布着大量的医院。

在18世纪早期的启蒙运动时期，医院作为一种慈善机构得到了迅速的发展。在法国和意大利，医院既照料患者，同时也收容乞丐、孤儿、老弱者、妓女、失业者、疯子等五花八门的社会不幸者。当时欧洲的医院卫生条件差、拥挤不堪、设备匮乏、死亡率高。如当时巴黎最著名的主宫医院一张病床竟安置3位患者，对传染病患者也没有隔离，外科手术也在病房进行。

法国大革命以后，医院逐渐成为医学教育和研究的中心及医学权威的象征，因此，19世纪早期的欧洲医学又被称为“医院医学”。在当时以医院为核心的新的医学教育体系中，外科与内科获得了同等重要的地位，尸体解剖得到法律的允许，从而逐步形成了以病理解剖为基础、以物理诊断为特征的医院医学。

在诊断方法方面，医院医学摆脱了单凭经验诊治患者的束缚，以更加客观的物理诊断为工具，采用数学分析的方法，极大地促进了临床医学的发展。视诊、触诊、叩诊和听诊是西医的四种基本物理诊断方法。在19世纪之前，医生也运用五官来进行诊断，如倾听患者诉说病症、观察舌头和尿样等，但很少直接进行躯体检查。奥恩布鲁格发明的叩诊法在很长一段时间也并没有引起人们的重视。

19世纪初，法国巴黎慈善医院医生、医学院临床医学教授科尔维沙认识到叩诊法的诊断价值，于1808年将奥恩布鲁格方法译成法文，并附以长于原文4倍的详细评析。此外，他还设计制造了叩诊板与叩诊锤，发明了间接叩诊法。科尔维沙曾是拿破仑的私人医生，在法国医学界享有很高的声誉，在他的推动下，叩诊法开始得到医学界的广泛重视和应用。1838年以后，叩诊的声学原理得到了合理的解释，叩诊的方法也得到进一步的改进，即医生用左手指背做叩板，用右手中指叩击左手背进行叩诊，此法一直沿用到今天。

医院医学临床学派的另一重要贡献就是听诊器的发明。法国巴黎医学院医生雷奈克发明的纸筒听诊器为现代听诊法奠定了基础。

19 世纪，诊断学上还有一项重要贡献就是 X 射线的发现。德国物理学家伦琴（1845—1923）1895 年在研究真空放电时发现 X 射线，揭开了现代物理学革命的序幕，使医学发生了革命的变革。

此外，随着有机化学和分析化学的发展，临床医生开始利用化学分析的检验方法来协助临床诊断，如建立了血、尿、粪三大常规检验方法等。不久，实验室检查成为医院诊断疾病的常规，各种检查陆续引入临床，如尿的胆色素试验（1827 年）、血气定量分析（1837 年）、尿糖检查（1841 年）、尿蛋白定量（1874 年）、血小板计数（1878 年）等。这些方法的引入，使得疾病诊断更加客观、准确。

5. 1. 2　实验室医学

19 世纪后半期，实验室研究开始成为医学知识的新的增长点。其实，实验室研究并不是 19 世纪的创新。早在 17 世纪初，英语中就有了“laboratory”（实验室）一词，指人们工作的地方。启蒙运动时期，“laboratory”已成为专指研究化学和其他自然科学场所的词汇。

实验室在医学领域的中心地位于 19 世纪逐渐形成，当时出现了一批专门“搞”科学的人：他们从事实验研究，参加专业学会，在专业杂志上发表论文，并用部分时间将自己和同行的科学发现传授给学生，这些人被称为“科学家”，在医学领域里分化出了“生理学家”“病理学家”“细菌学家”等。医学的实验研究与临床研究成为两个既有联系又相互独立的领域。

最先分化出来的是“生理学家”。19 世纪中叶以后，德国的大学教育和科学研究发展迅速，许多大学相继建立了各类专科研究所，有力地推动了科学研究的深入，德国跃升为欧洲科学的中心。在医学领域，首先是生物化学从生理学中分化出来，1824 年，德国化学家李比希（1803—1873）在吉森大学建立化学研究所，倡导以定量分析的方法研究生命体的化学组成。他通过检测摄入的食物、水、氧气与排出的尿素、水、二氧化碳等物质，推测出动物（或人）体内化学过程的大致情况。在他的鼓励下，研究人员对肌肉、肝脏等器官组织和血液、汗、尿液及胆汁等体液进行了化学分析，测量有机体内食物、氧气消耗与能量产生之间的关系。此后，科学家们对蛋白质的组成进行了一系列的研究，到19世纪末，组成蛋白质的20种氨基酸就发现了13种。李比希的工作奠定了生物化学的基础。

此外，当时的医学家们还对神经、呼吸、消化、内分泌等系统的生理学和生物化学进行了深入研究，特别是在神经和消化方面的成果令人瞩目。德国学者穆勒（1801—1858）对人和动物的感觉器官的功能与结构进行了深入研究，证明了性质不同的刺激作用于同一器官，可以产生同样的感觉，而同一种刺激作用于不同的感官，则可引起不同的感觉。例如，光刺激眼引起光觉，机械压迫或电刺激眼也引起光觉；而电刺激视、听、嗅等感觉器官时，则分别引起光、声、气味等不同的感觉。由此，他认识到每一个感官都有其特殊的感觉，而不同的感觉决定了不同感官的特有结构和功能，从而为感觉生理学研究奠定了基础。

英国人柏尔（1744—1842）提出了脊髓神经根法则，即脊髓前根是运动神经纤维，后根是感觉神经纤维，这两种纤维可以混合在一根神经内，它们只在和脊髓连接时才互相分离。柏尔还发现第Ⅴ对脑神经（三叉神经）具有运动与感觉两种功能。面神经是运动性的，当面神经受损伤时，可导致颜面瘫痪。因柏尔首先发现这一现象，所以又称之为柏尔瘫痪。由于柏尔提出了许多神经生理学的基本概念，人们尊他为近代神经生理学的先驱。

法国生理学家伯尔纳（1813—1878）提出了“内环境”及“内环境恒定”等对现代生理学的发展具有重要意义的概念。他通过实验阐明了唾液、胃液、肠液、胰液等一系列消化液在食物消化过程中的作用。他研究了糖原生成、输送、储存及代谢的全过程，进行了著名的“伯尔纳糖刺试验”，证明了延髓存在血糖调节中枢。伯尔纳对糖原的一系列研究开辟了消化生理学的新纪元，因为阐明新陈代谢中各个复杂的途径以及调节它们的酶、激素和神经因素等，至今仍然是生理学一项庞大的未竟任务。伯尔纳《实验医学研究导论》是生理学史上里程碑式的著作。

细胞学说提出后，医学家也尝试用细胞理论解释病理现象，标志性成果是细胞病理学的建立。1858年，德国病理学家魏尔啸（1821—1902，图5－1）出版了《细胞病理学》，提出了细胞病理学的基本观点，即所有的细胞均来自细胞；所有的疾病是由生命细胞发生自动或被动的紊乱引起的；细胞之所以能发挥其功能，是因为其内部发生的物理和化学过程，显微镜能展现其中的某些变化；细胞结构的反常情况包括正常结构的退化、转化和重复。

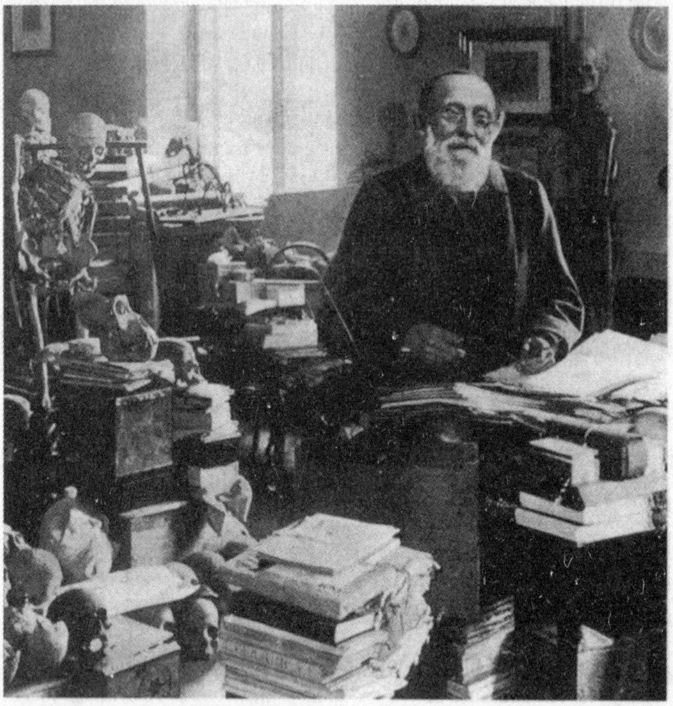

图 5－1　魏尔啸

魏尔啸认为所有的病变都在细胞，但奥地利医生罗杰坦斯基（1804—1878）提出有时细胞还没有病变，人也会生病。罗杰坦斯基认为是体液的影响，人体内除了细胞外，还有很多其他的成分，大分子、无机盐等，它们的变化也能引起疾病，而细胞病变可能是这些体液变化的结果。罗杰坦斯基与魏尔啸开始论战。当时由于分子生物学还没有建立起来，罗杰坦斯基的观点一时还得不到实验的证明，而魏尔啸可以用显微镜观察组织切片提供强有力的证据，罗杰坦斯基最后向魏尔啸认输，承认自己还缺乏有力的证据。直到 20 世纪，血液的化学成分明晰，分子生物学、内分泌学建立以后，罗杰坦斯基的这个问题才解决。

此外，药物学研究也突飞猛进。我们现在所谓的西药是在 19 世纪才同传统药物区分开的，其核心是利用化学方法提取出传统药物中（主要是从植物中）的有效成分。在此之前，西方的用药和中药是差不多的。虽然没有君臣佐使、配伍、阴阳五行这些说法，但他们有自己的体系，配方也很复杂，有的大方子也是100 多种药混合在一起。后来的经验发现，这样用药效果可能不一定好。随着化学的进步，将有效成分提取出来可能更能解决问题。

1806 年，从鸦片中提出了吗啡；1817 年，从吐根中提出了依米丁；1818 年，从马钱子中提取出士的宁；1819 年，从金鸡纳树皮中提取出奎宁；1821 年，从咖啡中提取出咖啡因；1828 年，人工合成了尿素；1831 年，人工合成了氯仿。

19 世纪，实验仪器和实验方法随着实验室医学的发展，也出现了众多发明和改进，而实验仪器的发明和实验方法的改进又可促进新的医学发现，这是一个相互促进的过程。

1791 年，意大利解剖学和医学家伽伐尼（1737—1798）设计了青蛙的神经肌肉装置，将神经和肌肉用两种不同的金属连接起来，当这两种金属互相接触时，均可引起肌肉收缩。他认为蛙腿的收缩是由于神经肌肉组织呈现瞬时电流的缘故。当时人们认为这是一种“动物电”，称之为“流电”。但意大利物理学家伏打（1745—1827）则认为“流电”与动物没有任何关系，肌肉的收缩乃电流刺激的结果。直到 1845 年，柏林大学的雷蒙（1818—1896）设计了一种灵敏的电流计，证明神经在受刺激时，沿着神经冲动的方向确实发生了电位变化。雷蒙发明的感应电刺激器，在生理学教学实验中得到广泛的应用。1879 年，希司（1863—1934）第一次记录到心脏电脉冲，证明心脏是人体内最强的发电机，伽伐尼的学说才得到令人信服的证实。

德国的韦伯兄弟，E. 韦伯（1795—1878）、W. 韦伯（1804—1891）和 F. 韦伯（1806—1871），将物理学方法引进生理学研究，描述了对脉搏波的速率测量，解释了脉搏波的形成及其传导。韦伯兄弟还首次应用电磁装置刺激迷走神经，使心跳变缓以至停止，刺激交感神经时则可促进心脏搏动加速，这个实验对研究血液循环有重要意义。

在研究方法上，生理学研究也从实验动物器官的离体研究，发展到保持实验对象的机体完整性，在与外界环境统一的条件下研究其生理功能。在这方面做出杰出贡献的是俄国生理学家巴甫洛夫（1849—1936），他在消化生理和高级神经活动的研究中采用这种综合性的研究手段，他的成功对后来生理学的发展产生很大影响。

西方医学在 19 世纪经历了从重视病理解剖、物理诊断的“医院医学”向重视实验研究的“实验室医学”的发展过程。这个过程使得医学的实验研究与临床研究成为两个既有联系又相互独立的领域。医学实验发现的新知识很快就可以在临床上得到应用；而临床中发现的问题也可以在医学实验中得到解决，二者的相互结合，为后来医学领域的飞速发展奠定了坚实的基础。

5.2 流行病克星的出现——预防医学的发展

从 18 世纪开始，人们开始关注大规模传染病的预防问题，预防医学从军队内部发端逐渐扩展到公共卫生领域，最终从医学中独立出来，成为一门新兴的学科。

5.2.1 预防医学的起源

到了 18 世纪，随着资本主义兴起和思想上的变革，人们开始关注预防医学及其社会性。其实，关于预防疾病的重要性，中外医学史上早有论述。公元前 8—前 7 世纪，我国《易经》中就提出“君子以思患而豫（同‘预’）防之”，这是“预防”两字在古代最先应用的例子。《淮南子》上写道：“良医者，常治无病之病，故无病。”后来《黄帝内经》提出“圣人不治已病治未病”的预防思想，分析发病的内外因素，阐述“祛病延年”的养生方法。在国外，希腊“医圣”希波克拉底写了《空气、水和居地》一文，说明环境和疾病的关系。唯物主义哲学家德谟克里特（约前 460—约前 370）很注意医学，主张调动机体本身的抵抗力以防病。他写信给希波克拉底说：“人们用祷告向神乞求健康，而不知道他们自己握有保持健康的方法。”他充实了预防思想的内容。

但是这些思想仅仅是直观的和零散的，没有形成完整的理论。欧洲 18 世纪对预防医学的重视，首先是在军队内部形成的，因为当时只有在军队范围内，才有可能对受伤和生病的士兵进行监督、观察和疾病的统计。

为预防医学做出突出贡献的要数英国的学者林德（1716—1794）。他对坏血病进行了比较深入的研究。他那个时代，在海上长期生活的人，大多患有坏血病，常常不治而死。根据他的研究，常吃蔬菜和柠檬就可预防坏血病。另外，海上生活淡水是一大必需品，林德想出一种蒸馏海水的方法。为了预防海上传染病，他提出一些预防规则。他还发表过欧洲人在热带地方积累的关于疾病的知识，可以说这是研究热带病的开始。

18 世纪英国著名的探险家詹姆斯·库克（1728—1779），曾按照林德提出的方法而完成了他自己伟大的探险事业。他在 1768—1771 年历经 3 年半的时间到南太平洋探险，途中经历了无数的艰难险阻，在 110 名海员中，只有 1 人没能顺利返航。这个成绩在远洋航海史上是非常惊人的，其中林德提出的海上预防疾病方法功不可没。

从 18 世纪后期开始，欧洲公共卫生设施开始逐步建立和完善，人们的生活质量也得到逐步提高。其中表现最突出的就是海港检疫。海港检疫对防止传染病的流行起到一定作用，特别是有效地控制了鼠疫的发生。18 世纪末到 19 世纪初，在东欧和西亚地区，仍有鼠疫发生，而且常常蔓延到欧洲各地，据记载，1709 年俄国因鼠疫而死亡达 15 万人，1719 年鼠疫泛滥到欧洲，1720 年法国的地中海港口马赛暴发的大规模鼠疫就是因为没有实行检疫造成了大量人口死亡。当时商船大圣安图望号经过正在暴发瘟疫的塞浦路斯后开往马赛。途中一名土耳其乘客死后数名船员也相继死去，包括船上的医生。到达马赛后港口机关立刻下令隔绝。马赛当时拥有与累范特的贸易垄断，港口从中东和当时正在出现的新世界进口大量货物。市内有权势的商人急需船上的丝绸和棉花，因为他们想把这些货物及时运到一个博览会去销售。因此他们强迫港口机关取消隔绝措施。数天后市内就暴发了瘟疫。

为了阻止瘟疫蔓延，法国下令隔绝马赛和普罗旺斯的其他地区，违反这个命令的人处死。为了保证这个隔绝，在市郊建造了一堵鼠疫墙，这堵墙是用石头造的，高 2 米，厚 70 厘米，墙后有守卫。今天在法国南部一些地方依然可以看到这堵墙。在 1 年的时间里，马赛 9 万居民中有 5 万丧生，瘟疫向北蔓延到普罗旺斯地区艾克斯、阿尔勒和土伦，又造成5万人病逝。估计总的死亡率为25%～50%，在马赛达到了40%，在土伦超过50%。

马赛大鼠疫的惨痛教训促使欧洲各海港城市成立了更多的检疫所，实行更加严格的海港检疫，这些措施有效地限制了鼠疫流行。

5.2.2 预防医学的确立

19世纪，卫生学、流行病和传染病学及社会医学的兴起使预防医学获得了巨大的发展。

19世纪，卫生学是预防医学体系中一门最重要的学科。1856年在英国大学第一次开设了公共卫生课程，使预防医学从医学中独立出来，建立起一套比较完整的理论和方法，标志着公共卫生预防医学正式成为一门新兴的学科。

实验卫生学的奠基人是德国皮腾科费尔（1818—1901）。他将物理和化学方法应用到卫生学方面。他用实验方法研究卫生学，研究空气、水、土壤对人体的影响；测定了大气中二氧化碳对呼吸的意义，并发明了测定空气中二氧化碳含量的方法。

皮腾科费尔认为卫生非常重要，他不同意德国细菌学家罗伯特·科赫（1843—1910）的“只要感染霍乱弧菌就会得霍乱”的观点。他仍坚持瘴毒、工作条件、气候改变这些条件的失调和紊乱会造成疾病的产生和蔓延。他提出了“地下水学说”，指出水中含有霍乱产生的瘴毒。他提出改善城市的污水管理系统能够成功地控制霍乱。

由于皮腾科费尔对微生物引起霍乱的观点不感兴趣，1892年，他不顾74岁高龄，做出了一个骇人听闻的举动——把科赫给他的一管霍乱弧菌一口气喝了下去，结果出人意料，他并没有感染霍乱，只是稍有稀便。这是医学史上有名的人身实验。其实他的实验并没有完全驳倒科赫的观点，只是对科赫看法的补充，即传染性疾病的发生除了要有传染源以外，还要看人体自身的抵抗力，也就说疾病的发生与内因和外因都有关。

在劳动卫生学方面，许多卫生专家对不同职业与疾病的关系进行了多方面的研究，如开展了对缝纫、烟草、火柴、炼铅等行业工人的职业病研究，对职业中毒和粉尘的研究，对肺结核对不同职业人群影响的研究等。并且根据这些研究提出了减少危险工作日、改进工作环境的卫生设备、采用无毒材料预防工业中毒等建议。劳动卫生学在这一时期发展较快，逐渐从公共卫生学中分化出来，成为独立的学科。

19 世纪中叶以后，欧洲一些国家开始关注学校卫生问题。从 1890 年起，伦敦教育委员会制订规划，委派官员和医生对小学新入学的儿童进行体检，并逐渐开展了定期复查。20 世纪初，许多学校陆续设立了保健护理站、诊疗所和校医院，对儿童的眼、耳、鼻、喉、齿等器官的病症进行预防和诊治。学校的取暖、照明和通风等条件也逐渐改善。

传染性疾病的流行，长期以来一直是人类健康和生命的最大威胁，尤其在资本主义社会的早期，人口集中、城市管理不力、卫生设施落后更加剧了传染病的蔓延。鼠疫、天花、伤寒、霍乱等烈性传染病的暴发，以及猩红热、水痘、麻疹、疟疾的流行造成数以百万计的人病残和丧生。人们主要依靠中世纪以来沿袭的隔离方法控制传染病的流行，对于传染病的病因、传播途径和发病过程的科学理论尚未建立起来。

19 世纪中期，由于巴斯德（1822—1895）和科赫等人在致病的生物体内发现了病原微生物，并证实它们就是传染病的病因，从而奠定了近代传染病和流行病学的科学基础。与此同时，在流行病学中还分化出“热带病学”的新学科。由于微生物学、免疫学和药物学的进步，人们对传染病与流行病的预防和治疗取得了很大进展。18 世纪末琴纳发明的牛痘接种法，19 世纪末巴斯德发明的炭疽杆菌疫苗和狂犬病疫苗，1890 年哈夫金（1860—1930）制成的预防霍乱和肠伤寒的特种疫苗等，使得传染病的预防发生了一系列革命性的变化，大大增加了人类预防和战胜疾病的能力，使许多传染病得到了有效的控制，挽救了无数人的生命。人们把 19 世纪以来这一系列的医学成就称为“预防医学的第一次革命”。

社会医学，是伴随着近代预防医学的出现而兴起的。19 世纪末，社会医学从卫生学中独立出来，成为一门新的学科，其目的是研究社会人群的健康状况、患病率和死亡率及其原因，以及同社会因素的关系。

1848 年欧洲大革命时期，医学社会化的思想受到了人们普遍的重视。法国医生盖林（1801—1886）积极倡导社会医学，他向法国公众呼吁，为了公众的利益采取相应的措施，建立新的社会医学体系。他把医学监督、公共卫生、法医学等学科归于一个有机整体——社会医学，并把社会医学分为四个部分：①研究人群身体和精神状态，以及与法律和其社会组织制度、风俗、习惯等内在关系的社会生理学；②研究健康和疾病的社会问题的社会病理学；③研究增进健康，预防疾病措施的社会卫生学；④制定治疗措施和其他手段来对付社会可能遇到的不良因素的社会治疗学。

盖林把社会医学看成是当时卫生改革中最重要的一个问题，号召医生自觉地运用社会医学的观点去观察和解决社会的卫生问题。后来人们将盖林称为“社会医学之父”。

在英国的大宪章运动中，激进的社会民主主义者倡导广泛的社会改革。面对当时霍乱流行严重的局面，人们认识到单凭医生和医院的努力是无法控制疾病流行的，必须采取社会措施才能解决一系列的卫生问题；必须从个体防治转向社会防治，从单纯的技术控制转向综合性的社会控制。英国随之开始制定保护母亲和儿童的卫生法规，建立规范化的城市供水体系。

19 世纪中叶以后，德国的社会医学也得到迅速发展。德国医学家诺尔曼（1810—1909）认为，一个民族的健康是社会直接关切并负有义务的事情，而社会环境和经济状况对健康和疾病起着十分重要的、往往是决定性的影响。1848 年，魏尔啸也提出“医学是一门社会科学”的观点。他认为，流行病就是社会和文化失调的现象。魏尔啸亲自到斑疹伤寒暴发流行区进行调查，认为它的流行既有生物学原因，也有社会、经济和政治原因。因此，单靠医疗保健，不搞社会预防是不够的。在医学家和社会各界人士的努力下，限制工作日、禁止雇用 14 岁以下童工、保护孕妇、改善工作环境以防止职业中毒和事故等措施被政府逐步采纳。德国 1881 年颁布的《工人伤残、疾病、养老社会保险纲要》及 1883 年颁布的疾病保险法等，是世界上最早的医疗保险计划。

1851 年，欧洲各国在巴黎举行了第一次国际卫生学大会，制定了共同的检疫措施以防止鼠疫、霍乱和黄热病的传播。1892 年，又在威尼斯举行的国际医学会议上制定了防止霍乱的国际公约。人们已认识到传染病的流行是对世界各国的共同威胁，公共卫生事业的成功需要整个国际社会的团结协作。

总之，在19世纪，预防医学的内容和方法都得到了极大地丰富，人们也终于可以通过科学的方法来抑制流行病的大规模暴发了。

5.3 “一把手术刀打开中国大门”——西方医学的传入与传播

西方医学传入中国，最早可追溯到汉唐时代，自16世纪明代中后期开始，在其后的300余年间，西方医学作为一门科学开始大规模地传入中国，并对中国传统医学产生了巨大的影响。

5.3.1 西方医学的传入

1568年5月的一天，经过数月的漫长航行，2年前被教皇庇护五世（1566—1572年在位）任命为澳门主教的年轻葡萄牙天主教徒卡内罗（1543—1583）终于到达自己主管的教区——澳门，随后在很短的时间内，他就在澳门白马庙设立了“癫病院”，成为将西医系统传入中国的第一人。

著名的意大利传教士利玛窦（1552—1610）的《西国记法》是西方传入中国的第一部心理学著作，在这部书中曾讲到人的记忆功能、脑的位置：“记含之室，在脑囊，盖颅囟后枕骨下，为记含之室。”

汤若望（1591—1666）编著的《主制群征》对人体解剖学进行了介绍。更为系统全面地介绍人体生理的著作要数罗雅各（1593—1638）、龙华民（1559—1654）、邓玉函（1576—1630）合撰的《人身图说》和邓玉函翻译的《泰西人身说概》。《人身图说》主要论述呼吸、消化、生殖、血液循环和胚胎等内容，共28篇并附有五脏躯壳图形21幅。《泰西人身说概》上卷论骨、筋、皮、肉、脉络、血液等15部；下卷阐述感觉系统，包括视觉、听觉、嗅觉、味觉、触觉及行动、语言等8部。该书被誉为第一部传入中国的西方解剖生理书。

艾儒略（1582—1649）在《西方答问》和《职方外纪》中对西方医事制度进行了介绍，着重强调了医学的重要性，是各国大学必设的学科，并提出了医学人才和医事部门用人原则，即必须先学医学和哲学6年，“然后随师日观所诊之脉、所定之方、所试之效，而始令其得与参选也。考非精熟，领主司之命者，不得擅医人”。即医院必须要有规范的用人制度。各国医学人才的教育和选拔也必须遵循严格的程序：学完文化课和专业课后，还要进行实习，实习合格后才有行医的资格，最后的录用也要择优录取，且不能唯“主司之命”。这正是现代医事制度所遵循的基本原则。

清代康熙年间（1662—1722），西药的制作和应用开始逐渐发展起来。这主要得益于康熙皇帝的大力推行，其中最富传奇色彩的就是他和金鸡纳霜的故事。

1693年，康熙得了疟疾，这种病在当时也很难医治，时冷时热，非常难受，御医用药后，效果不佳，康熙仍然高热不退。这时洪若翰（1643—1710）和刘应（1656—1737）求见康熙，他们是法国国王路易十四派来的传教士。两人知道康熙得的是疟疾之后，就跟康熙说，这种病没有关系，它是通过蚊虫叮咬传染的，只要服用他们带来的这种“金鸡纳霜”就可以治好。在法国，夏季来临的时候，他们都会向人们发放这种药，以免造成疟疾瘟疫。金鸡纳霜又叫“奎宁”，是用产于南美洲秘鲁的金鸡纳树树皮研磨而成的，因为是被传教的耶稣会士发现，也叫“耶稣会树皮”，它是治疗疟疾的特效药。康熙听后，半信半疑，对于西药的疗效谁也不敢打包票，这两个“洋御医”拿来的药是否真的有效呢？

为了确定药效，4位大臣自告奋勇，提出亲自尝药，同时还找来一些患疟疾的人服用，结果患者服用后很快就好了，而4位大臣服用后，也没有出现什么不良反应。康熙这才服下了金鸡纳霜，这种神奇的西药果然很快治好了康熙的疟疾。康熙为此还赏给他们一间大房子供传教士们居住，并允许他们在北京传教。用金鸡纳霜治好康熙疟疾的事情还被另一位法国传教士白晋（1656—1730）写在他的《康熙帝传》一书中大为炫耀。

相传，曹雪芹的祖父曹寅当年是康熙的陪读，并深得康熙的赏识。一年，他在扬州执行公务时，不幸染上了疟疾，病情日趋加重，终至卧床不起，危在旦夕。康熙闻讯后，大惊失色，立即遣人快马星夜兼程从京城送去金鸡纳霜进行救治。曹寅服下金鸡纳霜后，病情很快转危为安，不久就神奇般地痊愈了。

经过这些事，让康熙从此对西药产生了浓厚的兴趣，还下令在皇宫内开设了一间化学实验室，命另外两位法国传教士白晋、张诚（1654—1707）进行研究。白晋根据法国的《皇家药典》，制出干燥剂、糖浆制剂等西药制剂，还被康熙装在了旅行药壶里，随身携带。由于康熙的重视，西药也逐步在中国的传统治疗中被人们认识并得以应用。

另外，接种牛痘预防天花的技术在这一时期也传入中国。

建立在近代自然科学基础上的近代西医的传入及在中国的逐渐传播，为中国带来了新的医学知识和医疗方法，丰富了中国传统医学的学术理论，扩大了传统医学的视野。

5.3.2 鸦片战争前后西方医学的广泛传播

从19世纪40年代开始，欧美列强开始逐步入侵中国，他们通过一系列不平等条约，迫使中国开放通商口岸，并允许外国传教士在口岸建教堂、开设医院诊所和学校，于是教会医院在我国日渐增多，这为近代西方医学大规模系统传入中国拉开了序幕。

开设医院和诊所是19世纪西方医学在中国传播的主要方式之一。1834年，美国传教士医生伯驾（1804—1888，图5-2）来到广州，并于次年设立了一所“眼科医局”，这是中国内地最早出现的西医诊所。19世纪40年代眼科医院已发展成为一所综合医院，并改名为广州医院。伯驾凭借高超的技术，赢得了当地患者的信任，每天来医院的患者很多，甚至有时一天来就诊的患者达1 000名之多。伯驾还曾经给患有疝气的林则徐送去疝气带，并专门为林则徐立了一张病历书，编号为6565，病愈后的林则徐为表示谢意，还派人送去了水果等礼物。

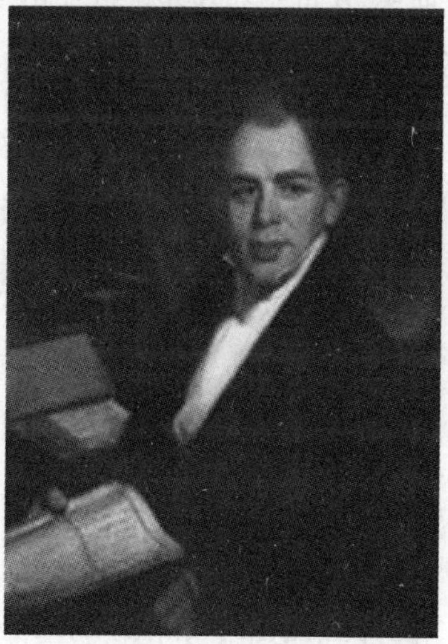

图5-2 伯驾

伯驾曾经做了不少成功的手术。1844年，他曾为一位患者摘除了右脸部近4千克重的腺体瘤，为另一位35岁的患者做了膀胱结石切除术。1854年，他第一次用乙醚麻醉法为一患者摘除右臂脂瘤。乙醚麻醉法是由美国牙科医生莫顿

(1819—1868）于1846年发明并应用的，伯驾在该项技术发明后1年的时间内就应用了该发明。1848年，他又应用了氯仿麻醉剂。这说明了近代西医在华的传播基本与世界医学同步，而不再像明末及清初西医初传入中国时还只是介绍古希腊的希波克拉底和盖仑学说。

1856年，伯驾创建的医局在第二次鸦片战争中被毁。1859年1月，伯驾的继任者美国传教士医生嘉约翰（1824—1901）在广州南郊重建医局，更名为博济医院。此后博济医院一直存在到1949年，是在华历时最久的教会医院。

据统计，1859年全国仅有教会医师28人，至1876年已有教会医院6所、诊所24所，1897年有教会医院50所，到1905年更发展到医院166所、诊所241所、教会医师301人，分布已达全国20余省。

19世纪60年代开始，清政府开始推行洋务运动，向国外派遣留学生是其中一项重要的内容，而当时各国也有意识地吸引中国青年留学。因此，19世纪后期至20世纪初在我国近代史上掀起了第一次留学高潮。其中留学学医成就最大的是黄宽。

黄宽（1828—1878），字绰卿，号杰臣，广东省香山县（今中山）人。黄宽年幼时父母双亡，后由美国教师布朗带到澳门马礼逊学校学习。1847年跟随布朗夫妇抵美，进马萨诸塞州曼松学校学习，获文学学士学位。1850年赴英国，入爱丁堡大学专攻医学，获医学博士学位，他是中国近代第一位全面掌握西医学的中国人，和他同时代留学美国的容闳在《西学东渐记》中称他为“好望角以东最负盛名之良外科”。

西医传入中国后，随着众多西医医院的建立，对西药的需求量也在增多。在这样的情势下，外国传教医生和外国药商相继在中国设立了一批药房和制药厂。

外商在中国开办的第一家西药房是1850年英国药师洛克创办的上海药房。据统计，1850—1887年的37年中，外商在上海开设的药房有12家。

外商在华开设的第一家制药厂，是1900年英国人施德之在上海开设的德之药厂。1909年，上海德商科发药房购地扩建成的科发药厂，为当时上海规模最大的药厂。

早期设立的药房药厂，设备简陋，实际上只能从事初步的药品制备，但所制药品在当时颇有影响。如屈臣氏药房监制的驱蛔虫药宝塔糖（图 5－3），行销极广，影响深远，相信出生在 20 世纪 80 年代及以前的人对这种糖的印象应该是十分深刻的。

西方传教士医生在开办医院、建立医学校的同时也开始翻译西方医学著作。很多中国学者也投入到这一编译工作中。书籍是知识的载体，在中外学者的共同努力下，西医学知识随着医书的出版和流传在中国得到了更为广泛的传播。

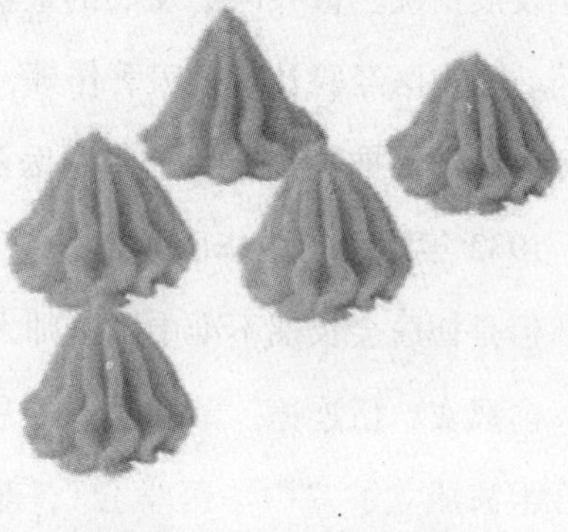

图 5－3 驱蛔虫药宝塔糖

1851 年，主持广州金利埠惠爱医局的英国传教士医生合信（1816—1873）出版了中文西医书籍《全体新论》，这是一部关于西方解剖学和生理学的中文专书，对中国医学界产生很大影响。此书连同他后来出版的《西医略论》《内科新说》《博物新编》和《妇婴新说》，合成《合信医书五种》。博济医学校的嘉约翰从 1871 年起编译教材，先后成书 34 种，包括《西药略说》《炎症》《热症》《外科学》等，内容十分全面。此外，英国传教士傅兰雅（1839—1928）在上海江南制造局翻译馆与中国助手赵元益等也合作译述医书多种，有《儒门医学》《内科理法前编》《内科理法后编》《西药大成》《药品中西名目表》《济急法》《保生全命论》等，在近代流传颇广。

随着西医学在中国的发展，医院诊所医疗业务的繁忙，创立医学团体学术交流活动也提到议事日程上来，这就不是个人或某一教会能胜任的。因此，伯驾等人在 1836 年即开始倡议成立一个协会，以协助医院活动。1838 年，传教士们在广州举行了第一次会议，成立了以郭雷枢（1796—1879）为主席的“中国医务传道会”，确定了医生的职责，并讨论了图书馆、博物馆的设立及其他事项，鼓励医护界人士来华，免费为中国人治疗，筹措经费等。

到 19 世纪 80 年代，由于各国教会及教会各流派在中国大陆到处传教和建立医院，且各自为政，缺乏彼此间的沟通，局限于广州一隅的“中国医务传道会”已起不到联络、组织各教派、医院、医师的作用。鉴于此种原因，在美国传教医师布恩（1839—1925）倡议下，一个新的教会医学联合会于1886年在上海成立，名为“中国博医会”，由嘉约翰任主席，并划区成立分会，如上海分会、东北分会、武汉分会、广州分会和福建台湾分会等；创办了《博医会报》，报道西医学在华发展情况、世界医学发展的最新动态，也介绍中国医学的历史及中医疗法、方药、名中医经验及其代表著作等，成为西医在华传播和交流的媒介，也向外籍医师、医学界推荐和介绍了中国医药。1905年该刊改为双月刊，1923年改为月刊，1932年并入《中华医学杂志》。博医会在20世纪初共计译出医书60余种。

但是博医会长期不准中国医师入会。在伍连德医师倡议下，由中国医师颜福庆、俞凤宾、伍连德、萧智吉、古恩康、黄琼仙等医师共同发起，于1915年1月在上海成立了“中华医学会”，颜福庆任会长，学会宗旨为“巩固医家交谊、尊重医德医权、普及医学卫生、联络华洋医界”。同年11月出版了中英文并刊的《中华医学杂志》。中国西医师从此有了自己的学术团体和会刊。1932年，中国博医会并入中华医学会。1937年成立了包括皮肤病、结核病、公共卫生、儿科、内科、医史、眼科、妇产科等在内的12个专科委员会。

至1947年，中华医学会在全国已发展至30多个分会，会员达300余名。学会主要从事医学著作的编辑、翻译、医学教育的研究、名词的审定、医学标准的拟定等学术活动和会员福利等工作。随着专科委员会的建立，中华系列杂志形成，如《中华内科杂志》《中华外科杂志》《中华妇产科杂志》《中华医史杂志》等。中华系列杂志至今继续出版，是我国历史最长、影响最深远的医刊。

建立在近代自然科学基础上的西方医学传入中国及广泛传播，为封闭的中国带来了新的医学知识和医疗方法。西医的传入，打破了几千年来的传统医疗局面，扩大了中医界的视野，受到人们的普遍重视。近代西医医院、西医药院校的建立及西医著作的出版，将西方医术、医药及现代医院制度、西医教育制度，乃至护理制度引入中国，为中国培养出大批西医医师和护理人员，形成了一支现代中国西医医疗技术队伍。他们为中国的医疗卫生保健事业的发展做出了不可磨灭的贡献。

5.4 当中医遇上西医——中西医学的交流与碰撞

西方医学传入中国以后，如一颗石子落到了平静的湖里，在中国医学领域掀起了阵阵波澜。蔑视中医者有之，反对西医者亦不少，而一些有识之士开始客观地看待中国传统医学与西方医学，结合二者之长，走上了中西医汇通之路。

5.4.1 中西医论战

在西方医学这种与东方文明完全不同的知识体系面前，有的人采取民族虚无主义的态度，一概否定中国的传统文化，提出“废止中医”的言论。

余云岫（1879—1954，字岩，浙江镇海人。图5-4）就是此种言论的代表。他早年对中医甚感兴趣，甲午战争后，年轻时的余云岫目睹中国科学落后、积贫积弱的现状，带着报国之志于1905年到日本求学。留学期间，他以勤奋好学著称。在日本，余云岫看到，明治维新以后，汉医遭到废止，西洋医学得到全面发展，国民身体素质大大增强，他受到了强烈的刺激。余云岫把在日本学到的西洋医学和早年学到的中医两相对比，发现中医在理论上相形见绌，发出“长习新医，服膺名理”的感叹，立志以医学革命为毕生追求。

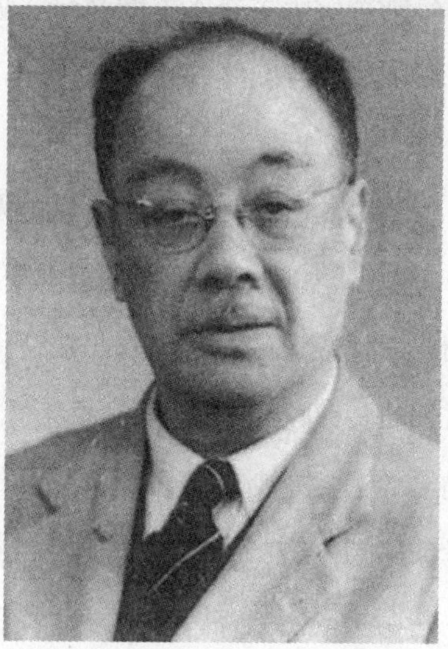

图5-4 余云岫

1916年，余云岫春风得意地从日本回国，开始了他雄心勃勃的“医学革命”，革命的第一步就是拿中医开刀。1917年，余云岫写成《灵素商兑》一书，全书约2.5万字，是一部全面批判和否定中医的奠基著作。

在书中，余云岫痛批中医，他认为“不歼《内经》（《黄帝内经》），无以绝其祸根”，中医学“是占星术和不科学的玄学”，“中医无明确之实验，无巩固之证据……不问真相、是非，合不合也……”总之，中医被余云岫说得一无是处，甚至被诟为“杀人的祸首”。

余云岫甚至主张要“坚决消灭中医”，“如不消灭中医，不但妨碍民族的繁息、民生的改良”，而且国际地位的“迁善”也无从谈起；“旧医一日不除，民众思想一日不变，新医事业一日不向上，卫生行政一日不能进展”。

但他只是采取一种形而上学的方法对《黄帝内经》的阴阳五行、脏腑经络等基本理论进行了全面批判，只是将当时的西医理论与中医理论进行简单的比照，一切以西医知识作为衡量正确与否的标准，比照的结果，当然是认为《黄帝内经》“无一字不错”。余云岫自诩精研中医典籍，旁及文字考据之学，很多人认为他是西医中第一个懂中医的人，加上他在医学界有一定的地位，因此，他的观点得到不少医学界人士的支持。但由于他不懂得历史唯物主义和辩证法，又没有中医临床的实践体会，观点偏激，文字刻薄，不是以科学慎重的态度对待学术之争，引起了中医界的普遍反感。

还有的人因为排斥西方宗教及侵略，也盲目地排斥西医，如俞正燮（1775—1840），清代著名的经学家，他的研究范围很广泛，涉及天文、地理、水利、诗词、歌赋、训话、音韵、书法、医理等诸多方面。他曾看过《人身图说》，并对之发表过议论，他认为《人身图说》描绘的脏腑图像与《黄帝内经》等古医书描绘的迥然有别，便认为中外人体的构造不同，西医并不适应中国人的情况。文学家姚莹（1785—1853）则在其著作《康猷纪行》中曾谈到天主教源流，说有一些西方传教士借着行医为名诱淫妇女，挖取死人的眼睛，手段残忍，令人发指。

5.4.2 中西医汇通

有一些学者对待中西医的关系则谨慎得多，他们虽然对西方医学产生了浓厚的兴趣，常与传教士研讨西医理论，行医时也兼采西医方法，但最终还是改良了中医，使中国传统医学重新焕发生机。

明末清初的王宏翰（？—1700）便是第一位接受西方医学的中国医学家。据说他受徐光启影响也成了基督徒，接触和接受西方医学学说。1688 年，他撰写完成国内第一部较多介绍西方医学的著作《医学原始》（1691 刊行），书中大量引用并几乎全盘接受了西方医学的“四元行说”“四液说”等观点。为了说明“四元行”理论的正确性，王宏翰在《医学原始》中对于五行学说的“金、木”二行进行了批驳，以图否定五行理论。而在关于人体生理、病理现象等方面的阐述中，他却同时又选取“五行”学说来进行阐释。

清代中期的王清任（1768—1831，图5－5）也是笃信西方医学的学者。王清任，字勋臣，直隶玉田（今属河北）人，邑武庠生，又纳粟得千总职。年轻时即精心学医，并于北京开一药铺行医，医术精深，颇噪于一时。

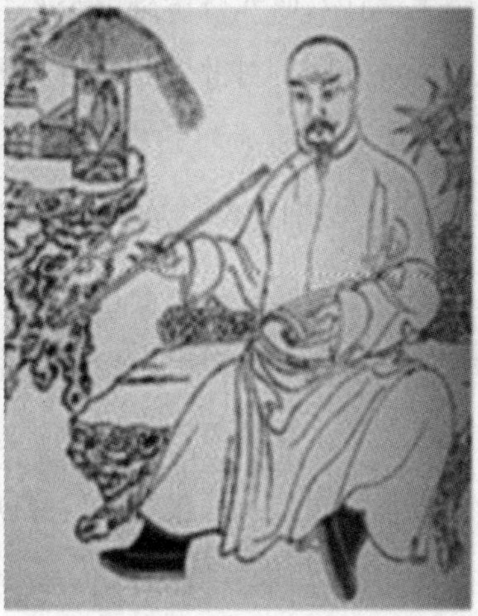

图 5－5 王清任

在研究的过程中，王清任发现古书中对人体构造的描述与实际情况大多不符，他对此颇有微词，曾说“著书不明脏腑，岂非痴人说梦；治病不明脏腑，何异盲子夜行”，并且常以未见人体脏腑为憾事。

嘉庆二年（1797 年），王清任至河北滦县稻地镇行医时，适逢当地流行“湿疹痢症”，每日死小儿百余，他冒染病之险，一连 10 多天，详细对照研究了 30 多具尸体内脏。他与古医书所绘的“脏腑图”相比较，发现古书中的记载多不相合。

嘉庆四年（1799 年）六月，王清任在奉天行医时，闻听有一女犯将被判处剐刑（肢体割碎），他为解除对古医书中说的小儿“五脏六腑，成而未全”的怀疑，赶赴刑场，仔细观察，发现成人与小儿的脏腑结构大致相同。后又去北京、奉天等地多次观察尸体，并向恒敬（道光年间领兵官员，见过死人颇多）求教，明确了横膈膜是人体内脏上下的分界线。

王清任经过几十年的钻研，于道光十年（1830 年）即他逝世的前一年著成《医林改错》一书（两卷），刊行于世。王清任在《医林改错》中订正了古代解剖学中的许多讹谬。对人的大脑也有新的认识，正确地提出“灵机、记性，不在心，在脑”。如果脑子出了毛病，就会引起耳聋、目暗、鼻塞甚至死亡。

梁启超评论："王勋臣……诚中国医界极大胆革命论者，其人之学术，亦饶有科学的精神。"范行准所著《中国医学史略》评价王清任："就他伟大实践精神而言，已觉难能可贵，绝不逊于修制《本草纲目》的李时珍。"唐宗海《中西汇通医经精义》云："中国《医林改错》中，剖视脏腑与西医所言略同，因采其图以为印证。"150多年来，《医林改错》已多次重版刊印。1949年后全国各地介绍王清任，研究《医林改错》的论文、评注已不下50余篇（册）。此书还曾被节译成外文，对世界医学的发展也有一定影响。西方医学界称王清任为中国近代解剖学家。

1840年鸦片战争以后，国门洞开，西学渐盛。西医学术逐渐成为知识分子乐于了解的学问。李鸿章在1890年为《万国药方》所做的序中，虽然极力推崇西医的优点，但也提出应当"合中西之说而会其通，以造于至精极微之境"。这是最早关于"中西医汇通"的提法。"中西医汇通学派"思潮随后逐渐形成，其代表人物有唐宗海、张锡纯、恽铁樵等。

唐宗海（1847—1897），字容川，四川省彭县（今彭州）人（图5-6）。他力主顺乎潮流，成为我国中医界明确提出"中西医汇通"口号的第一人。他认为中西医原理是相通的，中西医汇通主要是用西医印证中医，从而证明中医并非不科学。即使西医的生理解剖学有自己的特点，但也超不出《黄帝内经》范围。他将自己的5种主要著作合称《中医汇通医书五种》，并经官方批准刊印，广为流传，使得中西医汇通的思想在中医界产生了很大影响。总的来说，他有厚古薄今、重中轻西的倾向，因此，很难客观地评价中西医的长处和不足。

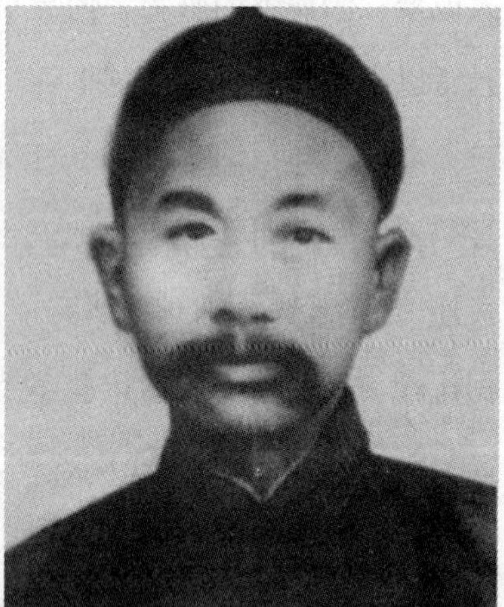
图5-6 唐宗海

张锡纯（1860—1933），字寿甫，河北盐山人（图5-7），著有《医学衷中参西录》。他主张衷中参西，汇通中西医学。所谓衷中参西，就是试图以中医为主体，参考西医，通过中西医取长补短，以发展祖国医学。他从理论到临床，从生理到病理，从诊断到用药，全面进行了尝试。就以他用药来说，多喜取西药之所长，以补充中医之不足。他认为，西医用药多求局部，是重在病之标；中医用药多求根源，是重在病之本。治病原就应当兼顾标本，因此在临证治疗中中药、西药完全可以配合使用。

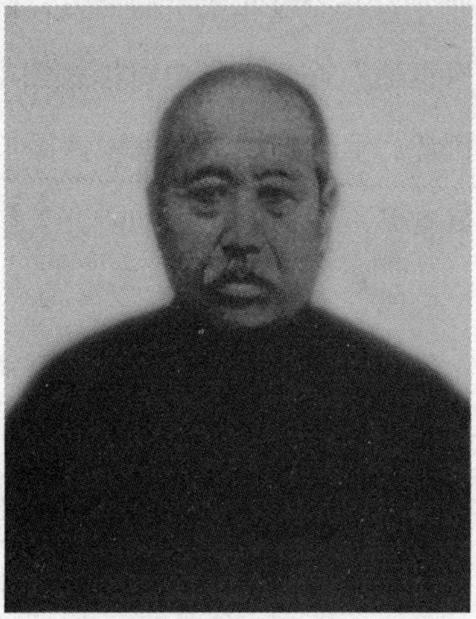

图 5－7　张锡纯

他的这种“衷中参西”的思想为中西医汇通提出了一条新的思路，对后世中西医研究及近年来中医现代化的研究都产生了积极的重要影响，并将继续对今后中医学的发展产生积极的影响。

对中西医全面比较研究的还有恽铁樵（1878—1935），名树珏，别号冷风、焦木、黄山，江苏省武进（今常州市武进区）人（图 5－8）。他认为中西医同等重要，并指出中西文化背景不同，中西医学的基础也不同，“西方科学不是学术唯一之途径，东方医学自有其立脚点”。他坚信中医一定能吸取西医之长，与其汇通与化合。

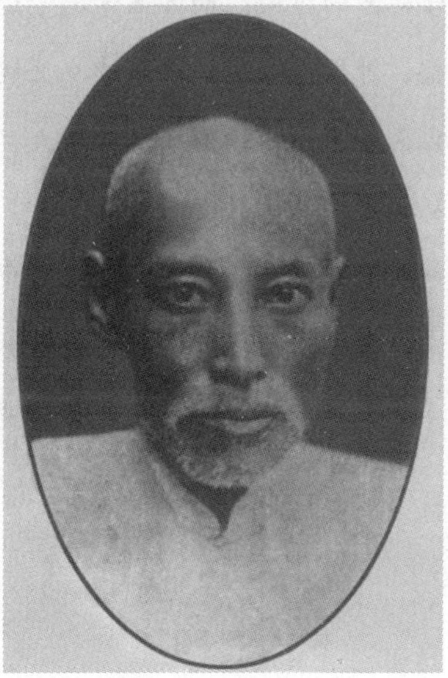

图 5－8　恽铁樵

西洋医学在中土播散与扎根，中西医学不可避免地碰面以后，西医给中国传统医学带来了前所未有的冲击，然而，由于传统医学的悠久历史及其文化底蕴的影响，西医在长时间里并不像其他学科如天文、地质、生物学那样拥有超强的优势，因而遭遇不少排挤和拒斥。中西医汇通学派出现后，尽管汇通派医家的探索性研究存在着某些缺陷和偏颇，但毕竟取得了一些成就，提供了经验和借鉴，对后世中医学发展的影响不容忽视。中华人民共和国成立后，党和政府将“中西医结合”确定为我国发展医疗卫生事业的基本指导方针之一，大力支持开展中西医结合的基础理论和临床研究，并经过几十年的努力，取得了一系列科研成果。中西医结合是承接“中西医汇通”在新的历史时期探索中西医关系，是对中西医关系的进一步深入研究。因此，全面准确地把握中西医汇通派医家的学术思想和经验将有助于我们今后更好地开展中西医结合的研究工作。

19世纪在历史上被誉为“科学世纪”。19世纪自然科学的三大发现，即能量守恒与转化定律、生物进化论和细胞学说，表明当时的科学界突破了机械唯物主义静止、片面地分析和认识事物的局限性，充分地揭示了自然界的辩证关系，开始探索事物的运动、变化的规律。西方医学经过近300年的知识积累，从依赖经验的推理和形而上学的思辨转变为凭借物理、化学实验研究和对疾病实体的客观、细致观察，抛弃了2 000多年来占统治地位的体液病理理论，建构起现代医学体系的框架。西方医学随着近代西方国家的侵略扩张，开始大规模地在中国传播，外国医生通过在华建立医院，举办教会医学校，翻译出版西医著作，而使西方医学在中国的影响越来越大。经过近百年的认识和体验，国人对西方医学逐渐从排斥到趋于接受。西方医学同时也使中医学受到前所未有的冲击，处境艰难，一些有识之士开始客观地看待中国传统医学与西方医学，结合二者之长，走上了中西医汇通之路。这标志着现代医学体系在东西方都建立了起来，为20世纪医学事业在全世界范围内的繁荣奠定了坚实的基础。

6 现代基础医学的成就

现代基础医学在广阔的历史文化中不断发展，它的每一个进步都渗透着历史发展的科学精神和人文精神。它奠基于16—17世纪，在18—19世纪获得了快速发展。随着科学技术的不断进步，到了20世纪，现代基础医学实现了真正的辉煌。透过历史的云烟，我们仍可看到那些耀眼的亮点在闪烁光芒。

自1901年起，诺贝尔在医学领域的奖项命名为生理学或医学奖。在此后的100多年时间内，我们仔细考察诺贝尔生理学或医学奖的榜单，就可以发现获奖的项目基本上都是生理学、遗传学及免疫学等基础医学方面的成果。医学的触角探向了寻找真相的基础医学层次。人们逐渐认识到各种激素和维生素对人体健康影响重大，缺乏或过多都可引发各种疾病。青霉素的发现和临床应用成为20世纪划时代的医学进步。青蒿素的发现挽救了数百万疟疾患者的生命，中国生物医学界也因此获得了迄今为止世界级的最高大奖。

6.1 小肠黏膜中的“荷尔蒙”

“荷尔蒙”源于希腊文，是“激素”的音译名称，原意为“兴奋活动”。

6.1.1 激素的发现及研究进展

激素的发现经历了一个漫长而曲折的历史。

20世纪初，英国科学家贝利斯和斯塔林在长期的观察中发现：胰腺能够在食物从胃进入十二指肠之后，很适时地向肠内释放出胰液。胰腺是怎样得到这个“该释放”的信息呢？为了验证是神经系统传递信息的推测，贝利斯和斯塔林将胰腺的神经切断，可是胰腺仍能适时释放胰液。实验的失败促使他们去寻找另一种信号系统。

1902年，他们经过2年的仔细观察和研究，找到了一种化学信使——小肠壁分泌的一种物质。当他们把这种物质注射到动物血管中后，即可引起胰腺的分泌。谜底终于解开：正常情况下，食物进入小肠会刺激黏膜分泌这种物质到血液中，随血液送到胰腺，并触发了胰腺分泌胰液。他们将这种物质命名为“肠促胰液肽”（这是一种小分子的蛋白质），并称之为激素。

自此之后，新的激素不断被发现，人们对激素的认识也不断加深、扩大。

20世纪20—50年代，相继发现了垂体蛋白激素、胰岛素和胰高血糖素、雌二醇、黄体酮等激素。60年代，我国科学家首次人工合成胰岛素，宣告人类第一次合成蛋白质成功——称得上是一项划时代的贡献。60年代放射免疫分析技术的发展，解决了激素的微量测定问题，为内分泌生理和病理的研究及临床实践提供了有力的工具。

20世纪60—70年代，人们对激素作用原理的认识又跨进一大步，第二信使概念的建立对整个生物学的研究都产生了积极的影响。

基因工程研究在激素方面也取得了一系列突破，第一次成功地在细菌中合成有功能作用的动物激素，促生长素、绒膜促乳素和胰岛素的基因转移到大肠杆菌中已获得成功，胰岛素基因已得到表达。

6.1.2 激素的分类及应用

激素到底是什么呢？简言之，激素是由内分泌腺或内分泌细胞分泌的一些小分子化学物质，是以体液为媒介在体内各细胞之间传递信息的信使。

人体分泌激素的内分泌腺主要有脑壳里的垂体，脖子前面的甲状腺、甲状旁腺，胸部的胸腺，肚子里的肾上腺、胰岛、卵巢及阴囊里的睾丸。此外，脑壳里的松果体和分布于胃肠道黏膜中的内分泌细胞，以及脑壳里下丘脑的某些神经细胞，也具有内分泌的功能。

人体的激素按化学结构大体分为四类：第一类为类固醇，如肾上腺皮质激素、性激素；第二类为氨基酸衍生物，如甲状腺素、肾上腺髓质激素、松果体激素等；第三类为肽与蛋白质，如下丘脑激素、垂体激素、胃肠激素、降钙素等；第四类为脂肪酸衍生物，如前列腺素。

激素在人体内的量虽然极其微小，以毫微克（十亿分之一克）计，但却对我们的健康有着很大的影响，对机体各器官的生长发育、功能活动、新陈代谢起着十分复杂而又十分重要的调节作用。激素缺乏或是过多都会引发疾病，例如，促生长素分泌过多就会引起巨人症，分泌过少就会造成侏儒症；甲状腺素分泌过多（甲状腺功能亢进）就会引发心悸、怕热、多汗、易饿多食而消瘦等症状，分泌过少（甲状腺功能低下）就易导致肥胖、嗜睡、怕冷、心搏徐缓等症状，先天性或幼年时缺乏可引起呆小病（身材矮小、智力低下）；胰岛素分泌不足就会导致糖尿病，典型症状为多饮、多尿、多食和体重下降（“三多一少”）。

许多激素制剂及人工合成产物在医学上有着重要用途。日常生活中，常见的激素类药物大致可以分为糖皮质激素、去甲肾上腺激素、孕激素、雌激素、雄激素等种类。其中糖皮质激素具有调节糖、脂肪、蛋白质的生物合成和代谢的作用，还具有抑制免疫应答、抗炎、抗毒、抗休克作用。称其为“糖皮质激素”是因为其调节糖类代谢的活性最早为人们所认识。目前糖皮质激素是临床应用较多的一类药物，如可的松、泼尼松、地塞米松等。如氢化可的松主要有三类用途：一是用于肾上腺功能不全所引起的疾病，以及类风湿性关节炎、风湿性发热、痛风、支气管哮喘等；二是用于皮肤疾病，如过敏性皮炎、脂溢性皮炎、瘙痒症、神经性皮炎等；三是用于眼部疾病，如虹膜睫状体炎、角膜炎、巩膜炎、结膜炎等。地塞米松主要用于发热及各种严重过敏性疾病，如严重支气管哮喘、血小板减少性紫癜、粒细胞减少症、神经性皮炎、湿疹等。

1948 年，美国医生菲利普·肖瓦特·亨奇将糖皮质激素用于急性风湿病的治疗并收到神奇疗效，之后糖皮质激素的治疗范围迅速扩展到多种疾病，震动了当时的医学界。1950 年，菲利普·肖瓦特·亨奇也因此获得了诺贝尔生理学或医学奖。至今，糖皮质激素已有 60 多年的应用历史，其独特的药理作用在临床上解决了诸多束手无策的疾病治疗问题，是医学发展史上的一次重要革命。

激素类药物的药理作用广泛而复杂，效果明显且见效快，主要用于严重感染并发的毒血症、自身免疫性疾病、过敏性疾病、各种原因引起的休克、血液病、皮肤病、防止某些炎症的后遗症等。但是，激素的治疗剂量远远超出生理剂量，长期大剂量使用易产生依赖性，快速减药或突然停药会导致原病复发或恶化等停药反应。因此，应用激素治疗时，为避免或减轻激素的不良反应，一定要在医生的正确指导下正规、合理地使用，不可滥用，不能擅自加量、减量或延长使用、骤然停药；要严密观察使用效果，一旦出现不良反应，及时告知医生并配合医生处理。至于长时间使用激素引起的满月脸、水牛肩、痤疮、多毛、皮肤紫纹，以及躯干肥胖、四肢瘦小的向心性肥胖等都是激素的常见不良反应，在停用激素后是可以消退的。

激素的治疗作用是肯定的，只要避免滥用，严格按照治疗原则使用，大可不必谈“激素”色变。

6.1.3　减肥人士最关心的激素

研究发现，人在饥饿时会分泌一种“饥饿激素”——脑肠肽，这种激素会提高人们对食物的注意力，同时刺激大脑发出渴望摄入高热量食品的信息，让人们不管已经吃了多少，不顾吃得很饱，仍然非常渴望继续吃东西。

研究人员在给吃过大餐的老鼠注射了脑肠肽后，发现饱餐后的老鼠会越过一个放有淡而无味的常规食物的房间，到一个以前经常能发现高脂食品的房间。实验表明：脑肠肽可以使饱餐后的老鼠渴望摄入高脂食品。

有了这项发现，就不难解释为什么有时候你明明已经吃了很多东西，而且感觉特别饱了，但看到桌上的蛋糕依然难挡诱惑，以致无法管住自己；在丰盛的餐宴上，你为什么往往会吃得过多；为什么在吃过饭后，即使肚子都快被撑爆了，你仍会继续吃餐后巧克力。所以，英国伦敦大学帝国理工学院的内分泌学家托尼·戈史东博士说：“也许利用药物阻止脑肠肽的这一功能，有助于降低人们对高热量食品的渴望，因此有助于帮助人们减肥。”

另外，有研究显示“饥饿激素”除了能令人对食物产生格外的“好感”、提高人对食物的注意力外，还可让人产生快感、减轻心理压力。美国得州大学西南医学中心的科研人员正在研究利用“饥饿激素”帮助厌食者和抑郁症患者，通过增加“饥饿激素”，使这些人发生积极变化。

6.1.4 胰岛素的发现和发展

胰岛素是由胰岛 B 细胞受内源性或外源性物质如葡萄糖、乳糖等的刺激而分泌的一种蛋白质激素，也是机体内唯一降低血糖的激素。糖尿病就是一种因体内胰岛素绝对或者相对不足所导致的一系列临床综合征，主要表现为多饮、多尿、多食和体重下降（“三多一少”），以及血糖高、尿液中含有葡萄糖（正常的尿液中不应含有葡萄糖）等。

糖尿病是个历史悠久的疾病，有文字记载的历史已有上千年。但对糖尿病病因的了解和治疗上有实质性的进展至今还不到100 年。19 世纪，饥饿疗法确实减少了糖尿病患者酮症酸中毒昏迷的次数，延长了一些患者的生命，但禁食使原本已经消瘦的患者更加骨瘦如柴，只能在毫无生趣、悲惨无望中等待死亡。1921 年，胰岛素的发现创造了奇迹，改变了糖尿病患者的命运。

1889 年，德国医学家奥斯卡·闵考斯基（俄裔）和约瑟夫·冯·梅林在狗的胰脏移除实验中发现其尿液含有糖分，从而首次将胰脏与糖尿病联系在一起。

1921 年，加拿大安大略省西医学院的青年教师弗雷德里克·班廷，受一篇论文的启发，试图分离出胰岛素以治疗糖尿病。他几经周折，求得有名的糖代谢权威、多伦多大学生理系约翰·麦克劳德教授的支持，变卖家产筹集实验资金，不顾一切开始了艰苦的实验。他没日没夜地工作，食无定时，居无定处，连已经与他订婚的女朋友也与他分手了。但这些都没能动摇他的信心。功夫不负有心人，1921 年 8 月一个天气异常闷热的下午，班廷和他的助手查尔斯·贝斯特终于完成了一项划时代的重大发现：通过实验，用健康狗的胰岛提取物——胰岛素给患糖尿病的狗注射，获得了降低血糖和尿糖含量及延长病狗寿命的效果，证实了胰岛素对糖尿病的治疗作用。

紧接着，班廷与麦克劳德合作，首次成功提取到了牛胰岛素。

1922 年，第一位糖尿病患者得到了一种有效的治疗——胰岛素注射疗法。

班廷和贝斯特为胰岛素注册了专利，但是并没有收取专利费或控制商业生产，这使得胰岛素的生产和使用迅速遍及全世界。

班廷和麦克劳德因发现胰岛素获得了 1923 年的诺贝尔生理学或医学奖，这在诺贝尔奖历史上是获奖最快的一次，从发现到获奖只有 2 年的时间。贝斯特因是学生未能获奖，后来也成为一名著名的生理学家。

班廷和他的合作者们发现的胰岛素至今仍是治疗糖尿病的主要药物。班廷被誉为“胰岛素之父”，为纪念他为糖尿病治疗做出的杰出贡献，世界卫生组织和国际糖尿病联盟将他的生日（11 月 14 日）定为世界糖尿病日。

自胰岛素发现并用于临床治疗后，胰岛素的研究又多次经历了划时代的发现。

1955 年，英国的化学家弗雷德里克·桑格确定了胰岛素中氨基酸的排列次序，他也因此获得 1958 年度诺贝尔化学奖。

1965 年，中国科学院上海生物化学研究所王应睐等第一次人工合成具有生物活性的蛋白质——结晶牛胰岛素。

1969 年，英国生物化学家多萝西·克劳福特·霍奇金（女）发现了胰岛素的三维空间结构。

胰岛素的放射性免疫测定，由美国罗萨林·耶洛（女）和所罗门·伯森发明，耶洛因此获得 1977 年诺贝尔生理学或医学奖。

1988 年，美国杰拉德·瑞文博士确认了糖尿病是代谢症候群。

胰岛素的研究，已经经历了 90 多年的发展，取得了显著的成就。我们期待着不断的科技进步，引领现代医学走向与疾病斗争的最终胜利。

6.2 牛奶中“辅助的食物因子”

维生素是人体生命活动所必需的物质，是六大营养素中发现得最晚的一类，也是 19 世纪的伟大发现之一。早在 3 000 多年以前，古埃及人就已经发现很多食物有特殊的预防和治疗疾病的作用，虽然他们并不清楚到底是哪一种物质在起作用。这就是人类关于维生素最早的认知。中国唐代医学家孙思邈曾经指出，食用动物肝脏可以防治夜盲症，用稻谷皮熬粥可以防治脚气病。现在我们终于知道了：起真正作用的物质是维生素。

1906 年，英国生物化学家霍普金斯（1861—1947）用纯化后的饲料喂食老鼠，饲料中含有蛋白质、脂类、糖类和矿物质微量元素，然而老鼠依然不能存活；而向纯化后的饲料中加入哪怕只有微量的牛奶后，老鼠就可以正常生长了。从而证明食物中除了蛋白质、糖类、脂类、微量元素和水等营养物质外，还要有一种必需的“辅助因子”维生素。

下面我们简单介绍几种维生素的发现历程。

6.2.1　B 族维生素与艾克曼的鸡

在过去的很长一段时间，人们普遍认为去掉粮食的外皮会使粮食更加好吃、更吸引人。但是这种做法却导致越来越多的人患上脚气病。脚气病不同于真菌感染引起的皮肤病足癣“脚气”，而是因为缺乏维生素 B_1 引起的全身性疾病，主要累及神经系统、心血管系统和消化系统，常发生在以精白米为主食的地区。其症状表现为多发性神经炎、食欲缺乏、大便秘结，严重时可出现心力衰竭（脚气性心脏病）；还有的有水肿及浆液渗出，常见于足踝部，逐渐发展至膝、大腿至全身，严重者可有心包、胸腔及腹腔积液。它分为干性脚气病、湿性脚气病和婴儿脚气病三种。

B 族维生素的发现要从 1630 年说起。当时一位叫邦突斯的荷兰医生首先发现了脚气病。按照他的解释，当时“脚气”的意思是指绵羊，因为“患这种疾病的人，在走路时像绵羊一样膝部摇动和腿抬高”。1882 年，日本的高木观察到许多船员发生脚气病，并注意到食物的质量对此病具有重要的影响。他在给船员每日的白米口粮中添加肉、蔬菜及面包后，发病者的数量大大减少。

1886 年，年轻的荷兰军医艾克曼（1858—1930）开始研究亚洲普遍流行的脚气病。当时，有很多的致病细菌正在被学者们发现研究，所以他认为脚气病也是由某一种细菌引起的。他试图找出细菌，结果没有成功。但是艾克曼发现了一个有趣的现象：不仅人会得脚气病，连养的鸡也有神经性皮炎，表现与脚气病极为类似。艾克曼决定用鸡来做实验，探索脚气病的病理。

一开始，艾克曼仍把着眼点放在对“脚气病病菌”的搜寻上。他把鸡的内脏和脚做成各种切片，在显微镜下观察，又把喂鸡的饲料进行严格的消毒，还精心设计了环境良好的鸡舍。令人沮丧的是，在他的实验鸡群中还是发生了神经性皮炎。在他特意建立的实验养鸡场里，鸡经常一批一批地死去。

一天，养鸡场的饲养员生病了，新来了一个临时饲养员代替他。奇怪的事情发生了：在新来的饲养员饲养下，一群病鸡慢慢地恢复了健康。这是怎么一回事呢？艾克曼百思不得其解。过了3个月，原来的饲养员病好了，回到了饲养场里。更奇怪的事情发生了，鸡又开始发生神经性皮炎。这一下，艾克曼豁然开窍：问题一定出在饲养员身上。

经过调查后，艾克曼明白了其中的奥秘。原来，最初那个饲养员很节俭，总是用食堂里吃剩的白米饭喂鸡；而那个临时的饲养员可没耐心去收集剩饭，他用现成的米糠喂鸡。弄清楚这些后艾克曼连忙买了一批健康的鸡，一部分用白米饭喂养，一部分用糙米饭喂养。结果发现，用白米饭喂养的鸡，很快就发生神经性皮炎；而用糙米饭喂养的，却一直很健康。

“毫无疑问，脚气病一定和食物有关。”艾克曼恍然大悟。他断定，米糠中一定有一种物质可以治愈脚气病。他喝了一些米糠浸泡出来的水，自己的脚气病竟好了。给其他患者喝，也如仙丹一样，药到病除。1906年，艾克曼经过专心研究，终于查明，脚气病起因于白米。艾克曼的发现，成为之后其他学者确认、研制维生素 B_1 的基础（图6-1）。

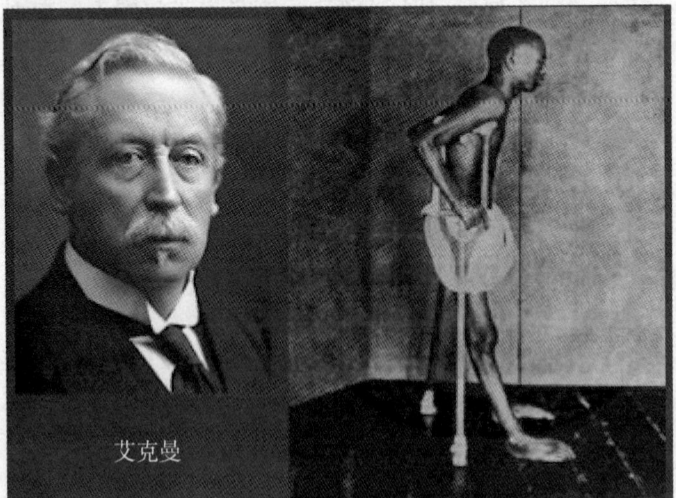

图6-1 艾克曼和脚气病患者

艾克曼医生是发现维生素的先驱，霍普金斯则实验证明正常膳食中不可缺少的生命必需物质，即后来被称为维生素物质的重要性。1929 年，他们共同荣获了诺贝尔生理学或医学奖。

1911 年，波兰化学家卡西米尔·冯克（1884—1967）发现糙米中能够防治脚气病的物质（维生素 B_1）是一种胺（一类含氮化合物）。他提议将这种化合物叫作 Vitamine，其意义取自拉丁文的 Vita，即生命，同时又取德文的 amine 即“胺”的意思。其中文意思就是“致命的胺”，极言它的重要性。这个名词迅速被普遍应用于所有的这种“辅助因子”。但是随后发现，许多其他维生素并不含有胺结构，但是由于冯克的叫法已经广泛采用，所以这种叫法并没有弃除，而仅仅将 amine 的最后一个“e”去掉，成为了“Vitamin”（维生素，音译为“维他命”）。

冯克维生素理论的创立，打开了人们的视野，原来，还有另一类疾病缘于我们少吃了食物中的某些有益成分！他的这种营养理论的出现，标志着人类对疾病的认识开辟了新的里程。此后，科学家们又发现了跟维生素 B_1 相似而功用不同的维生素，把它们归为一类，称作 B 族维生素。按发现的先后，又把这一族里的各个成员用阿拉伯数字做标记，分别称为 B_1、B_2…。前面说的治脚气病的维生素，因它是最先发现的，所以就称作维生素 B_1 了。

6.2.2 维生素 C 与海员死亡之谜

人类因缺乏维生素 C（抗坏血酸）所经受的痛苦和生命威胁在埃及发现的古代象形文字中就有记载。有人认为，以牙龈和皮肤出血为特征的坏血病在 3 000 年以前就有了。坏血病被称为船上疾病，从 15 世纪伴随海上长期航运的发展而成为持续 300 年以上海员们的灾难。

在公元前约 400 年的文献资料中，希波克拉底就描述过坏血病，此后坏血病一直阴魂不散，虽有不少土方医治，但坏血病一直威胁着人类，并被归之为可怕的瘟疫。而第一次试图使用科学依据判断该病病因的是一位英国皇家海军的外科医生詹姆斯·林德（1716—1794）。

1747 年，林德收集到一份详细记载了 1535 年的探险队的资料：“正是 12 月，在纽芬兰靠岸时，遇上很严重的疾病，患者先是感到浑身无力，站立不起来，接着双腿肿胀，肌腱萎缩变为黑色。有的患者皮肤布满出血点，成为紫色。口腔有恶臭，牙龈腐烂，肌肉消失。这种可怕的病传播很快，在2个月内，使8人死亡，50余人失去恢复健康的希望。”（图6－2）

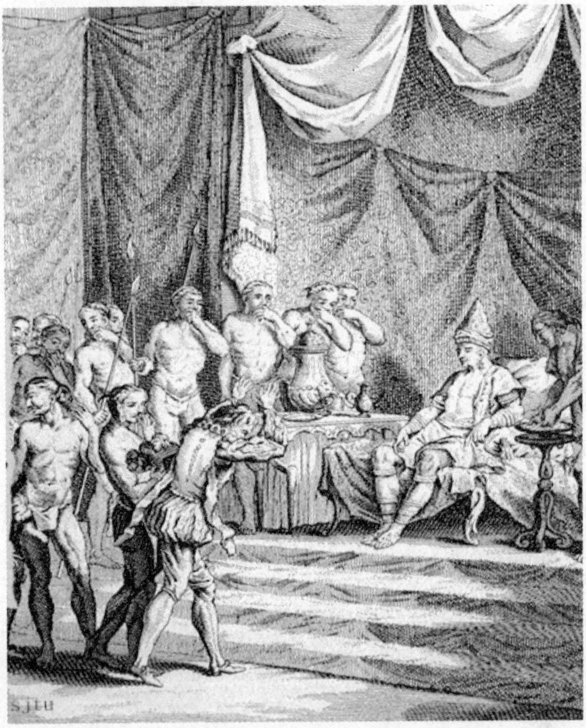

图6－2　船长向国王汇报水手伤亡情况

根据人们早期对坏血病的记载和自己的观察，林德1747年开始在军舰上对坏血病的治疗进行实验研究。当时，海员们已在船上停留了2个月，其中有12人患了坏血病，病情都比较严重。林德让他们分组进食，比较不同食物的作用，其中两人每天多吃2个橘子和1个柠檬。实验结果十分明显：6天后吃橘子和柠檬的两人病情好转，20多天后两人都完全恢复了健康，其他人病情依然。林德继续研究，1753年出版了《坏血病大全》一书。林德的研究在当时并没有得到重视，原因是治坏血病的水果必须是新鲜的，而当时因技术难以使蔬果保鲜。

1928年，在英国进行科学研究的匈牙利科学家圣·乔治成功地从柠檬和动物肾上腺中提取出极少量治疗坏血病的物质。1932年，乔治与同伴共同确认，这种物质就是维生素 C，并定名为“抗坏血酸”，意思是防治坏血病的酸性物质。乔治因此获得了 1937 年诺贝尔生理学或医学奖，被尊称为“维生素 C 之父”。

6.2.3 维生素 A 与“夜盲症”

夜盲症是指人在暗处或者到了晚上就看不清东西，以致不能活动，俗称雀盲眼、眼干燥症，医学上叫夜盲症。夜盲症促使了人类对维生素 A 的发现。

人类对维生素 A 的发现和认识可以追溯到 3 000 多年前对夜盲症的认识。当时人们发现夜盲症可被某些食物治愈，虽然他们并不清楚食物中什么物质起了作用，但是可以肯定夜盲症与这类物质缺乏有关。

1913 年，美国科学家用鼠、狗、猴等哺乳动物做实验，他们发现供以纯粹的糖、脂肪、蛋白质、盐类和猪油，动物仍会得夜盲症，如果加上几滴鱼肝油，患夜盲症的动物很快就会痊愈。鱼肝油为何有如此大的效力？这其中必有什么奥秘！科学家把实验室变成了提炼鱼肝油的“工厂”，经过艰苦努力，反复摸索，终于得到一种精制的黄色黏稠液体。这种提纯的物质效力比鱼肝油大几百倍，只要一丁点儿就能治好夜盲症。自此这种物质的神秘面纱慢慢被揭开了。1920 年，英国科学家曼俄特将其正式命名为维生素 A。国际上正式将维生素 A 看作营养上的必需因素，缺乏后会导致夜盲症。

6.2.4 不可或缺的生命物质

随着时间的推移，越来越多的维生素被科学家们认识和发现，维生素逐渐形成了一个大家族。人们为了便于记忆，便把维生素按 A、B、C 一直排列到 L、P、U 等几十种。

维生素在体内的含量很少，但在人体生长、代谢、发育过程中却发挥着重要的作用。各种维生素的化学结构及性质虽然不同，但它们却有着以下共同点。

1）维生素均以维生素前体（维生素原）的形式存在于食物中。

2）维生素不是机体组织和细胞的组成成分，它不会产生能量，主要作用是参与机体代谢的调节。

3）大多数的维生素，机体不能合成或合成量比较少，不能满足机体的需要，必须经常从食物中获得。

4）人体对维生素的需要量很小，日需要量一般以毫克或微克计算，但一旦缺乏就会引发相应的维生素缺乏症，对人体健康造成损害。

6.3 烂甜瓜与青霉素

在漫长的医药发展史中，青霉素的发现与应用是一个重大的里程碑，标志着人类进入了抗生素时代。

6.3.1 差点被丢弃的培养基

1928 年，英国细菌学家弗莱明（1881—1955）在伦敦赖特研究中心实验室中意外发现，培养皿中的葡萄球菌因被污染而长了一个大霉团，霉团周围的葡萄球菌均被杀死，而远离霉团的葡萄球菌仍然存活。他把这种霉团接种到无菌培养基上，这种霉团生长很快。通过鉴定，他发现这种霉团是青霉菌的一种，葡萄球菌、链球菌和白喉杆菌等都能被它抑制。在试验期间，弗莱明的一个助手手指不慎被玻璃划破并感染化脓了，弗莱明将试验用的霉菌培养液涂在他手指上，这是有记载的人类第一次使用这种霉菌治疗化脓性感染。奇迹出现了，助手的手指脓液逐渐消去，伤口竟然慢慢愈合了。经过过滤而含霉菌分泌物的液体就是青霉素，弗莱明将其命名为“盘尼西林”。1929 年，弗莱明在英国著名杂志《实验病理学》发表了学术论文，报告了他的发现。遗憾的是，这篇论文发表后在很长一段时间里没有受到科学界的重视。弗莱明也未能将青霉素提纯用于临床。当时的技术条件，即使对于专业的生物化学家来说，提取青霉素也是一个重大难题。

6.3.2 一只“烂甜瓜”

1939 年，牛津大学的生物化学家钱恩（1906—1979）和病理学家弗洛里也在研究抗菌物质。为了了解抗菌物质的研究概况，他们在图书馆意外地发现了弗莱明发表的关于青霉素的文章，立刻决定全力研究青霉素。1940 年冬，钱恩提炼出几毫克较纯的可用于肌内注射的青霉素。这时，牛津附近一家医院有个葡萄球菌急性感染患者。经过青霉素治疗后，本来必死无疑的患者病情得到极大缓解，但不幸的是青霉素的量实在太少，患者最终还是死于卷土重来的葡萄球菌。

后来，弗洛里和钱恩来到了美国。1941 年，在美国军方的协助下，弗洛里在飞行员外出执行任务时从各国机场带回来的泥土中分离出菌种，使青霉素的产量大大提高，但还未达到满足临床需要的水平。

有一天，弗洛里下班后在街上散步路过一个水果店，店里摆了很多甜瓜。“这段时间工作进展不错，买些甜瓜慰劳慰劳大家吧！”想着，他走进了水果店。

这家店里的甜瓜样子都很好看，弗洛里拍拍这个，敲敲那个，挑了几个，交了钱后刚要走，忽然瞥见柜台里面的桌子上放着一只已经腐烂了的甜瓜，上面长了一层绿色的霉斑。弗洛里盯着这只烂瓜看了一会儿，又皱着眉头想了想，忽然对老板说：“我要这一个。”

“先生，那是我们挑出来的坏瓜，正准备扔掉，吃了会坏肚子。”老板提醒道。

“我就要这一个。”说着，弗洛里放下怀里的甜瓜，捧着那个烂甜瓜走出了水果店。老板有些不可思议地望着这个奇怪的顾客远去的背影。

弗洛里捧着烂甜瓜回到实验室后，立即从甜瓜上取下一点绿霉，开始培养菌种。不久，实验结果出来了，让弗洛里兴奋的是，从烂甜瓜里得到的青霉素，竟从每立方厘米 40 单位一下子猛增到 200 单位。

1942 年，英国和美国引进的青霉素第一次被应用到治疗中，开创了用抗生素治疗疾病的新纪元。1944 年，药物的供应已经足够治疗第二次世界大战期间所有参战的盟军士兵，挽救了成千上万名战士的生命。1945 年，弗莱明、弗洛里和钱恩因“发现青霉素及其临床效用”而共同荣获了诺贝尔生理学或医学奖。

6.4 治疗疟疾的利器——青蒿素

青蒿素是从中药黄花蒿中提取的一种抗疟成分，具有抗白血病和免疫调节功能。疟疾是一种严重危害人类生命健康的世界性流行病。引起疟疾发生的疟原虫是一种真核生物，长期潜伏于雌蚊体内，在雌蚊叮人时随着口液注入人体，在肝细胞内大量发育和裂殖，然后再钻入血液的红细胞中大量生长、裂殖，导致人体大量红细胞破裂，从而使人出现高热、寒战、贫血、肝脾大等症状，直至死亡。

因此，疟疾的防治是世界各国医药界的研究课题。

6.4.1 中国原创大奖

2011年9月23日，81岁高龄的中国药理学家、中医科学院研究员屠呦呦，手捧奖杯站在美国纽约2011年度拉斯克临床医学奖的领奖台，在五星红旗的映衬下，她笑得很是灿烂。

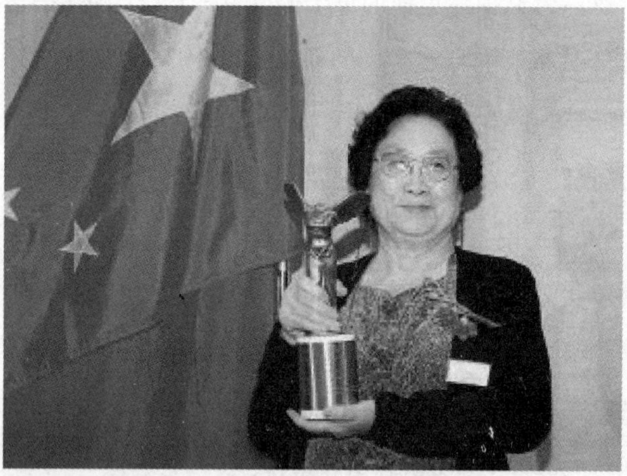

图6-6 屠呦呦在2011年度拉斯克奖颁奖现场领奖

创立于1946年的拉斯克奖是美国最高科学奖，旨在表彰医学领域的突出贡献。迄今为止，共有超过300人次获得拉斯克奖，而其中有80位在后来获得了诺贝尔奖，所以该奖项也被看作诺贝尔奖的“风向标”，又被称为美国的“诺贝尔奖”。

屠呦呦获得拉斯克奖，是拉斯克奖设立65年来首次颁予中国科学家，也是迄今为止中国生物医学界获得的世界级最高大奖。其获奖理由是“因为发现青蒿素——一种用于治疗疟疾的药物，挽救了全球特别是发展中国家的数百万人的生命”。

拉斯克奖关于屠呦呦的获奖词是：“表彰她在青蒿素的发现及其应用于治疗疟疾方面所做出的杰出贡献。这一医学发展史上的重大发现，每年在全世界，尤其在发展中国家，挽救了数以百万计疟疾患者的生命。在基础生物医学领域，许多重大发现的价值和效益并不在短期内显而易见。但也有少数，它们的诞生对人类健康的改善所起的作用和意义是立竿见影的。由屠呦呦和她的同事们一起研发的抗疟药物青蒿素就是这样一个例子。”

发现青蒿素是中国的科学原创，是中医药宝库为全人类的健康做出的不朽贡献，获得拉斯克奖是国际社会对中国发现的肯定。尽管获奖过程经历了漫长的40年，但屠呦呦说得好：“这是中国人、中国科学事业、中医中药走向世界的一个荣誉。”

6.4.2 缘于越战的发现

20世纪60年代初，由于对奎宁和氯喹类药物产生抗药性的疟原虫的出现，全球疟疾疫情难以控制，热带丛林地区更是疟疾肆虐。时值美越交战，万千官兵逃过枪林弹雨，却被疟疾击倒。据称，1967—1970年在越美军因疟疾减员80万人，疟疾同样困扰越军。为了对付疟疾，美国不惜投入巨额经费重新筛选了20多万种化合物，但最终也未找到理想的抗疟新药。而越南方面则向中国提出了协助解决疟疾困扰的要求。1966年，毛泽东主席与周恩来总理下令，组成领导小组，以“5·23”为防治疟疾新药项目的代号联合研发抗疟新药。

1969年，身为实习研究员的屠呦呦临危受命，加入了“5·23”。她从整理历代医籍开始，收集2 000多种方药，归纳编纂成《抗疟方药集》，又从中选出200多方药筛选了380多个提取物，根据东晋葛洪《肘后备急方》“青蒿一握，以水二升渍，绞取汁服”，她改用沸点较低的乙醚制取青蒿提取物。经过反复实验，终于在1971年10月经历了190多次的失败之后获得了对鼠疟、猴疟均具有100%抗疟作用的青蒿素。后经2 000多病例验证，确证青蒿素为“高效、速效、低毒”的抗疟新药，特别对抗氯喹恶性疟有特效。屠呦呦继续深入研究，又首先发现了双氢青蒿素，研制青蒿素类和吖啶类抗疟药组成的“复方双氢青蒿素”，扩展药效至免疫领域。

1981年，青蒿素因速效、低毒，被世界卫生组织列为推荐的抗疟新药。青蒿素的发现不仅找到了一个抗疟新药，而且为寻找抗疟药开辟了一条新的途径，由此带动国际抗疟领域工作的新进展，也促使世界上很多国家对青蒿素展开进一步的研究，挽救了全球特别是发展中国家数百万人的生命。

以上谈及的现代基础医学研究成就，仅是基础医学发展史浩瀚海洋里的几朵浪花。要想读懂20世纪的现代基础医学发展史，我们不仅要有“百灵鸟”般的美好嗓音，还要有“鹰隼”一样的睿目。现代基础医学100多年来的发展和变化，除了使我们受益无穷之外，还让我们更深一步地思考基础医学的发展方向。

基础医学的蓬勃发展为临床医学提供了很多妙药良方，这些都给人类带来了巨大的利益。胰岛素的发现及应用解除了人类对糖尿病的恐慌，拯救了糖尿病患者的生命，是人类战胜疾病的里程碑。维生素理论的创立，使人类意识到原来还有一种疾病是因为少吃了食物中的某些成分造成的，结束了当时人们对疾病认识局限在瘟疫的时代，人类走出了食品与疾病关系的原始森林。青霉素的发现开启了人类治疗疾病的新思路，成为第一个临床应用的抗生素，对人类的健康发展产生了深远的影响。治疟良药青蒿素的发现是医学史上的重大发现，是源于我国中医药宝库的发现，是我们永远引以为豪的成就。

纵观20世纪现代医学的发展，基础医学的研究极大增进了人类对生命本质的认识，为药物研究和临床治疗提供了有力的保障。如今，我们正向着更深入、更微观的基因方向前进，生命科学的研究已达到了前所未有的深度和广度，我们现在需要做的就是加速它的发展同时搭建与临床医学和药学的桥梁。科学家预言，在“人类基因组计划”完成后的10~20年，基因医学将进入黄金时代。

7 现代临床医学的重大成就

20世纪以来，医学科学和医学实践得到了空前迅速而巨大的发展。许多疾病的有效治疗和预防，在20世纪才开始实现。20世纪医学在研究对象的层次上，向微观和宏观发展。微观上，随着电子显微镜等检测技术的发展，人们得以认识到传染性疾病的病原物质并加以防治，各种致病性微生物（细菌、病毒、寄生虫等）对机体的致病作用逐步明了。X射线衍射、心电图仪等现代理化技术在医学上的广泛应用，使人类对疾病的诊断与治疗手段日趋精进。随着分子生物学技术的发展，医学研究深入到分子水平，人们认识到遗传基因的差异是疾病发生发展中的内因物质基础，转基因动植物及克隆动物的培育是目前生物技术领域研究的热点，在人类医学研究应用方面具有广阔前景。另外，宏观上，人作为一个与自然环境和社会环境密切相互作用的整体，中国传统医学中的整体论思想在西方已得到普遍认可，古老的针灸以其神奇的疗效在西方散发着独特的魅力。

7.1 螺旋体、立克次体、病毒与衣原体

7.1.1 螺旋体引致的“暗毒之花”

在皮肤底下有个斑点，可以摸得出来，硬硬的像一颗纽扣，不过几周之前，它还是柔软的皮肤。也许……一场可怕的风险，像一杯冒着热汽的苦艾酒，闪烁着绿色的沉思。现在这朵花就像盛开的仙人掌花，慢慢地，到处都长出颜色黯淡的疹子，脚底、掌心都是，如甜美的玫瑰，医生肯定地说：没错，这就是可怕的梅毒。

螺旋体从感染点进入身体，很快开始分裂复制，梅毒患者的感染就此开始。

《哈里森内科学原理》中说，在出现临床创伤之前，螺旋体的密度高达每克人体组织有一千万只。身体的免疫系统进行抗争，大量的螺旋体死亡，但有些还群集存活在组织内，并且定期将有机体从这些蓄积点排入血液和淋巴液中，在许多新的地方造成新的创伤。梅毒是一种慢性发炎而且不断复发的疾病。

19 世纪法国诗人特奥菲尔·戈蒂埃看到一支不快乐的法国军队占领罗马：这里美洲梅毒甚为猖獗，就像弗兰西斯一世的时代。整个法国军队因此瘫痪，腹股沟处长疮，肿得像贝壳，脓汁可以像喷泉一样喷出。胫骨皮肤呈鳞片状脱落……中尉走在街上，看起来像只豹子，他们身上都是玫瑰疹的斑斑点点、咖啡色的斑块、长出疣和瘤的赘生物，以及角状的突出物，两周之后，出现第二和第三期梅毒的其他症状。

但是这种快速发展的梅毒很少见。大部分先出现下疳和疹子，然后就消失，最初几年复发时只会出现一些伤口。除了这些，其他症状看不出来，因此可以很隐秘，虽然患者经常病得很重，而且觉得中毒，但是疼痛很少被归因于梅毒。成功的寄生物不会很快杀死宿主，因为具有吸引力的宿主，只要不出现流脓的伤口，就有新的机会找到新的爱人继续经由性交传染。这种沉默的疾病让 19 世纪的医学界感到困惑和着迷，科学研究致力于了解、处治和寻求治疗的方法。

无论螺旋体的起源有多神秘，以及初期跟人类的关系多么不确定，1495 年查理八世的法国军队攻打那不勒斯，历史以这个特定的事件作为梅毒传染全世界的开始。这场军事行动之后，各国雇佣兵解散回到家乡，将梅毒传播到全欧洲。梅毒先是席卷意大利，再转往法国和德国，然后是世界各地，就像在新的感染者身上经由血管遍布全身。

10 年内，所有的欧洲国家都受到这个可怕疾病的袭击。印度也出现这种新的传染病，可能是 1498 年达·伽马从里斯本抵达加尔各答传来的。然后又传到中国，被称为“广东疹子”；1512 年传到日本，被称为“中国溃疡”。每个国家都怪罪邻国将这种恶疾传入，俄罗斯说这是波兰人病，波兰人说是日耳曼人病，日耳曼人则称之为“西班牙痒”，法国人和意大利人也是互相指责，穆斯林则怪罪基督徒。伏尔泰称梅毒为西班牙人从新大陆采集的“第一枚果实”。带有致命梅毒的征服者，将病毒带到这片新大陆。

当然，那时候没有人知道如何引起梅毒，不过出现了许多理论，如马铃薯、美洲的鬣蜥，或是不正当性行为的天谴。1530 年，吉罗拉莫·法拉可斯托洛医师写了一首 1 300 行有关梅毒的拉丁诗。法拉可斯托洛认为有一种看不见的生物引起这种病，因此提出微生物存在的假设。他跟当时的人一样，认为梅毒来自伊斯帕尼奥拉（哥伦布首次航行美洲时发现伊斯帕尼奥拉岛，该岛便成为西班牙的殖民地）。在显微镜发明之后，可以看见微小的病原体，证明法拉可斯托洛的微生物理论是正确的，人类终于在 1905 年看到引起梅毒的微生物。

柏林一位 25 岁的女性，由于皮肤有异状且头痛，就诊于医生埃里希·霍夫曼。霍夫曼于她的右阴唇发现长疮，便割下一小块腐烂的丘疹送交给同事弗里茨·绍丁。绍丁是研究鸭和猫头鹰寄生虫的专家，在他的显微镜下，出现一种苍白而扭曲的生物。梅毒螺旋体是梅毒的病原体，因其透明，不易着色，绍丁命名了这两个发现——苍白密螺旋体和苍白螺旋体。第一个名字以分类的观点来看比较正确，不过一般较常用的是螺旋体。11 天之后，他检验一位 58 岁寡妇的身体，再次发现细长的有机体。到了月底，这两位医生已发现 11 个病例。

绍丁看到的银色有机体形状像蛇，长度大约是红细胞的直径，4 ~ 20 微米，宽度是 0. 1 ~ 0. 2 微米，有 6 ~ 24 个间隔一致的螺旋，两端稍微变细，以波浪起伏的方式不断地从显微镜载玻片的一端游到另一端。在外膜下有 6 根内鞭毛，是动力的来源，缠绕着一个内细胞，形成螺丝锥的外观。其活动方式有三种：绕轴心快速旋转、前后运动及横向弯曲运动。

虽然有这些科学上的发现，苍白密螺旋体仍然很神秘。与其他细菌病原体比较，我们所知不多，无法持续培养，现有的诊断检测都不够理想。即使以青霉素治疗，有些疾病仍然躲在“密螺旋体庇护所”，如眼睛和淋巴结就藏有螺旋体。其生命周期有许多细节还是没有答案，梅毒螺旋体和较新的性病病毒艾滋病病毒之间的互动关系，仍有很大的争议。苍白密螺旋体还是选择人体为唯一宿主，对于青霉素还没有产生抗药性，然而它继续存留着，并未被人们所消灭。

7. 1. 2 立克次破解“死亡斑点”

斑疹伤寒曾给人类带来的灾难性危害，仅次于疟疾和鼠疫。1909 年，美国病理学家立克次（1871—1910，图 7－1）首次发现洛基山斑点热与鼠型斑疹伤寒的独特病原体。1871 年 2 月 9 日，立克次出生于俄亥俄州芬德利。20 世纪初，他在长期从事于微生物的研究中过度劳累，身体每况愈下，便到密苏里做短暂的休养。在休养期间，他发现了一种奇怪的病——洛基山斑点热，该病患者浑身发黑，皮肤出现红色的斑点——人们称之为“死亡斑点”，眼膜充血，持续高热，10 天左右便停止呼吸。立克次于是放弃休养，全力投入到此病的研究工作中。

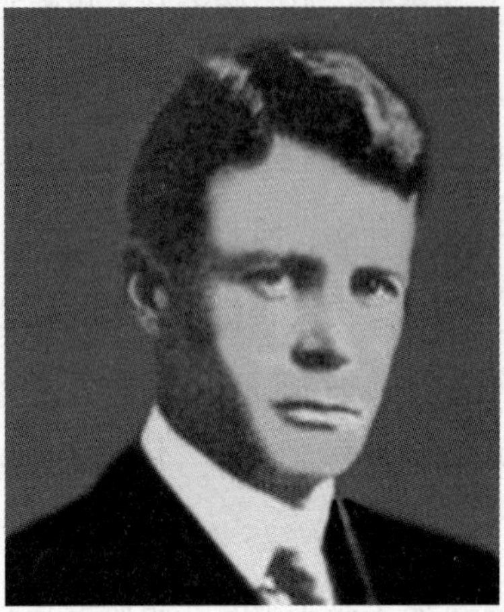

图 7－1　立克次

经过仔细的调查研究，立克次发现一个重要线索：洛基山斑点热死者都曾被当地一个峡谷里的木壁虱叮咬过，立克次不顾自己的身体状况，亲自来到那些风景秀丽却凶险可怖的峡谷里。为了寻找自然界中可能受到感染的壁虱，他在马、牛、兔身上和灌木丛中梳理，然后把收集到的壁虱小心地贴在用作实验的豚鼠的裸露皮肤上，豚鼠一个个患上了洛基山斑点热，并全部死去。由此，他于 1906 年证明洛基山斑点热是由壁虱传染的，并分离出致病因子——一种极不寻常的微生物，它不能在配制的营养物质上生长，只能在活细胞内寄生，呈杆状，比细菌小，比病毒大，似乎是介于细菌和病毒之间的一种微生物。

1910 年，立克次应邀到墨西哥研究流行性斑疹伤寒，他从患者的血液与吸过患者血的虱子体中找到与洛基山斑点热相像的杆菌状小体。他通过交叉免疫试验区分了这两种疾病。正当立克次对传染斑疹伤寒的体虱进行更深入的研究时，他在墨西哥城不幸染上斑疹伤寒而死去。他的不幸去世震动了科学界，人们深深地被他为科学献身的精神所感动，墨西哥城为他举行了 3 天的悼念活动。为纪念他，在立克次逝世 5 周年的纪念日，人们把引起斑疹伤寒和洛基山斑点热的微生物命名为立克次体，以缅怀他为研究斑疹伤寒所做的贡献。同时，他也是最先用实验动物进行接种实验和疾病鉴定的医生，他对免疫和血清的研究为疫苗研究奠定了基础。

在第一次世界大战期间，虱传斑疹伤寒发生过大流行，病死率常常高达50%～70%，有150 000个士兵死于该病，当时被称为战壕热。1909年，法国微生物学家尼科尔证实体虱是流行性斑疹伤寒的传播媒介，这样就能通过灭虱等流行病学措施来预防该病，尼科尔因此而获诺贝尔生理学或医学奖。后来尼科尔又证明地方性斑疹伤寒是由鼠身上的跳蚤传播的。地方性斑疹伤寒的症状与流行性斑疹伤寒的症状相似，但病情较轻，病死率较低。第二次世界大战期间，通过疫苗接种和用DDT灭虱，使流行性斑疹伤寒在军队的发病大大地降低。如今，在非洲、南美洲和亚洲一些高原寒冷山区该病的发病率和死亡率还较高，仍是世界卫生组织流行病监测计划中的一种疾病。

7.1.3　有“毛病”的过滤器和病毒的发现

病毒，对大家来说并不陌生。许多疾病如麻疹、流感、甲肝、猩红热、脊髓灰质炎、艾滋病等，都是由病毒引起的。在病毒大家庭中，有一种病毒有着特殊的地位，这就是烟草花叶病毒。无论是病毒的发现，还是后来对病毒的深入研究，烟草花叶病毒都是病毒学的主要研究对象，起着与众不同的作用。

1886年，在荷兰工作的德国农艺化学家迈尔首先发现并命名了烟草花叶病。通过对病变烟草植株及土壤成分的分析，发现该病不是通常由于无机物平衡失调所引起，这促使迈尔进行了一项关键性的试验。他把患有花叶病的烟草叶片汁液注射到健康植株的叶脉中，结果大多数健康植株严重染病，从而首先证明了烟草花叶病是一种传染性疾病，能够从病株传染到健康植株上。

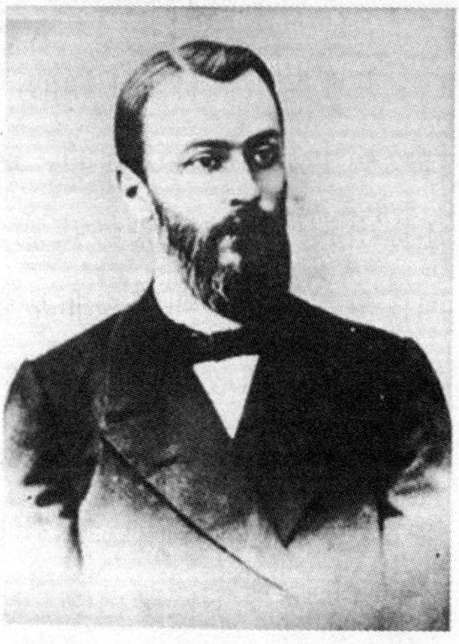

图7－2　伊凡诺夫斯基

6年后，俄国一位年轻的植物学家伊凡诺夫斯基（图7－2）重复并肯定了迈尔的实验，并进一步发现烟草花叶病的致病因子能通过当时各类细菌所不能通过的细菌过滤器的微孔，也就是说，病变的烟草汁液通过细菌过滤器后仍有传染性。这一发现暗示了可能存在一种比以前所知的任何一种细菌都小的病原体。可惜的是，伊凡诺夫斯基由于拘泥当时盛行的法国微生物学家巴斯德的疾病菌源说，以为是自己的过滤器出了毛病，最终没有认识到这一发现的重要意义，认为烟草花叶病的致病因子只是细菌产生的毒素。

1898 年，贝杰林克进行了类似伊凡诺夫斯基的工作。发现患花叶病烟草汁液不仅具有连续传感性，还能在琼脂凝胶中扩散，这种液体中存在着恰如生物一般的生命物质。这是从未发现过的新现象。从这些实验结果，贝杰林克指出，引起烟草花叶病的致病因子有三个特点：①能通过细菌过滤器最细微的滤膜；②是一种仅能在活的植物体组织中繁殖的有机体；③在体外非生命物质中不能生长。贝杰林克把这种有别于细菌的有机体称为“有传染性的活的液体”或“病毒”，拉丁名叫“Virus”。贝杰林克认为病毒是以液态形式存在的（但这一看法后来被温德尔·梅雷迪思·斯坦利推翻，他证明了病毒是颗粒状的）。尽管当时贝杰林克觉得很难想象这种病毒如何生长和繁殖，但是他提出了一个天才的设想：“为了能够进行繁殖，这种接触传染物（病毒）一定是结合到活细胞的原生质中去了……”贝杰林克的工作在病毒学史上具有划时代的影响。它打破了当时人们普遍信奉的疾病菌源说的传统观念，是人类认识病因过程中的一次重大突破，标志着人类对病毒性疾病的认识由感性阶段上升到理性阶段。

7.1.4 神奇的病毒“诞生”了

几乎与贝杰林克工作的同时，德国细菌学家莱大勒和弗罗施证明动物中的口蹄疫病也是由病毒引起的，这是当时所知的第一种由病毒引起的动物病例。他们还提出其他一些感染性疾病，如天花、麻疹、猩红热、牛痘、牛瘟等产生的原因，也都可追溯到那些非常微小的病毒。1901 年，细菌学家里德领导的美国黄热病委员会勇敢地闯入黄热病高发区——古巴研究其病因，证实了黄热病传染因子是病毒，这种病同疟疾一样也是由昆虫传播的，从而，人类第一次认识了虫媒病毒。1915 年，细菌学家托特报道了他通过对某些葡萄球菌的培养和观察，又发现了一类既不侵染植物，也不侵染动物，而是侵染细菌的新病毒。两年后，细菌学家代列耳也发现了专门侵染细菌的新病毒，并首先命名它们为“噬菌体”。到 20 世纪 30 年代中期，已有很多动物、植物病害被证实是由病毒引起的。而且人们从解决病害观念出发，进行了种种研究，积累了不少资料。

病毒的传播方式多种多样，不同类型的病毒采用不同的方法。例如，植物病毒可以通过以植物汁液为生的昆虫，如蚜虫，在植物间进行传播；而动物病毒可以通过蚊虫叮咬而得以传播。这些携带病毒的生物体被称为“载体”。流感病毒可以经由咳嗽和打喷嚏来传播；诺罗病毒则可以通过手足口途径，即通过接触带有病毒的手、食物和水来传播；轮状病毒常常是通过接触受感染的儿童而直接传播。此外，艾滋病病毒则可以通过性接触来传播。

尽管人们发现了各种各样不同的病毒，但对病毒本质的认识要困难得多。20世纪30年代后期电子显微镜的发展，终于可以直接观察到病毒颗粒的形态，1935年，美国生化学家斯坦利第一次获得了病毒的结晶，并证实它的主要成分是蛋白质和核酸。1939年，德国科学家考施在电子显微镜下观察到烟草花叶病毒的形状。这是一种直径15纳米、长300纳米的长杆状颗粒。此后，许多病毒的形态结构照片不断公布于众，使人们看到了多姿多彩的病毒世界。番茄黄化花叶病毒颗粒为球形，流感病毒看起来就像浑身长刺的海胆。

随后，科学家开始全面研究病毒，随着分离、扩增和分析病毒技术的发展，病毒的结构、感染机制才被认定，人类由此进入了分子时代。

起初人们很困惑，因为这东西并不符合教科书上给生命所下的定义，它们和具有细胞结构的微生物也有很大区别。游离的病毒压根儿不能自我繁殖，必须入侵宿主细胞，释放遗传物质，然后利用宿主的代谢机制复制或转录病毒的遗传物质。为此，人们一直争论病毒到底是生物还是非生命的化学集合体。就技术上而言，说一个病毒“活着”并不正确，专业上说病毒是在“活化”。活化之后的病毒，会显示出各种生命特征，不仅能繁殖和进化，还会产生突变，以适应周围环境中的各种挑战，并在各种苛刻的条件中谋生存。想一想就会觉得这是一件神奇的事情：一个原本没有生命的物质，忽然就能和周围相似的物质结合在一起，变成一个具有无限活力的物体。它就像孩子们常玩的具有卡棒和卡槽的拼接玩具，一瞬间发展出自我结合的能力，随后变成有生命的形体，然后袭击玩耍它的孩子们。

病毒的蛋白质外壳上突起的倒钩就是受体结合蛋白，这就相当于拥有了一把钥匙，它要寻找这把钥匙能打开的锁。每一个活着的宿主细胞都有一个锁，需要一套特定的密码才能开启。这些赖以开锁的组合数字异常复杂，配置方式可能有上千亿种，但只有一种是正确的。病毒知道如何从无法计算的组合密码中挑出正确的数字，然后打开锁进入细胞。一旦把细胞的门锁打开，细胞就对它毫无戒心，像对待激素或营养物质一样对它表示欢迎。此时，病毒的蛋白质外壳很快消失，遗传物质便开始紧急工作，用细胞内的物质来自我复制，不用多久，这个可怜的细胞内就布满了成千上万第二代病毒。这些新生的病毒倾巢而出，每一个都跃跃欲试，试图用自己的钥匙去开启另一把锁。但是那个宿主细胞呢？瞬间就会爆裂！

第二代病毒很快就会找到新的细胞，这一次就不止一个细胞被感染，而是成千上万个细胞沦陷。第三代细胞的数量就是成千上万再乘以成千上万，于是，宿主体内被感染毁坏的细胞不停地以指数函数的方式增加，成为一堆死尸。但是病毒的目的不在于把宿主彻底干掉，因为一旦宿主死亡，病毒只好跟着灭亡。所以它要找到一条出路，传播发展，比如借着咳嗽、打喷嚏或者体液离开，悄悄地登上另一艘“新船”。由此，病毒的大量传播开始了。

7.1.5 恐怖的埃博拉病毒

埃博拉出血热是由埃博拉病毒引起的急性多器官出血性疾病，是动物疫源性传染病，病死率高达80%左右。埃博拉出血热在中非已流行了几个世纪，以前一直未引起注意，直到1976年在扎伊尔北部埃博拉河畔的一所村庄里，数百人神秘地死去，这才引起外界的重视。

1976年9月，一种可怕的未知病毒袭击了埃博拉河流域的55个村庄。按照当地的风俗，尸体在埋葬前，其内脏必须由女性家属用手取出，而这导致了病毒在埃博拉流域的大暴发。大批的患者被送往当地仅有的一家教会医院，修女们用了一切可用的药物，但丝毫不起作用，而且担任护士的修女也遭感染。伴随着一阵阵痛苦的呻吟，一团团污血从患者的眼睛、鼻子、嘴巴、肛门往外喷涌。一位当时在场的医生这样描述道：“患者就像在你面前慢慢融化！”这次疫情的最后结果是：361名感染者中有318人死亡，死亡率高达88%！这是当今世界上造成死亡率最高的一种病毒。不知所措的修女们只得发出无线电信号求救。

不久，扎伊尔国立大学两位传染病专家赶到，对此也束手无策。扎伊尔政府随即封锁了该地区。位于美国亚特兰大的疾病控制中心收到紧急通知后，立即派出一支装备精良的联合调查组。比利时斯蒂芬·帕廷教授和英国厄尼·鲍恩教授从流行地区患者的体内分离出一种新的丝状病毒，以埃博拉为病毒命名。这种疾病迄今为止已多次在中非发生大的流行。该病通过身体接触传染，最主要的临床表现是发热和多器官出血，也被称为埃博拉出血热。埃博拉病毒是至今人类所知的最为恐怖的病毒之一，病死率高达50%～100%，被世界卫生组织列为潜在的生物战剂病原体。

埃博拉病毒由5个不同种类组成：本迪布焦、象牙海岸、雷斯顿、苏丹和扎伊尔。本迪布焦、苏丹和扎伊尔这三种与在非洲暴发的大型埃博拉出血热疫情相关，而象牙海岸和雷斯顿这两种则不同，主要在动物中发现。在菲律宾发现的埃博拉雷斯顿种可感染人类，成为无症状的病毒携带者，但到目前为止尚没有得到人患病或死亡的报道。在非洲，人们认为果蝠，尤其是锤头果蝠、富氏前肩头果蝠与小项圈果蝠，可能属于埃博拉病毒的自然宿主。因此，埃博拉病毒的地理分布可能与果蝠的生长区相重叠。

从1976年9月发现至2012年5月，埃博拉出血热多次出现重大疫情（表7－1）。目前，埃博拉出血热尚无特效治疗方法，一般采用对症处理，包括退热降温，保持水电解质平衡，维护正常血液循环，保护肝肾和多脏器功能，预防控制出血，补充凝血因子等。另外，输注埃博拉出血热恢复期患者的血清或埃博拉病毒抗体血清，以及干扰素抗病毒治疗。在埃博拉出血热流行期间，对高危人群（如医务人员）预防使用免疫调节剂如胸腺肽α－1可能有一定的保护作用。

表 7-1 埃博拉出血热重大疫情年表

年份	国家	病毒分型	病例数	死亡数	病死率
2011	乌干达	埃博拉苏丹	1	1	100%
2008	刚果民主共和国	埃博拉扎伊尔	32	14	44%
2007	乌干达	埃博拉本迪布焦	149	37	25%
2007	刚果民主共和国	埃博拉扎伊尔	264	187	71%
2005	刚果	埃博拉扎伊尔	12	10	83%
2004	苏丹	埃博拉苏丹	17	7	41%
2003（11—12 月）	刚果	埃博拉扎伊尔	35	29	83%
2003（1—4 月）	刚果	埃博拉扎伊尔	143	128	90%
2001—2002	刚果	埃博拉扎伊尔	59	44	75%
2001—2002	加蓬	埃博拉扎伊尔	65	53	82%
2000	乌干达	埃博拉苏丹	425	224	53%
1996	南非	埃博拉扎伊尔	1	1	100%
1996（7—12 月）	加蓬	埃博拉扎伊尔	60	45	75%
1996（1—4 月）	加蓬	埃博拉扎伊尔	31	21	68%
1995	刚果民主共和国	埃博拉扎伊尔	315	254	81%
1994	科特迪瓦	埃博拉象牙海岸	1	0	0
1994	加蓬	埃博拉扎伊尔	52	31	60%
1979	苏丹	埃博拉苏丹	34	22	65%
1977	刚果民主共和国	埃博拉扎伊尔	1	1	100%
1976	苏丹	埃博拉苏丹	284	151	53%
1976	刚果民主共和国	埃博拉扎伊尔	318	280	88%

7.1.6 中国人分离出的衣原体

沙眼是一种古老的眼病，世界性广泛流行，曾是致盲首因，严重危害人类健康。人类沙眼最早的记录起始于公元前 3400 年，即埃及的基辅时代，当时有记载关于沙眼临床症状的描述即倒睫症。“沙眼”来源于古希腊语“粗糙”，即上睑淋巴滤泡。11 世纪阿拉伯医生伊本·伊萨认为，沙眼可分为四期，并指出倒睫是沙眼的主要并发症，称之为“埃及眼炎”。1789—1801 年，拿破仑率领法国军队进攻埃及归来时，法国士兵将从埃及染上的这种疾病带入欧洲，随后英国士兵又将该病带入英国。同样，通过移民途径，这种疾病又传入了美洲大陆。1905 年，美国国会批准的修正案中规定移民进入美国前所有人都需要接受沙眼的检查。可见这种疾病的传染性极强。

沙眼在我国也有悠久的历史，最早记载于《黄帝内经》，古时称为“粟疮”，又名“椒疮”。明代袁学渊的《眼科全书》记有：“睑间积血，年久致成风粟，与眵黏症同，然睑眵粘睛，无风粟也，故此分睑生风粟，盖胞者上胞，睑者下睑也。”治疗方面，眼科《龙木论》《目经》《银海精微》等书记载有“利用刀间日铲洗出血，三五度，去根本即痒，照本症点服不辍，渐自稀疏”。

20 世纪 50 年代，当时沙眼流行范围很广，据世界卫生组织估计，当时全世界有超过六分之一的人口患沙眼，在发病率高的地区，人口中因该病而失明的超过 1%，视力受到严重损害的超过 10%。

无法解决沙眼问题主要是由于一直未查明病原体，20 世纪早期的眼科学家、细菌学家及病理学家都参与了对沙眼病原体的研究。1887 年，微生物学创始人之一科赫曾从沙眼病灶中分离出一种细菌——科赫—维克杆菌，认为是沙眼的致病菌，最早提出了沙眼的“细菌病原说”，但很快被否定了。1907 年，哈伯斯忒特和普罗瓦采克在沙眼病灶中发现包涵体，认为可能是病毒，但未定论。20 世纪 20 年代，尼古拉证明沙眼材料用砂棒滤掉细菌仍有感染性，首先提出了沙眼的“病毒病原说”，但未能证实。1928 年，野口英世从沙眼材料里分离出一种细菌——“颗粒杆菌”，认为是病原菌，重新提出了“细菌病原说”，此说曾引起广泛注意。这些研究以包涵体、颗粒杆菌及立克次体为主要发现，但是经过无数的实验和探索，始终没有一种说法能完全让人信服并找到相应解决沙眼的方法。

20 世纪 30 年代，中国微生物学家汤飞凡（图 7－3）看到沙眼对国人的危害，便开始了沙眼病因的研究。经过试验，汤飞凡否定了沙眼病原的细菌学说。

此后，由于日本侵华战争的影响，我国沙眼研究的进程中断了。到了1954年，沙眼在我国的流行依然猖獗，据调查，城市沙眼患病率为25%～30%，农村沙眼患病率高达80%～90%，有“十人九沙”之说，危害极大。汤飞凡重又研究沙眼病因，进行了沙眼包涵体研究、猴体感染试验和病毒分离试验。他与时任北京同仁医院眼科主任兼副院长的张晓楼合作，经过反复辛苦试验，他们终于在1955年8月18日第8次分离试验中分离出了1株沙眼“病毒”！这是世界上第一株沙眼“病毒”，被汤飞凡命名为TE8，T代表沙眼，E代表病因，8是第8次试验。后来许多国家的学者把它称为“汤氏病毒”。虽然分离出了“病毒”，但成功率太低，他们改进方法，继续试验。终于病毒分离率达到了50%，不到两个半月内又连续分离出病毒8株。

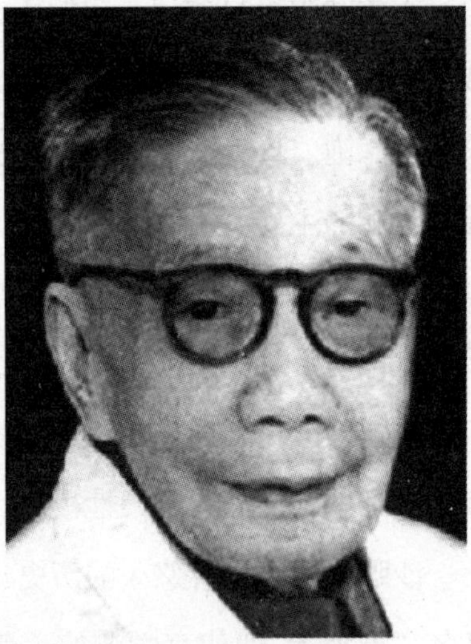

图7-3 汤飞凡

试验成功了，有人建议汤飞凡赶快发表成果，因为世界上许多实验室在竞相分离沙眼病毒，不赶快发表，怕被人抢先。但作风严谨的汤飞凡并没有同意。他认为还没有达到科赫定律的要求。科赫定律要求确定一种微生物是某种传染病的病原体，第一要能从相应的病例里分离出这种微生物；第二要能在宿主体外培养出这种微生物的纯培养；第三分离出来的微生物要能在另一健康宿主中引起典型的病变和症状；第四还要能把这种微生物从这个宿主中再分离出来。

汤飞凡又做了很多工作，证明了TE8能在鸡胚中继续传代，用它感染猴子能造成典型的沙眼并能找到包涵体，能把它从猴子眼里再分离出来，得到“纯培养”。他还用分级滤膜证明TE8是可过滤的，并测出它的大小为120～200纳米。然后，他才于1956年10月发表了论文。最后，他又在1967年除夕，将TE8种进自己的一只眼睛，造成了典型的沙眼，并且为了观察全部病程，坚持了40多天才接受治疗，无可置疑地证明了TE8对人类的致病性。

沙眼病毒分离成功，在国际科学界引起了巨大的反响，因为这是一个关键性的突破，将长期处于低潮的沙眼研究一下子推上了高潮。英国李斯特研究所的科利尔 1957 年得到 TE8 和 TE5 后，很快证实了汤飞凡等的工作。1958 年，他又用汤飞凡的方法在西非冈比亚分离出沙眼病毒。不久，美国、沙特阿拉伯、以色列等国家与地区的医学家也相继分离出沙眼病毒。1958 年，琼斯在美国从一个患性病的妇女子宫颈中分离出沙眼病毒，解决了这种仅在美国每年就有上万人受害的性病病原问题。有了病原体可供试验，证明了许多简单的方法，如干燥、日晒、热水烫，以及许多常用的消毒药，都能有效地消毒，同时还筛选出许多特效药。沙眼的治疗和预防在短短几年里取得了前所未有的进展。

有了沙眼病原体，又对类似的病原体进行系统深入的研究，从而确定了沙眼、鹦鹉热及鼠蹊淋巴肉芽肿的病原体，同属于介于细菌与病毒之间的一组微生物。这导致了微生物分类的重大变革，增加了一个衣原体目。汤飞凡被称为“衣原体之父”。

7.2 装上科学技术的翅膀

7.2.1 显示骨骼的 X 线照片

德国物理学家威廉·康德拉·伦琴（1845—1923，图 7－4），在 1895 年发现了 X 射线（亦称 X 线）。

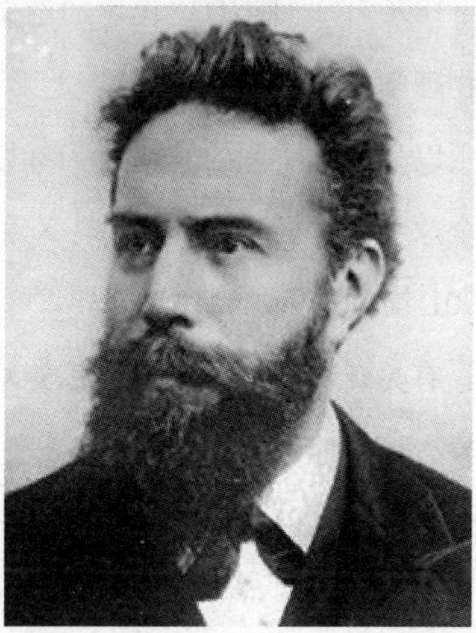

图 7－4 伦琴

1895 年 11 月 8 日，50 岁的伦琴在威茨堡大学的实验室（图 7－5）用克鲁克斯管做实验时发现工作台上的氰亚铂酸钠纸屏能发出荧光。他分别用纸和书本遮住纸屏，纸屏仍然发光。使伦琴更为惊讶的是，当他把手放在纸屏前时，纸屏上留下了手骨的阴影。经过反复实验，伦琴认为从克鲁克斯管中放出的是一种穿透力极强的射线，他一连多天将自己关在实验室里，集中全部精力进行彻底研究。6 周后，伦琴确认这的确是一种新的射线。当时因不详其性质，他称之为“X”射线。

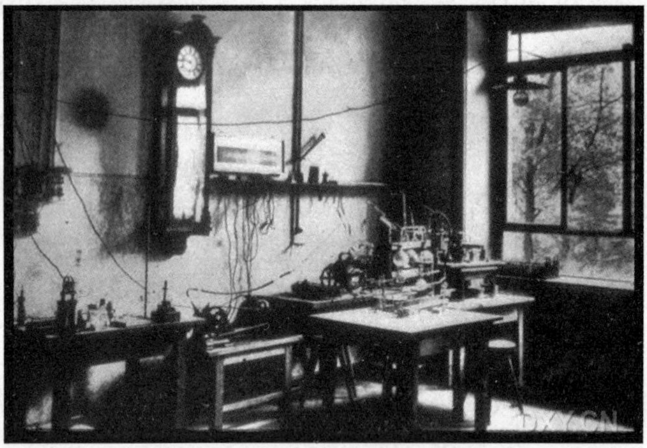

图7－5　伦琴X射线的实验室

同年12月22日，伦琴好奇地用这种射线给自己的妻子拍摄了一张手部照片，照片清晰地显示出她的左手掌骨骼和无名指上金戒指的轮廓，这也是著名的人类历史上第一张人体X射线骨骼照片。

同年12月28日，伦琴向威茨堡市物理医学会递交了他的第一篇论文《关于一种新射线的初步报告》。

1896年1月4日，伦琴的论文和这张X射线照片在柏林大学物理系的“柏林物理学会50周年纪念会”上第一次展出；1月5日奥地利《维也纳日报》在头版以《耸人听闻的发现》为标题的独家新闻第一次报道了X射线的发现，引起全球轰动。伦琴也因发现X射线及对其性质的深入研究，荣获了第一届（1901年）诺贝尔物理学奖。

有关资料表明，在伦琴发现X射线之前，也曾有几位科学家偶然发现过这种现象，可是他们认为那只是一种干扰，只是想方设法去排除它，没有人像50岁的伦琴这样以极大的兴趣、锲而不舍的精神去钻研并发表出来，因而错过良机。而伦琴却能认真对待这种偶然性的发现，透过现象看本质，从中找出事物内部的必然联系，最终发现了引起学术界轰动的X射线。

在伦琴之前的其他科学家，例如古德斯比德和詹宁，也曾于1890年2月22

日在美国费城偶尔有过类似的发现，但他们没有去深入探究本质。1896 年得知伦琴发现 X 射线后，二人回顾性地重复他们 1890 年的实验，也拍摄到了显示硬币的 X 射线图片，然而悔之晚矣！

科学研究的重要特点之一是通过各种途径去探索自然规律。这个进程是曲折复杂的，不可能完全遵循某一条预定的途径达到预期的目的。这就是一个偶然性发现和必然性规律之间的辩证关系。因此，谁善于捕捉意外事件，谁能透过大量纷繁复杂的偶然性的客观现象揭示其必然性规律，谁就能有所发现发明，登上科学的高峰。X 射线虽然是伦琴无意的发现，却改变了人类世界，如此巨大成就的取得终究归功于伦琴的智慧和努力，正如一句名言所说：机遇青睐有准备的头脑。这就是一个很好的印证。

为纪念伦琴对物理学的贡献，后人将 X 射线命名为伦琴射线，并以伦琴的名字作为 X 射线和 γ 射线等放射性物质的照射量单位。

X 射线在外科领域中，首先应用于骨骼系统的观察。美国医学家坎农在 1898 年发现用铋或钡配合 X 射线检查可以清楚地观察到动物的食管。

7.2.2 泡手泡脚描绘心电图

你能看出图 7－6 中的人在做什么吗？为什么将双手和左脚放在水桶里？想

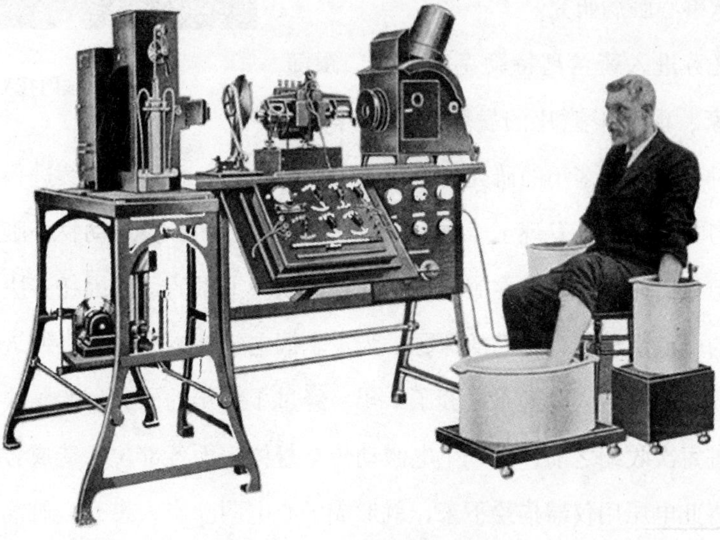

图 7－6 早期的心电图机

必你可能不会猜到这人是在做心电图！真的，令人眼花缭乱的机器就是当时已经改进过的心电图机。1903 年第一部心电图机投入应用时，那个重约 600 磅（合 272 千克）的家伙需要 5 个人同时操作，并且它的电磁铁还要不断用水进行冷却。尽管是这样一部心电图机，荷兰生理学家埃因托芬（1860—1927，图 7 - 7）为设计制造出它足足花去了 3 年时间。他最初发明的心电图机重达 140 千克，无法带进病房，而且患者的手脚都要浸在电解质溶液中。经过 20 多年的不懈努力，他终于使心电图机成功用于临床诊断。埃因托芬也因发现心电图的机制并发明了心电图机，于 1924 年获得诺贝尔生理学或医学奖。

埃因托芬出生在印度尼西亚爪哇岛的一个种植园主家庭里。当时印度尼西亚是荷兰的殖民地。小埃因托芬是由一位中国阿姨带大的，人们叫这位中国阿姨为洪妈。埃因托芬 4 岁起跟洪妈在上海侨居了 6 年，并且在上海上了小学。这期间，洪妈还带他到自己的家乡广东新会住了一段时间。埃因托芬因此与洪妈有着深厚的感情。在他 17 岁时，洪妈因心脏病死在爪哇岛的庄园里。埃因托芬悲痛不已，他立志学习医学，从事心脏病研究。

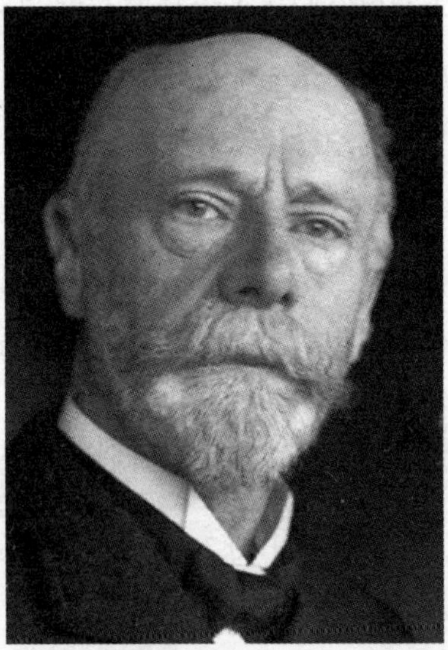

图 7 - 7　埃因托芬

埃因托芬进入荷兰乌特勒克大学后，跟随著名医学家、现代眼镜片的发明者杜德学医，杜德年迈时，将积攒多年的研究资料交给了埃因托芬，希望他继续进行对心脏病的研究。当时，人们已发现了生物电，并且发明了以图形显示动物心脏活动的电流装置。但他们的实验多是在鸽子、青蛙等动物身上做的。埃因托芬决定把研究人类心脏的电流活动作为自己的课题。为了掌握电学基本原理，以便进行心脏电流研究，埃因托芬转入物理系攻读了 1 年。经过了多年的研究试验，埃因托芬终于发现心脏每次收缩之前，会产生电激动传至身体表面各部位，造成各部位不同的电压。将此电压用仪器描绘下来，就形成了心电图。当人患有心脏病时，心脏收缩产生的电激动就会不正常。1900 年，埃因托芬把健康者和心脏病患者的心脏活动电压记录下来加以比较，确认这种方法对临床医学很有意义。埃因托芬成功地设计了心电图机的关键部件——指针式微电流计。1903 年，他发表了论文《一种新的电流计》，获得广泛承认，这标志着心电图技术应用于临床诊断的开始。1906 年，他阐明了所记录的正负波（称为心电图）与各种类型心脏病之间的关系，从而使这种方法成为一种很有价值的心脏病诊断工具。

目前，心电图已经成为临床医学诊断心血管疾病的重要检查手段。

7.2.3　直插心脏的橡皮导管

心脏是人的动力器官，一旦停止跳动，人的生命也就结束了。把橡皮导管插入心脏，那该有怎样的结果呢?

1929 年，25 岁的福斯曼（1904—1979，图 7-8）在一家医院里担任外科助理医生，他一直在思考：紧急情况下，怎样才能将急救药物直接送到患者的心脏内部，以挽救有生命危险的患者呢?

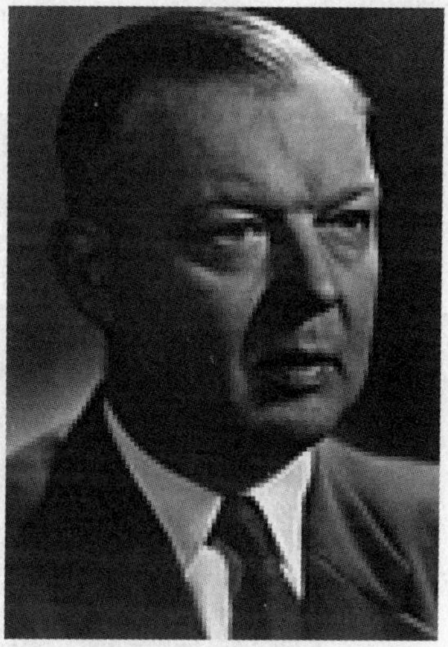

图 7-8　福斯曼

不久，福斯曼产生了一个大胆设想：用一个可弯曲的细软管从肘部通向心脏。

1929 年 10 月的一个夜晚，福斯曼说服了同伴，帮助他进行一次冒险试验：切开他的右臂肘部静脉，然后把毛线般粗的涂抹了消毒橄榄油的软导管小心翼翼地插入并朝着他的心脏部位推进。当导管推至锁骨部位时，他咳嗽起来，同伴不顾福斯曼阻拦，立即把导管退出体外。第一次试验失败了。

1 周后，福斯曼决心再在自己身上试验一次。这次没有人帮助，他请护士拿一面镜子站在 X 射线荧光屏前面，自己在荧光屏后面通过镜子的反射看到荧光屏上的显示。他在自己的左肘窝局部麻醉下切开肘前静脉，自己把导管插入静脉，并沿着静脉血管向前推进，然后借助于镜子观察，推进 25.5 英寸（64.77 厘米）时，导管终于进入了他的右心房。他不惧危险摄下了人类第一张心脏导管的 X 射线照片。

之后，福斯曼先后在自己身上做了9次类似试验，用尽了所有的周围浅静脉，并曾将浓碘化钠溶液注入导管内，拍摄到极淡的右心室造影照片。福斯曼以自己的勇敢和毅力，发明了心脏导管术，为研究循环系统的病理变化开辟了新途径。他撰写了《右心导管检查术》，报告了心脏导管术及其在诊断治疗上的作用。遗憾的是，福斯曼冒死得出的研究成果当时在德国并未受到医学界的重视和支持，直至1941年，美国医学家库南德（1895—1988，图7－9）和理查兹（1895—1973，图7－10）改进并应用此技术进行血流动力学及循环呼吸生理学方面的研究，并做出重要成果，为此他们三人于1956年共同被授予诺贝尔生理学或医学奖。

目前，心脏导管术仍广泛应用于临床。

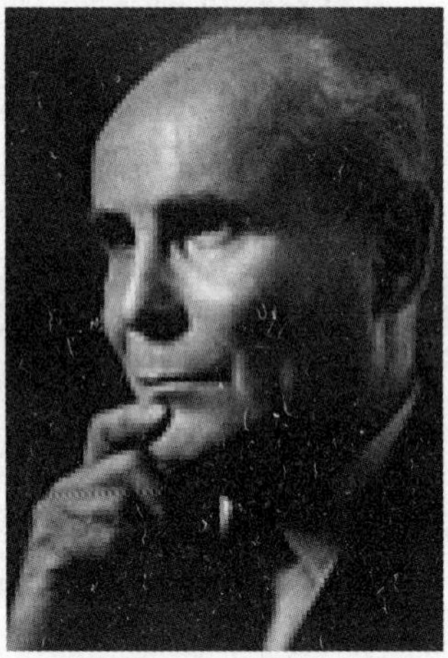

图7－9　库南德

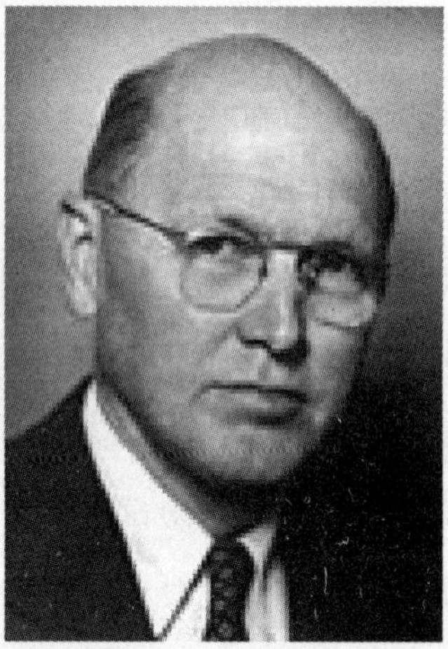

图7－10　理查兹

7.2.4　入腹探查的内镜

内镜，泛指经各种管道进入人体，以观察人体内部状况的医疗仪器。部分内镜同时具备治疗的功能，如膀胱镜、胃镜、大肠镜等。

1806年，德国人菲利浦·波兹尼制成了“Lichtleiter”（德文，意思是光线传导装置），以烛光和反射镜观察膀胱的内部，用于探索人体的各个孔道和管腔。

但当时维也纳的医学会并不允许这样的探索研究。直到1853年，内镜才真正应用在人体。世界上第一个内镜，就是1853年法国医生德索米奥创制的。

电灯的问世，使得内镜的光源大幅跃进。起初，灯泡较大，置于体外，不久之后，小型灯泡实现了体内照明的理想。例如，1908年，戴维就使用新的体内光源成功进行子宫镜检查。瑞典内科医师雅各布斯于1910年实施胸腔镜检查，于1912年实施腹腔镜检查，享誉一时。到了20世纪30年代，德国的卡尔克用腹腔镜检查肝脏及胆囊的病变。1937年，霍普提出以腹腔镜诊断出子宫外孕的报告。1944年，法国的拉乌尔·帕尔默让患者躺成头低脚高，倾斜约15°，头比脚低20厘米的垂头仰卧位（特伦德伦伯格卧位），让腹腔脏器往头部移动，再加上向腹腔内灌入气体，使得妇产科的腹腔镜手术更加安全可靠。

20世纪60年代，柱状透镜使内镜的影像品质大幅提升，密西根大学的肠病学家巴兹尔·赫肖维茨发明了一种导光性优良的玻璃纤维，造出了可弯的诊断用内镜。这项革新不但造就了第一支实用的医疗用内镜，也使各种内镜进化到纤维镜（光源和影像均由光纤传递，镜身可弯曲的内镜）的时代。

同时具备检查和手术功能的内镜，直到20世纪70年代才出现，而且当时只用于年轻体健的患者。20世纪80年代，用腹腔镜手术进行输卵管结扎及骨盆腔检查，已成为妇产科医师必备的技能。第一例腹腔镜胆囊切除术于1984年完成。1987年，第一例外接影像的腹腔镜胆囊切除术也得以实现。到了20世纪90年代，腹腔镜手术进一步推展到阑尾、脾脏、结肠、胃、肾脏、肝脏等器官，光电耦合元件广泛应用于内镜影像的传送。从此，医生在使用内镜时，不必再辛苦地将眼睛凑在接目镜上，而可以将影像传到监视器上，让其他医疗人员及患者都能看到体内的实况。

7.2.5 充耳不闻的超声医学

超声波是一种声波，频率超过20 000赫兹，超出了人耳听觉范围的上限。超声波可以穿透物体，沿着一定的方向传播。如果超声波碰到障碍物，就会产生回声。障碍物不同，回声也会不同。利用仪器将这些不同的回声收集起来，显示在屏幕上，就能够知道物体的内部精细结构。而超声波医学检查，正是利用了这种原理。

医学超声诊断技术的鼻祖，是奥地利科学家杜塞（1908—1968，图 7－11）。1942 年，杜塞将工业超声波探伤的原理引入医学领域，首先使用连续式 A 型超声（脉冲反射法超声，回声信号显示为屏幕上的波形）诊断仪，进行了探测颅脑肿瘤的诊断实验，但是效果不够理想。到了 1950 年，美国学者维尔德等人采用 A 型超声诊断仪分析了人体的组织构造，对脑标本进行了探测，获得了颅内肿瘤的反射波。由此开启了脉冲反射法超声诊断的先河。1952 年之后，陆续有学者报道，采用 A 型超声诊断仪成功诊断出颅脑肿瘤及脑部出血。1956 年，来自瑞典的科学家莱克塞尔，使用双探头，在头颅两侧探测出脑中线结构的超声波，首次使用了“脑回声图”一词，明确了脑中线波的诊断价值所在，为颅脑内部的占位性病变的检测提供了重要依据。A 型超声在早期的超声诊断中做出了卓越的贡献。但其自身存在一些不足之处，比如，直观性偏差，检测一些比较复杂的器官与疾病时显示的回声图解释起来较为困难，而且再现性也较差。因此，对于实践经验偏少的人，仅凭 A 型超声诊断结果，很容易造成误诊。

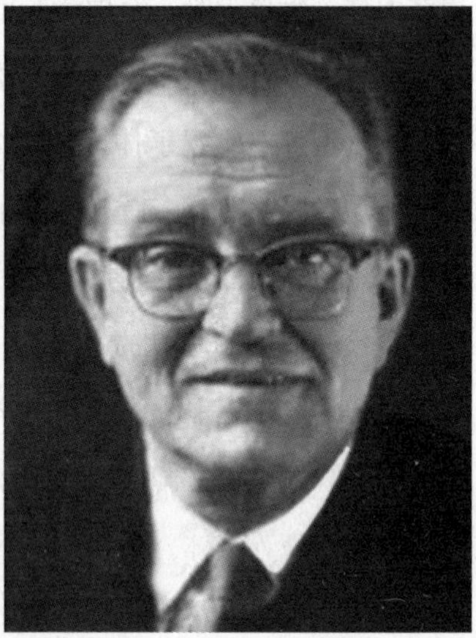

图 7－11 杜塞

后来，以 A 型超声诊断为基础，人们又发展出 B、M、D 型超声诊断技术。

B 型超声诊断技术简称 B 超，是 20 世纪 70 年代发展起来的超声诊断技术。与 A 型超声不同的是，B 型超声的回声信号不是波形，而是光点群。其声像图是以光点的多少、形状、分布等来描绘分类的。1952 年，美国学者豪雷等人研制出了 B 型超声诊断仪，并用这种诊断仪对肝脏标本进行了显像实验；同年，美国学者维尔德首次成功获得乳腺超声声像图，并在二维空间显示出来，称为二维空间回声显示。1971 年，鲍姆采用了 20 个晶片的电子线阵方形扫查法，进行了心脏、胎儿的实时成像。20 世纪 70 年代以来，电子技术的发展推动了超声显像技术的飞跃，加快了B型超声诊断技术的成像速度，图像质量也有大幅度提高。

M型超声诊断技术，是由B超演变而来的，即超声光点扫描诊断技术。因为常用于心脏的探测，故又称为“M型超声心动图”或“回声心脏图”。1954年，瑞典科学家艾德勒首先利用这种超声光点扫描方法，研究心脏活动，诊断心脏疾病。1955年，有学者报道了探测心脏二尖瓣狭窄获得的特异性回声图。其后，欧美学者开始将这种超声技术用于多种心血管疾病的诊断。

D型超声诊断技术即多普勒超声诊断技术。这种技术运用了物理学上的多普勒效应。我们都有这样的日常生活经验，当火车拉响汽笛迎面驶来的时候，我们会觉得声调越来越高，当火车渐行渐远的时候，声调又会由高变低了。这种现象，最早由奥地利物理学家及数学家克里斯琴·约翰·多普勒（1803—1853）于1842年发现，并以他的名字命名，称为多普勒频移或多普勒效应。首先将多普勒效应原理应用于超声诊断的，是日本人里村茂夫（1919—1960）。1957年开始，里村茂夫与吉田常雄等人多次发表使用连续式D型超声诊断研究心脏瓣膜的论文。

20世纪50年代后期，美国西雅图华盛顿大学的拉什莫、弗兰克林和贝克设计成功了通导时间血流计，研制出最早的连续式多普勒超声诊断仪，并进行了动物实验。1961年，他们介绍了利用超声后散射的多普勒频移对血流速度进行检测的方法。1965年，约翰逊报道了多普勒超声在妇产科胎心探查中的应用。1967年，美国西雅图华盛顿大学的斯特兰德尼斯，发现了正常血流与异常血流在超声多普勒频谱图上波形的特征及其差异性。又经过20世纪70年代多国学者的努力，多普勒超声诊断技术日益成熟。1982年，彩色多普勒血流成像研究获得了巨大成功。1983年，日本阿罗卡公司在市场上推出了第一台二维彩色多普勒显像仪，对普及这一技术起到了极大的推动作用。

20世纪90年代，医学超声影像设备向两极发展，一方面是价格低廉的便携式超声诊断仪大量进入市场，另一方面是向综合化、自动化、定量化和多功能等方向发展，介入超声、全数字化电脑超声成像、三维成像及超声组织定性不断取得进展，使整个超声诊断技术和设备呈现出持续发展的热潮。

目前，医学超声影像学已成为临床医学中不可缺少的、自成体系的一门独立学科，极大地丰富了临床医学的内容，拓展了临床医学的领域。

7.2.6 计算机辅助的CT扫描

如今去医院看病，特别是患脑部疾病，医生常常会让患者做一个CT检查。CT检查以方便、直观、准确的特点为人们所接受。那么CT究竟是什么呢？

通常所说的CT，是“电子计算机X射线断层扫描术”的英文缩写。世界上第一台CT机，是由英国EMI公司工程师豪斯菲尔德（1914—2004）研制成功的，1971年在伦敦一家医院正式安装使用。CT是自1895年伦琴发现X射线以来在X射线诊断方面的最大突破，是近代飞速发展的电子计算机控制技术和X射线检查摄影技术相结合的产物。

自从X射线发现之后，医学上就开始用它来探测人体疾病。但是，由于人体内有些器官对X射线的吸收差别极小，因此，X射线对那些前后重叠组织的病变就难以发现。1963年，美国物理学家科马克（1924—1998）发现，人体不同的组织对X射线的透过率有所不同，在研究中还得出了一些有关的计算公式，这些公式为后来CT的应用奠定了理论基础。

1967年，英国电子工程师豪斯菲尔德在并不知道科马克研究成果的情况下，也开始了研制一种新技术的工作。他首先选择的是模式识别的研究，然后制作了一台能加强X射线放射源的简单的扫描装置。1971年9月，豪斯菲尔德与一位神经放射学家合作，在伦敦郊外一家医院安装了他设计制造的这种装置。10月4日，医院用它检查了第一个患者。患者在完全清醒的情况下朝天仰卧，X射线管装在患者的上方，绕检查部位转动，同时在患者下方装一个计数器，将人体各部位对X射线吸收的多少反映在计数器上，再经过电子计算机的处理，使人体各部位的图像从荧屏上显示出来。试验取得惊人的成功，得到了脑内断层分布图像。后来，豪斯菲尔德又致力于将测量扩展到全身。由于人体器官、组织对X射线吸收程度不同，病理组织和正常组织对X射线的吸收程度也不同。这些差别反映在计数器上，经电子计算机处理，便构成了身体各个部位的横断图像，并呈现在荧光屏上。

1972年4月，豪斯菲尔德在英国放射学年会上首次公布了这一结果，正式宣告了 CT 的诞生。这一消息引起科技界的极大震动。CT 的研制成功，被誉为自伦琴发现 X 射线以后放射诊断学上最重要的成就，被称为“放射诊断学史上又一个里程碑”。因此，豪斯菲尔德和科马克共同获得了 1979 年诺贝尔生理学或医学奖。

目前，CT 已广泛运用于医疗诊断。除 X 射线 CT 外，其他类型的 CT 也相继问世，如单光子发射 CT、核磁共振 CT 等均已付诸临床应用。超声 CT、微波 CT 的研究也取得了极大的进展。毫无疑问，CT 作为一种高性能的无创伤诊断技术，已成为影像诊断学领域中不可缺少的检查手段。

7.2.7 照射蛤蜊的核磁共振

核磁共振成像是随着计算机技术、电子电路技术、超导体技术的发展而迅速发展起来的一种生物磁学核自旋成像技术。医生考虑到患者对“核”的恐惧心理，常将这门技术称为磁共振成像。其是利用核磁共振原理，依据所释放的能量在物质内部不同结构环境中不同的衰减，通过外加梯度磁场检测所发射出的电磁波，即可得知构成这一物体原子核的位置和种类，据此可以绘制出物体内部的结构图像。

原则上，所有自旋不为零的核元素都可用以成像，例如氢（H）、碳（C）、氮（N）、磷（P）等。氢原子核是人体成像的首选核种：氢核的核磁共振灵活度高、信号强，这是人们首选氢核作为人体成像元素的原因；人体三分之二的重量为水分，如此高的氢原子核比例，也是磁共振成像技术能被广泛应用于医学诊断的生理基础。

核磁共振信号强度与样品中氢核密度有关，人体中各种组织间含水比例不同，很多疾病的病理过程会导致水分形态的变化。含氢核数的多少不同，使得核磁共振信号的强度产生差异。利用这种差异作为特征量，把各种组织分开，投影出氢核密度的核磁共振图像。人体不同组织之间、正常组织与该组织中的病变组织之间氢核密度、弛豫时间 T_1 与 T_2 这三个参数的差异，是磁共振成像用于临床诊断最主要的物理基础。

关于原子核与磁场及外加射频场（无线电波段电磁场）之间的相互作用，最早是由美国物理学家拉比（1898—1988）发现的。在 20 世纪 30 年代，拉比发现，在磁场中的原子核，会沿磁场方向呈正向或反向有序平行排列，而施加无线电波之后，原子核的自旋发生翻转。这一发现，使拉比荣获了 1944 年诺贝尔物理学奖。

在拉比之后，美国物理学家菲利克斯·布洛赫（1905—1983）与爱德华·米尔斯·帕塞尔（1912—1997）将奇数个核子（包括质子与中子）的原子核置于恒定的磁场当中，再施加一个具有特定高频率的射频场，就会发生原子核吸收该射频场能量的现象。两位科学家将其命名为核磁共振现象，他们因此荣获 1952 年诺贝尔物理学奖。很快，核磁共振便发展成为一种探索、研究物质微观结构与性质的高新技术。

核磁共振原理在医疗诊断中的最早应用，源于 1971 年美国纽约州立大学南部医学中心的达马迪安（1936—）。他在寻找检测癌症新办法的时候，发现利用核磁共振技术可以分辨出人体的正常组织与癌变组织。1972 年，他就讲这种核磁共振扫描方法申请了专利，并于 1974 年获得专利许可。

1973 年，美国纽约州立大学石溪分校的劳特布尔（1929—2007）对于使用达马迪安扫描方法获得零散的数据并不满足，提出了再加一个变换位置的弱磁场以产生磁场梯度的方法从而获得磁共振图像的设想，但苦于找不到一种能够塞进狭窄试管内的活体生物，后经女儿启发，采用一只海滩上的蛤蜊进行了实验，终于得到第一个活体的磁共振图像。1974 年，英国诺丁汉大学的曼斯菲尔德（1933—）爵士，进一步改进了磁场梯度法，对图像进行数学分析，并且使磁共振技术极快地形成有用的图像。劳特布尔与曼斯菲尔德爵士因为在磁共振成像技术中所做的贡献，分享了 2003 年诺贝尔生理学或医学奖。

磁共振成像技术，在医学诊断方面有着安全、快速、准确等巨大优势，可对人体各部位多角度、多平面成像，其分辨力高，能更客观、更具体地显示人体内的解剖组织及相邻关系，对病灶能更好地进行定位、定性，对全身各系统疾病的诊断，尤其是早期肿瘤的诊断有很大的价值。

7.3　从克隆羊多利到转基因

7.3.1　举世瞩目的绵羊多利

1996 年 7 月 5 日，苏格兰爱丁堡市郊的罗斯林研究所里诞生了一只大个头儿羊羔，实验室编号为 6LL3，克隆羊项目小组主管伊恩·威尔莫特以著名乡村歌手多利·帕顿的名字给这只羊起了名字（图 7－12）。看似普通的羊，它的来头却不简单。

你可知道，之所以说绵羊多利举世瞩目，是因为它有 3 个妈妈而没有爸爸——是通过无性繁殖或者说克隆而来。它的诞生震动整个世界，被美国《科学》杂志评为当年世界十大科技进步的第一项。奇怪吧，看了多利身世，你就会明白所以然了。

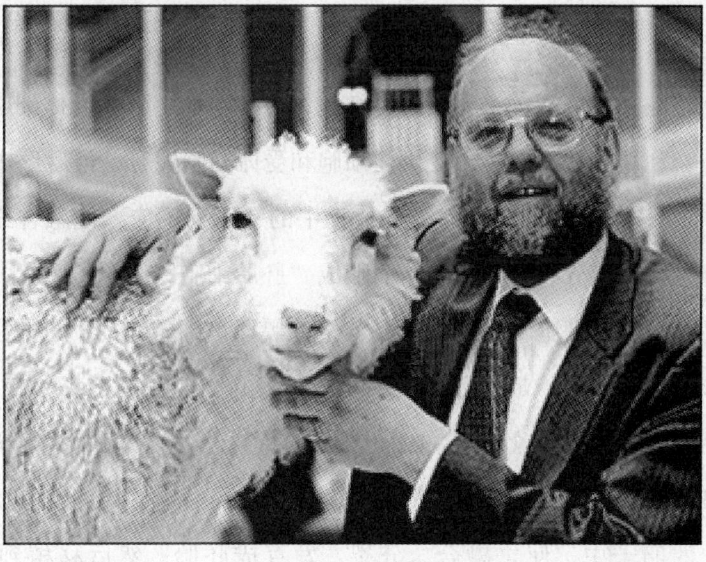

图 7－12　伊恩·威尔莫特与克隆羊多利

多利出世历经曲折。在培育多利羊的过程中，科学家采用体细胞克隆技术，主要分以下四个步骤进行（图 7－13）。

步骤一：从一只 6 岁芬兰多塞特白面母绵羊（姑且称为 A）的乳腺中取出乳腺细胞，将其放入低浓度的营养培养液中，细胞逐渐停止分裂，此细胞称之为

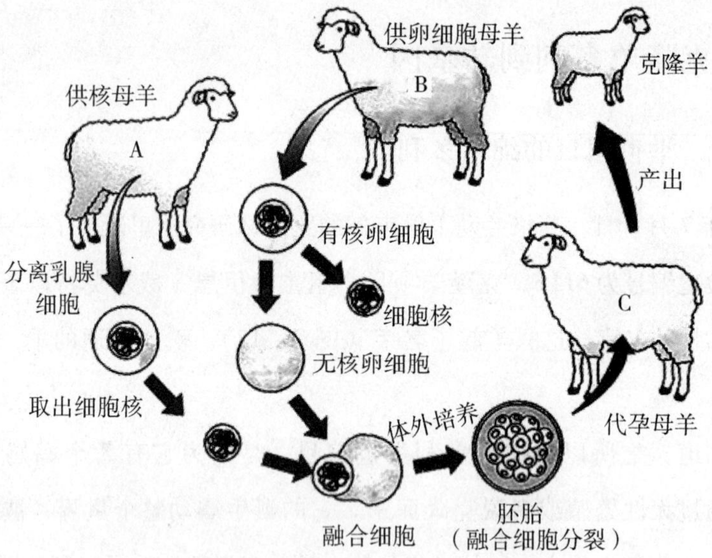

图 7－13 克隆羊多利的产生

“供体细胞”。

步骤二：从一头苏格兰黑面母绵羊（B）的卵巢中取出未受精的卵细胞，并立即将细胞核除去，留下一个无核的卵细胞，此细胞称之为“受体细胞”。

步骤三：利用电脉冲方法，使供体细胞和受体细胞融合，最后形成“融合细胞”。电脉冲可以产生类似于自然受精过程中的一系列反应，使融合细胞也能像受精卵一样进行细胞分裂、分化，从而形成“胚胎细胞”。

步骤四：将胚胎细胞转移到另一只苏格兰黑面母绵羊（C）的子宫内，胚胎细胞进一步分化和发育，最后形成小绵羊——多利。换言之，多利有 3 个母亲：它的“基因母亲”是芬兰多塞特白面母绵羊（A）；科学家取这头绵羊的乳腺细胞，将其细胞核移植到第二个母亲（借卵母亲）——一个剔除细胞核的苏格兰黑面羊（B）的卵子中，使之融合、分裂、发育成胚胎；然后移植到第三头羊（C）——“代孕母亲”子宫内发育形成多利。

从理论上讲，多利继承了提供体细胞的那只绵羊（A）的遗传特征，它是一只白面羊，而不是黑面羊。分子生物学的测定也表明，它与提供细胞核的那只羊，有完全相同的遗传物质（确切地说，是完全相同的细胞核遗传物质。还有极少量的遗传物质存在于细胞质的线粒体中，遗传自提供卵母细胞的受体），它们就像是一对隔了6年的双胞胎。

多利长大后，先是与一只名叫戴维的威尔士山羊“喜结良缘”，后来于1998年4月产下它们的第一个“爱情结晶”邦尼，从而证明了克隆动物也能生育。1999年，多利一家又迎来了3个可爱的羊宝宝。

细胞核转移技术虽然取得突破，但培育合成卵细胞的失败率极高，即使培育成胚胎，许多都存在缺陷或者降生后早亡。2003年2月，不到7岁的多利因肺部感染而被科研人员实施“安乐死”。而普通绵羊通常可存活11~12年。

多利的一生短暂而不平凡，它革新了科学界对分子生物学的认识，是一座科学和文化的里程碑。

继多利问世之后，克隆技术得到了一定的发展，英国英格兰科学家和美国俄勒冈科学家先后培养出了“克隆羊”和“克隆猴”。克隆技术的成功，被人们称为“历史性的事件，科学的创举”。有人甚至认为，克隆技术可以同当年原子弹的问世相提并论。

这项研究不仅对胚胎学、发育遗传学、医学有重大意义，而且也有巨大的经济潜力。克隆技术可以用于器官移植，造福人类；也可以通过这项技术改良物种，给畜牧业带来好处。克隆技术若与转基因技术相结合，可大批量“复制”含有可产生药物原料的转基因动物，从而使克隆技术更好地为人类服务。目前，世界第一批无性繁殖的转基因羊也在英国诞生。但我国有关科学家提出应明确禁止克隆技术应用于人类，否则将产生一系列伦理学、法律学等的灾难性问题。

克隆技术可以用来生产“克隆人”，可以用来“复制”人，因而引起了全世界的广泛关注。对人类来说，克隆技术是悲是喜，是祸是福？世界上的任何事物都是矛盾的统一体，都是一分为二的。克隆技术也是这样。如果克隆技术被用于“复制”像希特勒之类的战争狂人，那会给人类社会带来什么呢？即使是用于“复制”普通的人，也会带来一系列的伦理道德问题。如果把克隆技术应用于畜牧业生产，将会使优良牲畜品种的培育与繁殖发生根本性的变革。若将克隆技术用于基因治疗的研究，就极有可能攻克那些危及人类生命健康的癌症、艾滋病等顽疾。克隆技术犹如原子能技术，是一把双刃剑，剑柄掌握在人类手中。

多利带来的最大争论就是克隆人问题。目前世界上已有20多个国家明令禁止这种以克隆人类个体为目的的生殖性克隆。科学家已经开始研制人造子宫技术。如果生育可以工业化，人类还能叫人类吗？对于克隆人，我们面对太多的伦理问题。人类应该采取联合行动，避免“克隆人”的出现，使克隆技术造福于人类社会。

7.3.2 破解生命的密码——转基因技术

自从人类耕种作物以来，我们的祖先就从未停止过对农作物的改良。转基因是大自然中每天都在发生的事情，例如，植物的花粉（含有雄配子）通过不同的媒介由一种植物“跑”到另一种植物或同一种植物的另一个品种的花朵里边的雌蕊（含有雌配子）上并与其杂交，这种杂交的过程就产生了基因的转移。同样，在猫、狗等动物中，不同品种和类型进行交配后产生了与父母都不一样的后代，就是由于产生了基因的转移。

因此，转基因技术与传统技术是一脉相承的，其本质都是通过获得优良基因进行遗传改良。

20 世纪 90 年代初，市场上第一个转基因食品出现在美国，是一种保鲜番茄。这项研究成果本是在英国研究成功的，但英国人没敢将其商业化，美国人便成了第一个吃螃蟹的人，让保守的英国人后悔不迭。此后，转基因食品一发不可收。据统计，美国食品和药物管理局确定的转基因品种已有 43 种。

转基因食品就是抽取动植物的基因并加以改变，制造出具备新特征的食品种类（图 7 - 14）。人们可以用鱼的基因帮助番茄、草莓等普通植物来抵御寒冷；把某些细菌的基因接入玉米、大豆的植株中，就可以更好地保护它们不受害虫的侵袭。而以这些转基因生物为原料加工生产的食品就是转基因食品。

面对越来越多的转基因食品，人们的认识并非一致，以美国为首的支持派和以欧洲为首的反对派在全球范围内形成了两大阵营。美国、加拿大两国的消费者大多已接受了转基因食品，仅有 27% 的消费者认为食用转基因食品可能会对健康造成危害。而在欧洲，大多数人是反对转基因食品的，英国尤为明显。缘由是 1998 年英国一位教授的研究表明，幼鼠食用转基因的土豆后，会使内脏和免疫系统受损；这是对转基因食品提出的最早质疑，并在英国及全世界引发了关于转

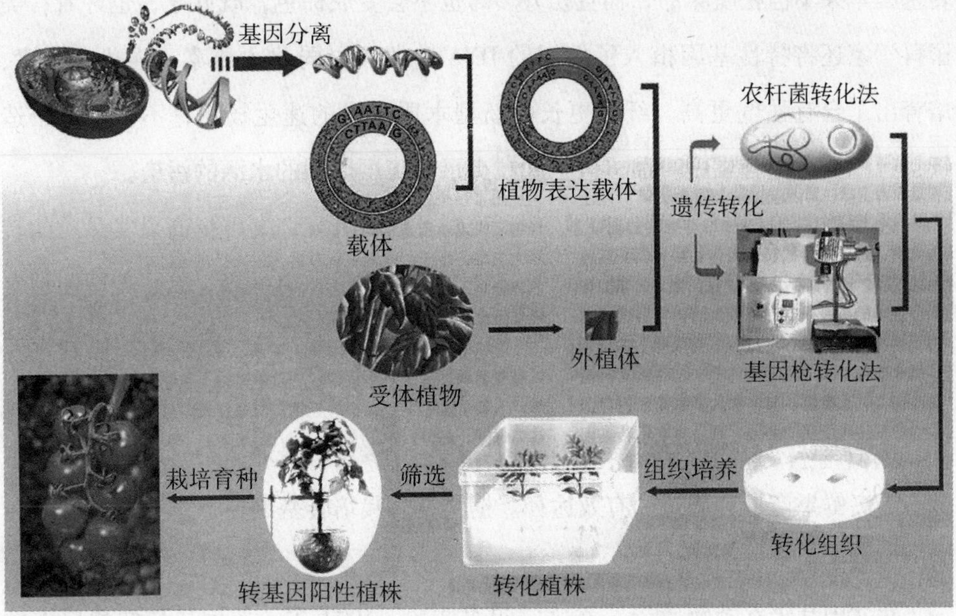

图 7－14　植物转基因工程

基因食品安全性的大讨论。

虽然对于转基因食品还存在这样那样的争论，但它的优势还是表现得越来越显著。在美国得到普遍种植的转基因玉米中色氨酸含量提高了 20%。色氨酸是人体必需的氨基酸，无法自己合成，只能从外界摄取，一般植物性食品中色氨酸含量很低甚至没有，只能从动物性食物中获取，转基因玉米的出现，对于素食主义者而言，无疑是个喜讯。转基因油菜不饱和脂肪酸的含量大增，对心血管有利。

西方发达国家已充分认识到转基因食品的发展前景，并注入大量资金用于研究开发。尽管大多数英国人反对转基因食品，但该国超过 7 000 种的婴儿食品、巧克力、面包、香肠等，可能含有经过基因改造的大豆副产品，而且英国政府对转基因食品的研究非常支持，前首相布莱尔就是转基因食品的推崇者。

美国和加拿大科学家正在破除传统观念，致力于培植转基因树。他们将取自细菌与动植物的特性基因植入树木细胞的基因片段，培育出了各种转基因树。比如，美国科学家把抗疸病基因植入李子树的 DNA，可有效防止成熟的李子受损变形；加拿大科学家则栽培出了转基因苹果树，可收获到优质转基因苹果，这种转基因苹果不但松脆味甜，而且切开多时也不会变成棕色，既好吃，也好看；美国科学家还将特性基因植入了杨树的 DNA 片段，以弱化木质素，强化纤维素，培育出了含有强度更高、纤维更长的新型木质纤维的速生杨树，不仅更适于造纸，且不会产生含毒副产品，大幅度减少了对工厂周围的水源的污染。

近年来，美国 18 个州试种了 50 多种既可抗病虫害，又可提高果实品质的转基因果树，品种包括苹果、葡萄柚、梨、李子、柿子和胡桃等。除了美国和加拿大，以色列、智利、乌拉圭、印尼等 16 国也都开始在小范围内栽培和试种转基因树。

科学家认为，加快发展转基因树，取代生长缓慢的普通树种，是快速增产木材、提高鲜果产量和质量的有效途径。据测算，栽培转基因树，木材产量比普通树种提高 1 倍。

转基因技术在动物方面，亦进行很多实验。1974 年，美国科学家詹尼士应用显微注射法，在世界上首次成功地获得了 SV40 DNA 转基因小鼠。其后，科斯坦提尼将兔－珠蛋白基因注入小鼠的受精卵，使受精卵发育成小鼠，表达出了兔卜珠蛋白。帕尔米特等把大鼠的生长激素基因导入小鼠受精卵内，获得“超级”小鼠。丘奇获得了首例转基因牛。到目前为止，人们已经成功地获得了转基因鼠、鸡、山羊、猪、绵羊、牛、蛙及多种转基因鱼。人们将转基因动物作为生物工厂，如以转基因小鼠生产凝血因子Ⅸ、组织型血纤维溶酶原激活因子（t－PA）、白细胞介素－2、α_1－抗胰蛋白酶，以转基因绵羊生产人的 α_1－抗胰蛋白酶，以转基因山羊、奶牛生产长效 t－PA，以转基因猪生产人血红蛋白等，这些基因产品高效、优质、廉价，与相应的人体蛋白具有同样的生物活性，且多随乳汁分泌，便于分离纯化。

7.4 神奇的针灸及其国际传播

7.4.1 古老而神奇的针灸

针灸是一门古老而神奇的科学，根据近年在我国各地发现的历史文物来考证，“针灸疗法”的起源，可能就在石器时代。大约2 500年前，中国诞生了第一部医学巨著——《黄帝内经》，阐述了经络的功能，对经络做了系统的总结，在经脉之外，增加了络脉、经别、经筋、皮部和奇经等新的概念，它们共同组成了经络系统，成为古人心目中人体最重要的生理结构。《黄帝内经》包含《素问》和《灵枢》，其中《素问》载有砭石治病。砭石最初是用于刺破脓疡，刺络泻血——这就是针灸的起源。《灵枢》所载针灸理论更为丰富和系统，故《灵枢》又被称作《针经》。

晋代，皇甫谧撰写了《针灸甲乙经》，全书共12卷，载列腧穴349个，系统论述了经络、针刺手法和针灸禁忌，以及常见病的针灸治疗经验。此书标志者针灸理论体系的形成。

唐代，孙思邈在其著作《备急千金要方》中绘制了彩色的“明堂三人图”(图7-15)，并提出阿是穴的取法及应用。

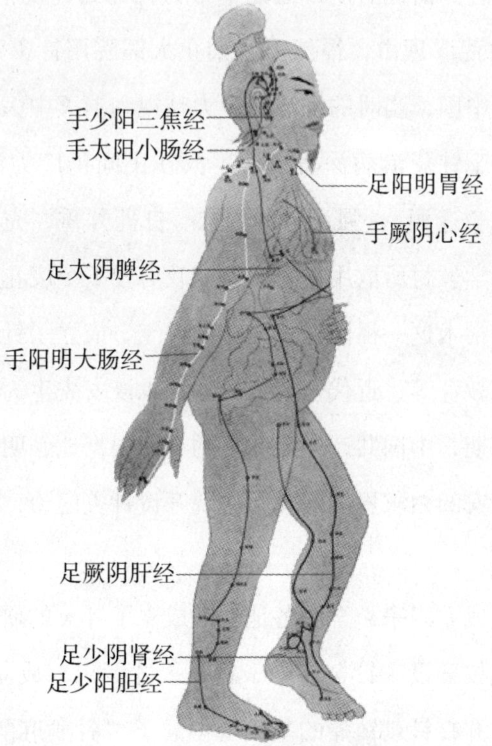

图7-15　孙思邈侧人明堂图

宋代，王惟一编撰了《铜人腧穴针灸图经》，考证了354个腧穴，并将全书刻于石碑上供学习者参抄拓印，他还铸造了2具铜人模型，外刻经络腧穴，内置脏腑，作为针灸教学的直观教具和考核针灸医生之用，促进了针灸学术的发展。

元代，滑伯仁所著的《十四经发挥》，首次将十二经脉与任、督二脉合称为十四经脉，对后人研究经脉很有裨益。

明代，是针灸学术发展的鼎盛时期，名医辈出，针灸理论研究逐渐深化，也出现了大量的针灸专著，如《针灸大全》《针灸聚英》《针灸四书》，特别是杨继洲所著的《针灸大成》，汇集了明以前的针灸著作，总结了临床经验，内容丰富，是后世学习针灸的重要参考书，是针灸学术的第三次总结。

清初至民国时期，针灸医学由兴盛逐渐走向衰退。清乾隆七年（1742年），吴谦等撰《医宗金鉴》，其中的《刺灸心法要诀》不仅继承了历代前贤针灸要旨，并且加以发扬光大，通篇歌图并茂，自乾隆十四年（1749年）以后定为清太医院医学生必修内容。清代后期，道光皇帝为首的封建统治者以“针刺火灸，究非奉君之所宜”的荒谬理由，悍然下令禁止太医院用针灸治病。1840年鸦片战争后帝国主义入侵中国，当时的统治者极力歧视和消灭中医，针灸更加受到了摧残。尽管如此，由于针灸治病深得人心，故在民间仍广为流传。1822年，针灸名医李学川撰《针灸逢源》，强调辨证取穴、针药并重，完整地列出了361个经穴，仍为今之针灸学教材所取用。民国时期政府曾下令废止中医，许多针灸医生为保存和发展针灸学术这一祖国医学文化的瑰宝，成立了针灸学社，编印针灸书刊，开展针灸函授教育等，近代著名针灸学家承淡安先生为振兴针灸学术做出了毕生贡献。在此时期，中国共产党领导下的革命根据地，明确提倡西医学习和应用针灸治病，在延安的白求恩国际和平医院开设针灸门诊，开创了针灸正式进入综合性医院的先河。

中华人民共和国成立以来，全国各地相继成立了针灸的研究、医疗、教学机构，绝大多数中医院校开设了针灸专业，针灸人才辈出，成立了中国针灸学会，学术交流十分活跃，并在针刺镇痛的基础上创立了“针刺麻醉”。临床实践证实了针灸对内、外、妇、儿、骨伤、五官等科多种病证的治疗均有较好的效果。

7.4.2　针灸的国际传播

据文献记载，大约在6世纪，中国针灸开始传到朝鲜，朝鲜还将《针灸甲乙经》等书作为教材。562年，我国吴人知聪携带《明堂图》《针灸甲乙经》到日本。701年，日本在医学教育中开始设置针灸科。直至明代，日本还不断派留学生到中国学习医学。至今，日本还开办针灸大专学校。针灸深受日本人欢迎（图7－16）。

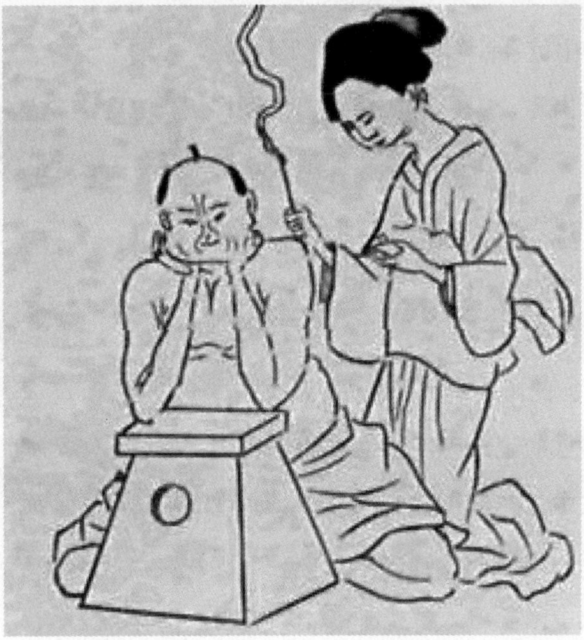

图7－16　针灸在日本

目前，针灸在日本及朝鲜仍为传统医学的主要部分。中国的其他邻国，如东南亚诸国及印度，随着互相往来及文化交流，也很早就接受了针灸学。

西方医生早在1641年就对针灸这个神奇的东方治疗技术产生过兴趣，但以后的几百年里似乎没有人注意到针灸，针灸在西方曾经被描写成催眠术手法、东方把戏，甚至直称为垃圾。但是，针灸是中医最常用的治疗手段。中医的使用者不仅仅在中国，在另一些受中国文化影响的国家和地区也有很多人使用中医，如日本、马来西亚、新加坡、印度尼西亚、朝鲜和中国台湾。另外，还有约2 000万的海外中国人也对中医情有独钟。所以，世界上大概有三分之一的人口在用中医治病。

奇特的针灸最早引起到东方旅行的西方医生的注意。他们通常在日本长崎的一个小港出岛登陆，出岛是荷兰人于1641年建的一个小贸易港。那里有很多中国移民使用针灸，同时也有日本的针灸医生在那里宣传他们的针灸术。描述针灸的第一位西方医生是瑞吉尼（1647—1700，图7-17），他于17世纪中叶在荷兰东印度公司工作，在日本住过两年，期间同日本和中国医学界有过接触。他于1683年发表了论文《关节炎图表针灸》，在西方出版的著作中首次详细地描述了针灸。

瑞吉尼在书中记录针灸可以治疗以下疾病：头痛、眩晕、白内障、中风、颈强直、神经性晕厥、癫痫、感冒、风湿病、精神抑郁症、肠道蛔虫、腹泻和痢疾、霍乱，其中最有效的是腹部痉挛痛、受风引起的胃肠病和虚弱、睾丸肿胀、关节炎及淋病。

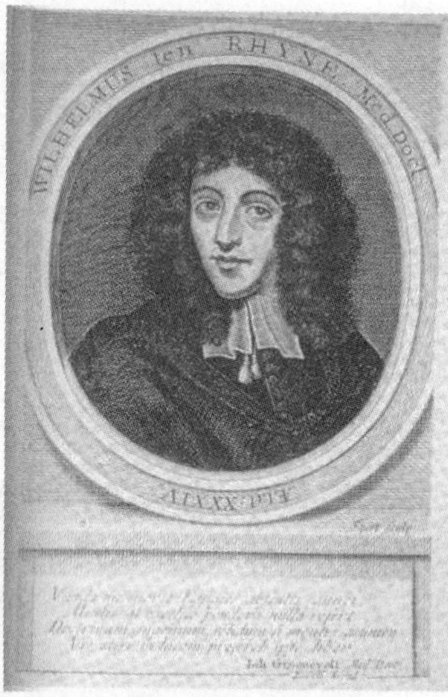

图7-17　瑞吉尼

针灸传入西方的历史学术界并无统一说法，目前只有一些零散的记载。俄国人可能早在明代同中国人交往中就知道了针灸的技术，中俄签订第一个《尼布楚条约》后（1689年），俄国派出了医生到中国学习人痘接种技术。这些医生还参观了中国其他医学疗法，对后来针灸在俄国的使用起到了一定作用。

德国医生黑斯特（1683—1758）是当时优秀的外科医生，在他的著作《外科学》中讨论了针灸的使用，他的著作被翻译成6种不同的语言，出版了20多次，成为在西欧传播针灸的载体。

在西方各国中，针灸在法国流行的最早。在19世纪初，法国是世界医学的中心，医学界的头面人物也使用针灸，来自欧洲各国、美国、拉丁美洲等地区的学生涌向巴黎的教学医院学习，一定也看到了针灸治疗。法国在1862年占领印度支那后，针灸的地位进一步确立。1927年，回到法国的莫昂特用他在中国工作的

10年间学会的针灸医术为人治病，取得了令人吃惊的疗效，引起了法国人对针灸的兴趣，他讲解、传授针灸并写书介绍针灸，推动了针灸在西方国家的传播。

据报道，伦敦的产科及外科医生朱科斯于1821年2月18日用针灸治疗了一个患者的大腿疼痛，将针灸引入英国。英国格拉斯哥大学外科教授麦伊文（1848—1924）曾使用针灸治疗过主动脉夹层动脉瘤。

在美国，两位历史上最知名的医生曾经试验过针灸。一位是米其尔（1829—1914）医生，他是当时最棒的神经科医生，可能是于1852年在法国学习期间接触到了针灸。在米其尔第一次描写灼痛时，他清楚地说明针灸治疗有效。另一位，说起来一定会让那些讽刺针灸的西医们吃惊，美国医学界最受尊敬的医学大师，现代美国医学教育之父奥斯勒（1849—1919）医生，曾经在他的著名《内科》教科书中建议用针灸治疗坐骨神经痛和腰痛。

7.4.3　尼克松的"破冰之旅"与西方的针灸热

针灸在西方兴起的重要原因要归于1972年2月21—28日，美国总统尼克松应邀访问中国，他的手"伸过了世界最辽阔的海洋"和周恩来总理握手，开启了发展中美关系和人民友谊的新进程，轰动全球。

尼克松访华期间，我国政府向美国人民赠送了大熊猫"兴兴"和"玲玲"，向尼克松赠送了著名画家张锦标绘制的《熊猫图》及上海生产的大白兔奶糖等国礼。2005年5月，定居在美国洛杉矶的著名医史学家傅维康教授应邀返沪参加一个学术会议，透露了一件有趣的逸闻：在向尼克松赠送的礼品中，还有外文出版社出版的英文版《中国针刺麻醉》。

当时，针刺麻醉正风行全国。

据著名的胸外科专家辛育龄讲，20世纪70年代，中美关系出现了缓和，1972年尼克松访华，在访问期间，他们特意提出要参观针灸麻醉，因为他们觉得这实在是不可思议的魔术。这个缘于《纽约时报》知名专栏作家和记者赖斯顿。他是第一个应中国政府邀请访华的美国记者，于1971年7月在北京同秘密访华的基辛格擦肩而过，错过了世纪新闻。他因突然发生腹痛，住进了北京协和医院，被诊断为急性阑尾炎，当晚接受了常规药物麻醉下的阑尾切除术。术后第二天，7 月 18 日，因腹胀不适，接受了针刺和艾灸治疗，症状得到改善。在赖斯顿住院期间，《纽约时报》于 7 月 26 日发表了他的著名的纪实报道《现在让我告诉你我在北京的阑尾切除手术》。其中详细描述了接受针灸治疗的过程，此文被公认为美国针灸热的导火索。

访问期间，美国代表团在北京第三医院参观了著名胸外科专家辛育龄医生主刀的针刺麻醉手术。

美国人亲眼目睹中国医生在无影灯下为患者开胸切肺却根本不用麻药，其全过程都被记者们通过卫星向全世界转播。据辛育龄回忆：黑格不是一个人去的，他还带了几个记者，手术一开始做他们就进去了，他们就是从头到尾看了手术过程，从捻针到做完，1 小时 15 分钟。我们很快就做下来了，因为是在患者清醒状态下做的，做完以后，患者马上坐在手术台上，记者就问感觉怎么样，针刺麻醉疼的程度怎么样，患者对答如流。黑格真的感到惊讶。与此同时，尼克松夫人在北京儿童医院参观针灸治疗的照片也出现在美国各大报纸的显要位置（图 7－18）。

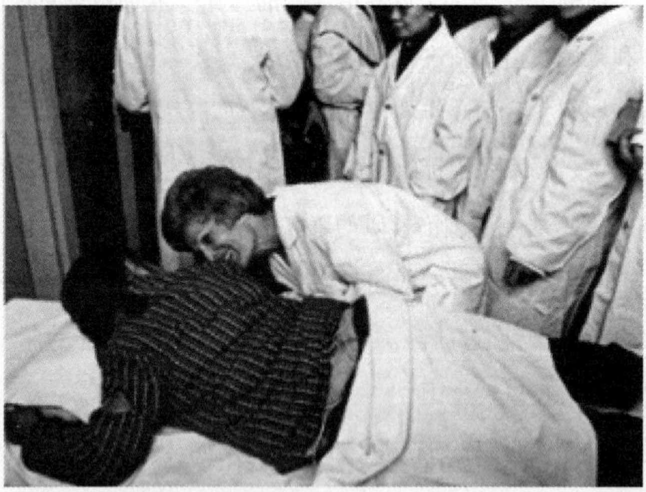

图 7－18　尼克松夫人参观针灸治疗

尼克松历史性的中国之旅修补了美中关系，也引发了美国人对中国的热情，真正改变了中医药在美国的处境，并使之得到发展，在美国掀起了一股“中国热”。尼克松的随行私人医生塔卡，在华时参观了针刺麻醉手术，一名美国记者还亲身体验了针刺感受。塔卡回国后介绍他的见闻，他说："我看到的东西很少，但已足够使我相信其中有重要的东西存在，这是我们应当重视的，并在临床上应用它。"此后美国一些著名医学刊物和其他报刊上经常登有介绍中医、针灸的文章和报道。其他很多国家也随之行动。

目前，每年有100多万美国人接受针刺疗法。

1977年12月，美国国家卫生研究所首次肯定了针灸这一古老的疗法，而且从1996年起，美国食品和药物管理局解除了对针刺的限制之后，越来越多的保健公司接受了针刺治疗的账单。全美国有40多个州颁布了针灸法，有50多所正式针灸学校，2万多名执照针灸师，有规范的针灸资格考试和执照管理系统。针灸在美国遍地开花，已成为美国补充替代医学和医疗保健的一部分。

针灸成为美国补充替代医学和医疗保健的一部分，被看成中国文化精粹传入西方的成功典范。美国人很容易地接受了中国的针灸疗法，但对跟随小小银针而来的东方哲学和文化颇感费解，中医西进的道路还很漫长。

20世纪是一个伟大的时代，也是令人振奋的时代。

20世纪医学的显著进步，是由于物理学、化学、生理学、技术科学和工业技术的巨大发展所促成，也是在19世纪医学成就的基础上进一步引申而成的。20世纪的医学进步给人印象最深刻的就是在庞大的现代化医院内那令人目不暇接的各种诊断仪器和治疗设备。从20世纪初应用于临床的X射线、心电图，到中期的电镜、内镜、超声诊断仪，再到CT扫描、磁共振成像（MRI）等，诊断学发生了革命性的变化。医学不仅获得了控制疾病、诊断疾病的武器，而且还正在破译操纵生命的密码。对生命和疾病的认识不断深化，不但在形态上已进入宏观、微观到超微水平的多层次研究阶段，对功能和机制的探索也已取得长足的进步。

保健事业的发展超过了过去所有时期的总和，流行病、儿童死亡率大大减少或降低，结核、天花等曾使一些国家万户萧疏的疾病已经基本消灭。当今各学科最先进的知识和科技都会融入到医学中，被现代医学所用。随着生命科学研究的深入，人们更加清楚地认识到生物机械论的局限性和人的整体有机联系，世界各国对于应用自然疗法和传统医学治疗疾病的兴趣日渐浓厚。以针灸疗法为代表的中医治疗受到了世界各国的普遍欢迎。在慢性疾病治疗和保健养生方面，中医药学也表现出强劲的发展势头。综观20世纪的每一个10年，在医药卫生方面的新进展，都要超过以前几十世纪的成就的总和。

的确，在希望中诞生的20世纪，给了人类无数的惊喜与憧憬。这个世纪无疑是一个变化的世纪，在医学研究上真正是一个理性时代的开端。

8 药物治疗与化学药物的兴起

东西方医学诞生在地理位置优越、人文积淀深厚的文明古国，丰富的动物、植物和矿物资源为各自药物学研究和发展提供了充足的自然资源，活跃开放的思维与善于钻研的态度为药物学研究的进步提供了无尽的智力支持。无论是古希腊人在身心享受的矿泉浴中获得的防治疾病的经验，还是古希腊人用以毒攻毒的方法治疗疾病的尝试，还是东西方药物学发展历程中以人试药的勇敢实践，都体现了在漫长的历史演进过程中人们对天然药物的炽热情感和坚持不懈的探索研究。随着近现代科学技术的快速进步，人们不再满足于过去手段单一的药物研究方法，在科学理念的指导下，应用不断更新的技术手段在探索化学合成药物方面取得了巨大成就。然而化学药物的兴起，在促进疾病治疗水平进步的同时，也给人类的健康带来了一定的危害。

8.1 古希腊人眼中神奇的矿泉浴

地处欧洲腹地、地中海沿岸的希腊，境内多山，且三面环海，地中海气候使那里的夏季尤为漫长，强烈的阳光，炎热的天气，加上时常断流的河水，让人们备受干燥高温的困扰。古希腊人为了保持清洁卫生和身体健康，经常进行沐浴。城市建有引水设施，人们利用这些设施建成淋浴室，使得百姓在使用盆浴、池浴的同时，还能享受淋浴的快乐。从公元前6世纪开始，古希腊城市就已经建立公共浴室供居民使用。

古希腊人发现，沐浴不光能使人们洗去身体表面的污垢，通过调节水温，还能起到夏天降低体温、冬天温暖身体的作用。身体在温和的水里浸泡一段时间，疲劳的肌肉和肢体会感觉到格外轻松；身体被淋浴的水柱冲击后，酸痛的肌肉犹如被按摩师精心按摩过一样舒畅。尤其是蒸汽浴的产生，更是掀起了古希腊人沐浴的新时尚。蒸汽房通常是一间密封较好的圆顶小屋，屋顶凿有圆孔方便阳光进入，用以照明和透气，屋内地板上放有导热性较好的石头，人们在烧热的石头上频繁浇水，产生大量水蒸气，人们在满含热量及弥漫水蒸气的浴室中熏蒸沐浴，使皮肤毛孔充分张开以进行彻底呼吸，然后把浴膏和炭灰涂抹在身体表面，再用浮碱和细沙擦拭，然后用金属浴刷刷去，最后选择合适温度的水冲洗干净。即使身体表面的污垢得以最大限度的清理，又加速了体内新陈代谢，促进血液循环。沐浴结束，再在身上涂抹香膏或橄榄油，既防止皮肤因失水而过于干燥，又使身体散发清香，精神舒爽。

在经历长期的沐浴体验后，古希腊人悟出了沐浴对预防疾病乃至治疗疾病的重要价值。古希腊名医希波克拉底在治疗患者时，也经常嘱咐他们通过沐浴来配合治疗，不同的疾病要使用不同温度的水。如患有肺炎和背部疼痛的患者适宜洗热水浴，而患有身体肿胀和关节疼痛的患者则适宜洗冷水浴等。古希腊人不光注重沐浴方式的选择、水温的调节，还认识到水质的不同也会对人体产生不同的影响。希腊境内多山，而且有不少活火山，很多山上都流淌着富含矿物质的泉水，这些泉水温度比河水要高，适合各个季节洗浴。公元前500年古希腊人就发现，经常在含有硫黄的泉水里洗浴，一些患有皮肤病的人病情明显减轻，甚至消失。人们逐渐意识到，矿泉水中含有的某些成分发挥了重要的治疗效果。人们纷纷前往山上寻找矿泉，发现了很多具有治疗效果的矿泉水，使得古希腊人防病治病的方法更加丰富。这种用矿泉水沐浴预防和治疗疾病的方法，对欧洲大陆很多国家的人们都产生了深远影响。

3世纪的古罗马时代，人们对矿泉水的开发和利用已初具规模，罗马城内兴建了大量的矿泉浴场，鼎盛时期浴场多达860余个。较为著名的浴场当推卡拉卡拉浴场，建于212—216年，当时卡拉卡拉统治罗马帝国，因此该浴场就以统治者之名命名。浴场占地16万平方米，除3万平方米的浴场外，还有图书馆、竞技场、散步道、健身房等各种设施，可谓当时的大型休闲中心。浴场内分为冷水、温水、热水浴室和蒸汽室及更衣室，设施豪华，功能齐全。然而随着罗马帝国的衰落，统治者思想日趋保守，矿泉浴也因政府禁止水浴的政策而近于灭绝。但当时劳动人民所创造的罗马浴池却并没有完全被历史所淘汰，它们经受住了历史的沧桑，留存在现在欧洲一些国家，供游人欣赏观光，回味古罗马矿泉浴的美妙感觉（图 8-1、图 8-2）。

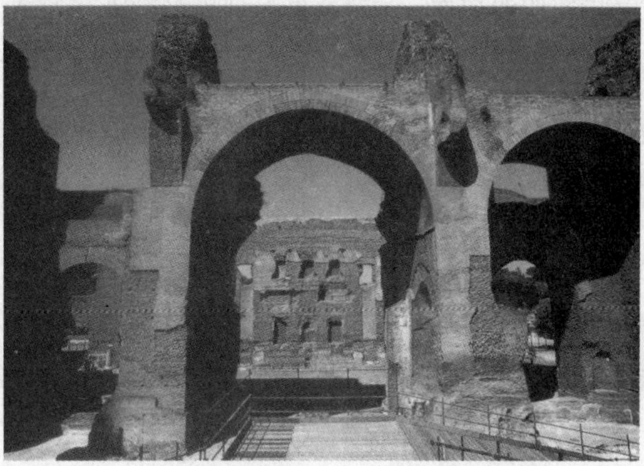

图 8-1　古罗马卡拉卡拉浴场遗址

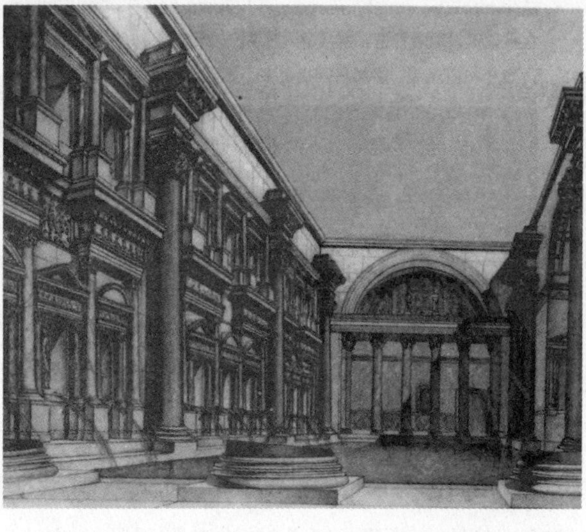

图 8-2　古罗马卡拉卡拉浴场复原图

古罗马帝国的衰落并没有阻碍欧洲温泉浴研究的进展，15 世纪之后，以意大利为代表的温泉研究逐渐深入。18 世纪以后，人们更是将矿泉水作为一门科学来研究。1742 年，在总结前人研究矿泉水成果的基础上，德国医师霍夫曼首次对矿泉水的某些成分进行了确定，这为矿泉研究的发展奠定了基础。之后欧洲的多位学者在此基础之上不断完善，他们采用了化学分析的先进方法，在对矿泉的化学分析研究方面达到了一定的学术高度。20 世纪以后，矿泉研究在经历了漫长时间的积累之后，开始向理论研究和应用研究阶段迈进，专门从事矿泉研究的机构在一些发达国家纷纷成立，通过举办培训班培养研究人才，在临床医生中开展矿泉疗养教育，把矿泉浴作为辅助治疗手段。他们通过举办学术活动、发表学术论著来交流矿泉研究的新趋势和新动向。受这一趋势的影响，亚洲的日本在 1935 年成立了温泉气候物理医学学会，美国也建立了一些矿泉研究所。泡温泉逐渐成了欧洲人享受生活、保障健康不可缺少的生活习惯，也促进人们将矿泉水沐浴作为一门科学进行深入研究。时至今日，人们对矿泉浴的功效认识越来越丰富，除了用于医学治疗领域，还被引入到美容护肤领域，越来越多的人享受到了它带来的恩惠。

8.2 古希腊人以毒攻毒的新发现

古希腊药物是吸收了外来医药文化，在宗教迷信束缚较少的情况下，在经验医学的基础上，接受自然哲学影响，以其独特的精神发展起来的。在古希腊药物学研究领域做出突出贡献的是古希腊医生希波克拉底，他的著作中提到的药物有数百种。他主张将医学从哲学中独立出来，他认为医学是一门技艺，必须摆脱哲学家虚妄的思辨，突出实用目的——治愈患者；他同时又宣布要将医药学从庙堂医学、祭司手中解放出来，他的著作中从未提及巫术。希波克拉底的医学经验、“四体液学说”、医德思想在西方影响很大，他被西方称为“医学之父”。他强调用药的目的完全是帮助患者恢复适应自然的能力。他虽然比较注重患者的自然愈合力，但也不忽视有效药物的使用。希波克拉底常用的治疗法是“以毒攻毒”，如诱发咳嗽的药可用以治愈咳嗽；藜芦会引起呕吐和腹泻，他却用此药治愈上吐下泻的患者。

阿司匹林的发现，就是受到希波克拉底这一思想影响的生动体现。1758 年，英国医学家爱德华·斯通在为研究治疗发热的特效药物而感觉异常烦恼时，他忽然想起早在公元前400年，希波克拉底就曾发现柳树在潮湿的地方长得非常茂盛。而当时的人们认为，潮湿是导致发热症状加重的重要因素，在希波克拉底以毒攻毒思想的指导下，他尝试对柳树皮进行研究，试图从柳树皮中寻求治疗发热的有效成分。起初他试着品尝了普通的白柳树皮，树皮的苦味使他想起金鸡纳树的树皮，后人曾经在金鸡纳树树皮里提取出了用于治疗疟疾的奎宁，后来又被用作止痛剂。这促使斯通决定通过药物试验来验证他的这一设想，用柳树皮的浸泡液对大约50名患者进行了治疗。他发现这种汁液对治疗发热非常有效，就将他的试验结果报告给英国皇家学会。后来欧洲医学家们在他的这一发现基础上，历经100余年的努力，最终合成了阿司匹林，并通过药物试验验证了它的有效性。虽然斯通并不知道也没有研究出柳树皮中发挥治疗作用的成分是什么，但却为人们进一步研究并最终发现阿司匹林奠定了坚实的基础。这一药物学史上的重大进步，恰恰是希波克拉底以毒攻毒思想的生动体现。

希波克拉底的这一发现，使得人们在药物学研究领域步入更深的层次。1790年，德国犹太人哈尼曼医生在希波克拉底思想的启发下，将使用可以诱发某种疾病的药物来治疗该病的方法提升为一种全新的治疗方法——顺势疗法，即以毒攻毒。它的理论根据是一定剂量的某些药物可以诱发疾病，但小剂量使用该药则可治疗该病。

顺势疗法在形成后的200多年里西方医学界掀起了巨大浪潮，对很多传统疗法治疗效果不佳的疾病发挥了较好的治疗效果，弥补了传统西医疗法的不足。1813年，哈尼曼医生运用顺势疗法为士兵们治愈了伤寒和霍乱。1827年，顺势疗法被引入英国，并受到英国医生的普遍欢迎，很多医生开始自愿学习这种疗法，多年后泰肯特编著的《顺势疗法总录》反映了顺势疗法在英国发展的势头，这些为后来国际顺势疗法学院的创建奠定了坚实的基础。1830年，顺势疗法被引入法国，40年后以运用顺势疗法为主的圣亚克医院在巴黎创建，以研究顺势疗法为主的医学院也相继成立，并且为培养的学生颁发了顺势疗法研究学位，这些措施促进了顺势疗法在法国的有序发展。1948年，法国首次正式规定顺势疗法药物的生产步骤，以法律形式确保了顺势疗法实施的秩序性。1965年，法国药物总汇将顺势疗法药物名称正式纳入，从而有力地保证了顺势疗法临床应用的科学性。顺势疗法在欧洲大陆大行其道，尤其是在1832年顺势疗法有效地应对流行性霍乱袭击之后，这股风潮很快出现席卷世界的趋势。1833年，顺势疗法被引入美国，随后顺势疗法研究所和顺势疗法医学会也陆续创立，多家医学院校将顺势疗法作为讲授内容在学生中推广。1979年，世界卫生组织鉴于顺势疗法的诸多优势，公开呼吁世界各国对其开展研究，以弥补现代医学在治疗方法上的不足，减少西药对人体的毒副作用。20世纪90年代，随着回归自然思潮的兴起及基因、微纳米技术和量子医学的发展，顺势疗法获得了蓬勃发展的良好机遇，大有风靡世界之势。

8.3 药物研究以人试药的新思潮

在漫长的原始社会里，人们的药物知识是在采集植物果实、捕猎动物时发现和积累的。中国历史上关于药物学知识积累的传说有很多，最著名的就是神农尝百草了。他亲尝药草而试其有毒无毒、性味功效，堪称中医药学最早进行药物学临床试验的人。

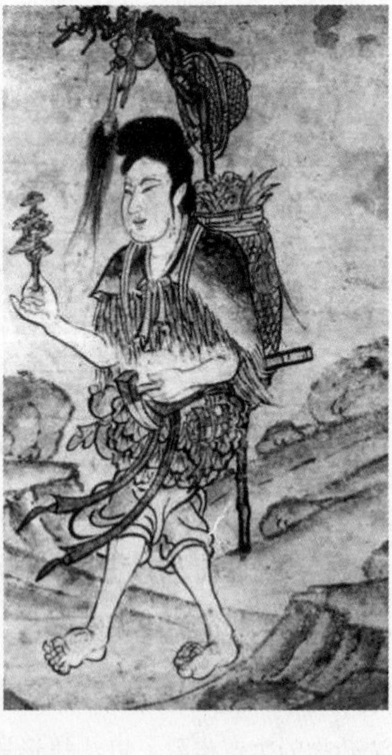
图8-4 神农氏

神农氏，即炎帝，三皇五帝之一。远古时期，百姓以采食野生瓜果、生吃动物蚌蛤为生，腥臊恶臭伤腹胃，经常有人受毒害得病死亡，寿命很短。神农氏为“宣药疗疾”，使百姓益寿延年，他跋山涉水，行遍三湘大地，尝遍百草，了解百草之平、毒、寒、温之药性。尝百草是十分辛苦的事，不仅要爬山走路寻找草木，而且品尝草药还有生命危险。神农氏为了寻找药品，曾经在一天当中中毒70次，神农氏被毒得死去活来，痛苦万分。可是他凭着强壮体质，又坚强地站起来，继续品尝更多的草木。神农氏在尝百草的过程中，识别了百草，发现了具有攻毒祛病、养生保健作用的中药，由此令民有所就，不复为疾病所困，故先民奉他为“药神”。随着岁月的推移，积累的药物知识越来越丰富，并不断得到后人的验证，逐步以书籍的形式固定下来，这就是《神农本草经》。《神农本草经》是中国最早的中草药学的经典之作，对中医药的发展一直产生着积极的影响，后世本草著作莫不以此为宗，并逐步发展丰富，形成了如今世界闻名的中医药宝库。

神农尝百草的故事，虽然是传说，但是它反映了我国古代先民在医学萌芽初期，在长期的生活实践中，有意识地寻找药物，不断积累药物学知识的历史事实。神农氏用自己的身体试验药物的性味、功效、毒性，为中医药学的发展做出了突出的贡献，是世界药物学史上进行临床试验的先行者。

西方文明中也不乏进行临床试验的先驱。大约在公元前600年，古巴比伦王国国王尼布甲尼撒二世突发奇想，他召集不少宫廷卫士分为两组，一组人员每天以吃蔬菜为主，另一组则以宫廷膳食为主，10天左右，国王就从两组人员身上发现了明显的变化，吃蔬菜的一组比吃宫廷膳食的显得更加光彩照人。尽管这一试验没有选取药物，而是以食物为试验材料，姑且不论国王进行试验的目的为何，但从试验的原理和方法就能看出这是建立在科学理论基础之上的，因此这一试验被认为是人类有记录的最早的临床试验。

真正在人身上针对疾病进行试验的，是苏格兰海军军医詹姆斯·林德，1747年5月20日，他对12名船员进行分组试验，证明柠檬汁具有预防坏血病的作用。由于他的试验是最早采取对照设计方法进行的，因此，为了纪念他为临床试验所确立的科学方法，每年的5月20日被定为国际临床试验日。

虽然詹姆斯·林德用试验证明了柠檬汁在预防坏血病方面的有效性，但是由于当时医学界重视权威意见、轻视临床试验风气的影响，他的科学实践行为并没有受到当时医学界应有的重视。这种情况到20世纪30年代才有所改观。美国的哈利·戈尔德和沃尔特·莫德尔为药物临床试验创立了双盲设计法，也就是说，研究对象和研究者都不清楚试验分组的情况，全部试验过程都是由研究设计者来安排和控制的。这种方法的优点是避免了试验对象或进行试验的人员由于主观偏向而影响试验结果的缺陷，因此采取这种方法所得出的结果会较为严谨。如在药物测试中使用双盲测试，患者会被随机编入对照组及试验组，对照组被给予安慰剂，而试验组则给予真正药物。在这一过程中，无论是患者或观察患者的实验人员都不知道谁得到真正的药物，只有在所有资料都收集及分析过之后，研究人员才会知道试验对象所属组别。这样就避免了个人主观因素对试验结果的影响，从而保证试验的科学有序实施。这种方法的创立，为建立现代临床药理学学科奠定了基础。

1932 年，保罗·马蒂尼在著作中详细描述了药物临床试验的基本概念，如安慰剂、对照组、分层、评价方法等，并且对临床试验应拥有足够的样本量予以格外强调，这些理念和方法被后世临床试验研究人员奉为权威，他因此被誉为“第一个临床药理学家”。1 年后，埃文斯和霍伊尔第一次使用安慰剂对治疗心绞痛的药物进行临床试验，得出的结论科学公正，经历了近 80 年岁月的考验，依然熠熠生辉。

进入 20 世纪中期以后，人们逐渐开始意识到药物试验的伦理道德和法律规范问题。1964 年，第 18 届世界医学大会通过的《赫尔辛基宣言》提出了进行人体生物医学研究应遵循的伦理道德原则。其中的试验方案需伦理委员会审查、研究者对受试者负有医疗照顾的责任、受试者有知情同意权利等要求，对于规范临床试验过程、维护受试者权益等具有重要的积极意义。后来这一宣言经多次修订，日渐完善。在法律上规范临床试验的探索，美国取得的成果较为显著，1977 年美国食品和药物管理局颁布的《联邦管理法典》开创性地提出了“药物临床试验管理规范”的概念。该规范不仅包括了从事临床试验研究所需遵循的伦理和科学方面的原则，同时还提出了高质量试验数据的概念，以保证研究结果的可靠性。此后，许多国家先后颁发和完善了药物临床研究相关法规，对于规范和推动临床试验工作的开展具有重要的现实意义。

8.4 化学药物世代交替的新浪潮

随着 18 世纪自然科学的快速发展及生理学实验技术的进步，化学的方法被广泛应用于药物的提纯及对其有效成分的判定方面。法国生理学家马根迪与药剂师培尔蒂埃合作在药物提纯方面做出了勇敢的尝试。他们从一种名叫马钱的印第安小树中提取出士的宁，并从巴西植物吐根中提取出吐根碱。培尔蒂埃还与他的同事卡文托还尝试从鸦片中精炼出吗啡，从秘鲁的金鸡纳树皮中分离出奎宁，从咖啡豆中分离出咖啡因。因为这些物质具有与碱一样与酸反应生成盐的特性，所以称之为生物碱。其化学成分包括碳、氢、氧、氮等，而不同的生物碱中各种元素的比例又不尽相同。1852 年，法国大学的伯尔纳通过药物试验，提出某些药物只在某些特定的局部发挥作用，从而产生治疗作用。这一发现，对于后来药物学的发展具有深远的意义，它开始取代了以往认为所有药物对全身都有某种影响的笼统化观念。此后，药理学开始作为一门实验科学而被医学界普遍重视，药理学研究室在多所医学院校被广泛建立起来。药理学研究人员们在重点研究药用植物的同时，也对不断发展中的生理学知识格外关注，在分离出药物的主要活性成分后，进而研究它们确切的作用机制。这种先进的研究方法，对欧洲和美洲的药理学发展无疑具有巨大的推动作用。

19 世纪中期，尤其是 1853 年法国学者普拉瓦兹发明注射器之后，药物注射法广泛应用于临床，使化学药物治疗在临床各科得到普及和发展，这就极大地促进了对药物的精制与人工合成的研究。1859 年，合成的柳酸盐类化学解热剂在当时发挥了杀菌、解热、抗风湿的显著效果；1860 年，可卡因被成功提取；随后安替匹林、非那西汀、匹拉米、阿司匹林、奴夫卡因等被先后合成；同时，氯仿、苯胺等也陆续被人工合成。随着药物的合成与精制得到迅速发展，人类以临床医学和生理学为基础，以动物实验为手段，配合实验生理学的知识，用以研究药物的性质和功能的技术更近专业化，并直接孵化出了一门崭新的学科——实验药理学。在这种新方法和理论的指导下，药理作用的研究与临床药物治疗学也逐步发展起来。1851 年，洋地黄对心脏药理作用的研究结果被公开报道；1896 年，卵巢制剂被应用于临床治疗；1901 年，肾上腺素被合成。化学药物的普遍使用为临床治疗开创了新的途径，药理学逐步走上独立发展的道路，成为近代基础医学重要学科之一。

随着 19 世纪末病原微生物学理论和实践研究的进步，预防和治疗感染、促进人体产生疾病免疫能力的方法也获得了突破性的进展，疫苗和抗毒素应运而生。法国微生物学家、化学家巴斯德从研究酒类变质的过程中，发现了某些微生物是导致酒类变质的罪魁祸首；他还培养出减弱了毒力的炭疽杆菌疫苗，他将其注射到健康的牛羊体内，使得健康的牛羊在炭疽病流行的时候可以免遭侵害；他还利用同样的手段做过鸡霍乱的研究，从病鸡体内提取霍乱弧菌，将其灭活后注射到健康的鸡体内，使得健康的鸡在霍乱流行时也不会再感染。此外，巴斯德晚年还研制出狂犬病疫苗，有效地预防了狂犬病的发生。这些敢于突破常规的伟大成就，为现代药物学研究提供了先进的技术支持和理论支撑。

20 世纪上半叶，药物学迎来了新药发展的黄金时代，化学疗法和抗生素相继问世，标志着这一时期药物学和治疗学都取得了重大突破。19 世纪末 20 世纪初，随着各种病原菌陆续被发现，研发和生产出既能杀死这些细菌而又不会对人身体造成伤害的化学药物成为这一时期留给药物学家们一个亟待解决的难题。1910 年德国化学家埃尔利希经过多次试验终于成功研制出“酒尔沸散”，也就是第 606 号砷的化合物，简称 606。这种药物并没有他原本预想的那样具有良好的杀菌功效，反而对梅毒螺旋体具有很强的杀伤力。在这一研究成果基础上，埃尔利希联合与他一起从事砷化物研究的日本人秦佐八郎，经过多次反复的试验，将 606 改进成毒力相对较小的抗梅毒药物 914，并用于梅毒疾病的治疗，取得了较满意的疗效，从而使这种流传多年的疾病得到较有效的控制，开创了运用化学药物治疗传染病的新纪元。

化学疗法取得显著疗效，促使人们加快对化学药物的研究进程。20 世纪初，法国科学家成功研制出了用于治疗疟疾的特效药物——普疟奎宁厄地平，这一药物的问世，在随后发生的第二次世界大战中发挥了重要的作用，盟军中疟疾的流行得到了有效的预防和控制。随着化学药物研究方向的日益明晰，越来越多的药物研发成果接连问世。1935 年，德国化学家多马克找到了对葡萄球菌感染具有确切疗效的氨基苯磺酸的衍生物（磺胺类药，俗称普浪多息）。20 世纪 40 年代，又研发了人工合成磺胺类药物，这一成就，宣告了人工合成药物新时代的到来。除了对病原微生物探寻人工合成药物，对于在当时流行的以蚊子、虱子、跳蚤为中间媒介而传播的疟疾、斑疹伤寒、黄热病等热带病，科学家们也尝试寻找克制它们的药物。1939 年，具有极强杀虫能力的 DDT 被瑞士化学家穆勒成功研制，因其具有高效杀虫作用，后来被作为商品出售。在随后发生的第二次世界大战中，DDT 被广泛用于军队中，在预防和控制上述热带病方面发挥了举足轻重的作用。第二次世界大战以后，杀虫药物 666 也被科学家们成功研制。

除了化学疗法的发现和人工合成药物广泛应用于临床治疗，另一种药理研究的新方法也开始进入人们的视野。根据两种微生物之间存在的对抗关系而从中提取能造成这种对抗关系的物质，这种新方法直接促使人们发现了抗生素的存在。虽然抗生素的概念早在巴斯德时代就产生了萌芽，但是人们并没有对空气中的某些细菌能够抑制炭疽杆菌的生长进行深入思考和研究。直到 20 世纪 20 年代，英国细菌学家弗莱明发现了具有杀死链球菌等细菌而对人和动物的毒性却很小的青霉素，才初步探明了抗生素作用的机制。弗莱明在从事青霉素研究的 4 年中发现，由于青霉素性质很不稳定，很难进行大批量生产，最终放弃了研究。这一问题直到 1935 年才得以解决，英国牛津大学病理学家弗洛里和德国生物化学家钱恩从青霉素的性质及其化学结构出发，经过反复试验和观察，最终找到了青霉素不稳定的原因，还通过技术革新解决了青霉素的浓缩问题，从而使青霉素的大量生产成为可能。

青霉素的诞生，标志着化学药物治疗进入了抗生素时代。从 1943 年青霉素被第一次成功地用于临床治疗之日起，人们陆续发现了它对猩红热、梅毒、白喉、脑膜炎、淋病等传染病的显著疗效。在第二次世界大战后期，它被广泛应用到临床治疗中，并发挥了不可替代的作用。青霉素诞生以后，链霉素、氯霉素、金霉素等先后被研制成功。此后，四环素、土霉素等抗生素陆续被发现并应用于临床。

随着病原微生物的不断变异及药理研究技术的日益进步，人们在化学药物更新换代的研究方面陆续投入了大量人力物力，以应对复杂多变的临床治疗情况。

8.5　化学药物不良反应的大隐忧

化学药物是从天然矿物、动物、植物中提取的有效成分，以及经过化学合成或生物合成而制得的药物，它与传统的天然药物相比具有有效成分含量高、作用机制明确、作用效果快速等优势。因此，自从各种各样的化学药物问世以来，它们为治疗多种疾病带来了比较理想的效果，但是也给人类的健康造成了不少意想不到的伤害。其中最具代表性的事件，就是被美国科学杂志《月球》列为20世纪十大科学错误之一的“反应停事件”。

1953年，瑞士的一家药厂在合成一种利尿药的同时获得了一种新药物，但是在随后的药理试验中，并没有发现它明确的临床疗效，于是便停止了对这个合成副产物的研发。但是它并没有因为瑞士人的放弃而远离历史舞台，第二年联邦德国的一家制药公司将目光投向了这个让瑞士人一无所获的合成药物身上。德国人想通过药理试验发现这个意外出现的药物身上是否潜藏着不为人知的临床疗效，他们尝试将其用于抗抑郁和抗过敏的治疗试验，结果疗效均不理想。正当德国人也要像瑞士人一样放弃对它的研究时，研究人员在不经意间发现这种药物具有一定的镇静安眠作用，而且对孕妇怀孕早期的妊娠呕吐具有较强的抑制作用。这让德国人兴奋不已，尤其是随后他们在稍显草率的动物实验中没有发现这种药物在老鼠、兔子和狗身上出现明显的不良反应，他们高兴地给这种药物起名为“反应停”，并开始批量生产，后于1957年10月1日将其正式推向了市场。

反应停投放市场不久，人们就被德国人关于反应停是“孕妇的理想选择”的广告语所吸引，欧洲、亚洲、非洲、澳洲和南美洲的医生们像是发现了新大陆一样欣喜不已，他们将反应停视作灵丹妙药一般给当地的孕妇们大量使用来治疗妊娠呕吐。据不完全统计，截至1959年，仅在联邦德国服用反应停的人数就将近100万人，该药的每月销量也达到了1万吨。然而当联邦德国药厂还沉浸在反应停销售狂潮的喜悦中时，一场空前的灾难正在悄悄降临。这一年，联邦德国各地出生了多例手脚异常的畸形婴儿（图8-5），这引起了一些学者们的注意，经过随后的调查，在1961年终于证实了反应停具有致畸胎的不良反应。而此时，反应停已经被销往全球46个国家。由于越来越多类似的临床报告不断出现，联邦德国的那家研发反应停的制药公司不得不于1961

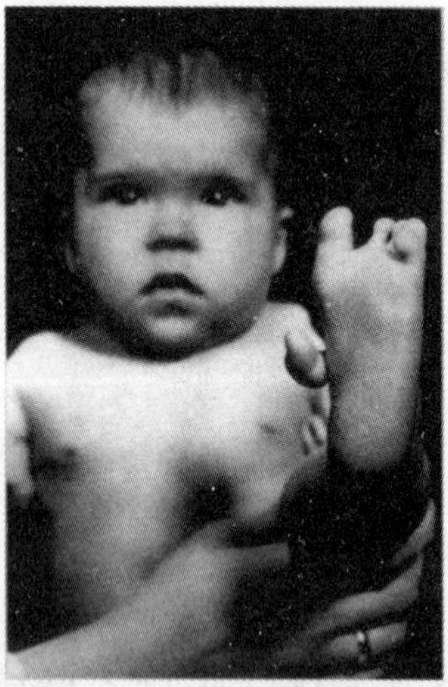

图8-5 反应停事件受害的畸形儿

年 11 月底将反应停从联邦德国市场上召回。然而这种补救方法确实来得晚了些，此后大约有 1.2 万名婴儿因母亲服用反应停而导致出生时先天缺陷，其中有将近 4 000 名患儿在不到 1 岁时就夭折了。

化学药物除了自身潜在的不良反应要引起人们的重视外，化学药物还面临着另一个问题的严重考验，那就是药物频繁地更新换代。近些年来，越来越多的人开始发现并且感慨，人类发明的各种抗菌药物在与病菌的战斗中始终处于被动地位，只有通过不断地更新换代才能应付日益恶化的抗菌治疗困局。1939 年，医生们在应用磺胺类药物治疗脑膜炎和由肺炎球菌引起的肺炎时常常被其确切的疗效所打动，并且感到十分欣慰。然而在 20 年后，磺胺类药物治疗这些疾病时有效率却降低了一半。不仅如此，人们还发现，其他抗菌药物的有效率也在不断地衰减。原本对某些病菌疗效独特的药物，为什么逐渐失去它应有的效力了呢？这个问题困扰了人们很久，通过大量药理试验，终于找到了答案，问题出在病菌身上。原来，病菌虽然在抗菌药物的打击下溃不成军，但并不会被全部杀灭，幸免于难的少量菌株中会产生少量的具有抗药性的突变型菌株，并且会迅速地生长繁殖开来。科学家们只能通过不断将抗菌药物更新换代，才能应对这种危险的局势。

世界上的很多事物都具有两面性，药物也不例外。药物在大多数情况下都是为治疗疾病服务的，但是任何药物的使用不当或过量使用都会引起对人体健康有害的毒性反应，如服用过量维生素 A 可致急性维生素 A 中毒，长期服用四环素会发生中毒，长期不限量服用镇痛片会损伤肾功能而引起肾病。不仅如此，很多药物在治疗中往往会产生与治疗目的无关的不良反应。这些不良反应，有些对人体危害不大，有些如果处理不当往往会对人的健康造成严重的损害。如阿托品具有抑制腺体的分泌作用，可以用于麻醉前给药，然而它松弛平滑肌的作用所引起的手术后肠胀气、尿潴留就成为了不良反应。

因此，无论是医生给患者开药，还是患者自己服用药物，都应该对药物有充分的了解，遵循药物使用规范，合理服用，切忌滥用药物，尤其是化学药物。

东西方医学在早期药物学知识积累和研究方面，都体现出了过分依赖于对动物、植物及矿物资源等自然资源的简单利用。正是由于这些与人类生活最紧密的天然药物的广泛应用，才使得人类在漫长的历史岁月中不断繁衍生息。随着科技的进步，人类在药物研究理念上走上了有别于过去对药物原生形态的简单加工，化学合成技术成为近现代药物学发展的主流。人类找到了充分利用天然药物的新技术，它给人类的生活带来了翻天覆地的变化。化学药物的广泛使用，既为疾病治疗提供了可以不断更新换代、行之有效的治疗药物，又在一定程度上对人类的健康产生了意想不到的伤害。如何合理使用药物，成为现在乃至将来人们不得不面对的一个棘手问题。

9 外科与护理

在西医学的体系中，外科是重要的组成部分。外科手术是极具特点的医疗手段，非一般医疗方法可比。18 世纪以前，外科治疗仅为一种手艺，外科手术者也不准称其为医生。一些放血、修脚等小手术由理发匠担任。文艺复兴后，解剖学的发展促进了思想的解放，外科学才开始发展，相继突破了外科手术中的疼痛、感染和失血三大难关，降低了手术患者的死亡率，从而为现代外科的发展奠定了基础。护理工作与医疗实践密不可分，是一项平凡而崇高的工作。在医疗活动中，除医生以外，护士也是非常重要的群体。护士的积极参与和恰当护理，对于患者树立战胜疾病的信心大有帮助。南丁格尔是近代护理事业的奠基人，为了纪念她，人们将每年的 5 月 12 日定为国际护士节。

9.1 理发匠操刀的外科医

传统外科和内科一样，自古就有，随着发展，特别是近 200 年来，慢慢发展成为操作实践性很强的学科。

中世纪医生是分等级的，由于受宗教神学的影响，人们看不起外科医生，也没有专门的外科医生。传统外科，如放血、拔罐、水蛭吸血、脓肿切开、伤口包扎之类，多是些外科小手术。这种实践性强的小手术多由理发匠担任，他们在当时被称为“理发匠外科医”，着装上多穿短衫，医疗地位和社会地位较低。还有一类穿长袍的医生只能空谈书本学问和烦琐哲学，解决不了实际问题。学习解剖时，经常是穿长袍的教授在讲台上高声诵读书本上的内容，由助手实际动手解剖，学生们则坐在台下听讲，没有动手解剖实践的机会。此时，外科没有成为一门真正的科学。文艺复兴以后，解剖学的发展促进了思想的解放，外科学依靠那些有实际经验的穿短衫的“理发匠外科医”才开始发展起来。

外科学的开拓者是法国医生巴雷（1510—1590，图9－1），他被称为“外科学之父”。

巴雷出生于法国曼恩省拉瓦勒城郊外的一个小村里，父亲是个理发匠。巴雷20多岁时到巴黎，当了理发手术匠的学徒；后来又进一家医院任外科包扎员。当时正值宗教战争十分频繁的年代，不久，巴雷就当兵参战了。在战场这所大学里，巴雷学习、实践，最终成为外科学的一代宗师。

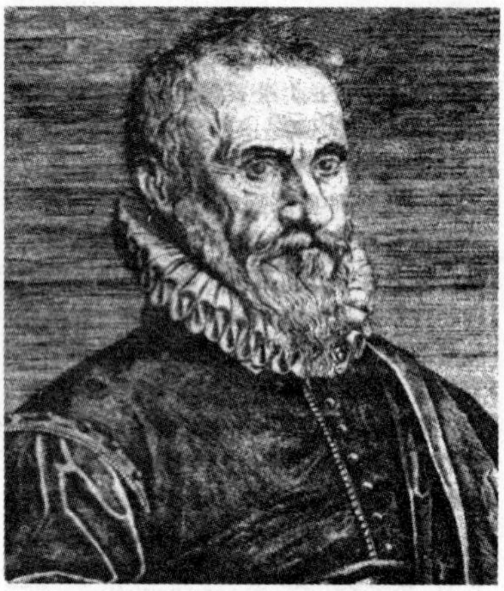

图9－1 巴雷

在枪林弹雨的战场，士兵中弹受伤需要救治，而当时没有专业的外科医生，有许多受伤的士兵只能活活等死。巴雷看到伤员的痛苦和需要，毅然投身到救治伤员的行动中。他运用在巴黎担任包扎员时所积累的医学实践经验，医治和护理伤员，身兼数职，既是外科医师又是内科医生、药剂师和厨师，视患者、伤员如亲人，救治伤员无数。巴雷忘我的工作精神和精湛的医术感动了战士，遇到枪炮袭击，战士们会背着他撤离火力危险区。士兵们爱戴和需要他。

巴雷在实践中，最早否认了枪药有毒的说法。当时认为火药伤有毒，为了解毒，必须用烙铁烧灼，再以沸油冲洗伤口，这样给伤员带来了巨大的痛苦。巴雷开始救治伤员时，也严格地采用这种传统的处理方法。后来在一次战役中，治伤的油剂用完了，巴雷想到了一种应急的方法。用蛋黄、玫瑰油和松节油配制了新的油膏，敷涂在伤口上，比较清凉。意想不到的是经过一夜后，伤口处不肿了，疼痛减轻很多。伤员情绪稳定，神态自然，局部伤口和全身恢复情况都比传统的处理方法好，也由此得出结论：枪药并没有毒，烙铁烧灼伤口是根本不必要的。一种新的治枪伤的方法产生了，这是军队外科史上的创举。1545年，他对火器伤的治疗做了总结，出版了《创伤治疗法》一书。

对于截肢患者，巴雷试验了血管结扎止血法。他尝试只烧灼血管进行止血，不再烧灼整个伤口，避免了发热、痉挛、再度出血等并发症的出现；对于截肢伤口，再敷涂油膏，大大提高了截肢患者的存活率。

1563 年，巴雷又出版了《外科学教程》，这是一本外科学的巨著。书中提出用血管结扎法代替烧灼法，改进了截肢术，恢复和重新改进了胎儿回转术和义肢、义眼等技术。

1569 年，巴雷退役后在巴黎行医，他应召去给一位由于膝部枪伤而卧床 7 个月之久的公爵看病。巴雷对这个病例的记载，堪称 16 世纪的一部经典康复医学论著。除了正规的治疗措施之外，巴雷在公爵花园里漫步的时候，设计出了这位公爵的康复方案。首先，巴雷给公爵换了一套特别干净的卧具，并在卧室内摆设香花，以掩盖伤口难闻的气味；然后又特别制作了一种导水接水装置，使水从高处沿着水漏流下，一滴一滴流进了大锅，以这种宁静的滴水声来稳定公爵的情绪；最后，他又运用了心身治疗方法，叫琴师在病床边拉琴，喜剧演员在患者面前表演喜剧，从而使患者笑逐颜开，保持乐观的精神状态，促进机体恢复功能和身心的全面康复。

巴雷高水平的外科技术和康复水平得到亨利二世国王的赏识。不久，他被任命为国王侍医。这对一个穿短衫的“理发匠外科医”出身的人来说，确是一种莫大的荣誉；同时也大大提高了他本人及其他外科医生的社会地位。从亨利二世起，巴雷先后荣任 4 位国王的御医。由于他不懂任何一种外文，著作只能用法文撰写，但后来他的著作称先后被译成了荷兰文、英文、德文、拉丁文、意大利文和日文。他的业绩，对军队外科学的发展具有极其深远的影响。

17、18 世纪，外科学在腹部外科、血管外科等方面取得了长足的发展，已经能够进行肠疝修补术、肠外伤修补术、膀胱截石术及疝气手术等。

亨特兄弟是英国外科学的重要人物。威廉·亨特（1718—1783）1762 年第一个描述了动静脉瘤。约翰·亨特（1728—1793）由于跟腱意外断裂，开始探求畸形足与肌腱破裂的修补方法，在鹿角上做了侧支循试实验，发现结扎动脉后，鹿角的毛细血管会代偿扩张，使被结扎动脉周围的血流更丰富，保证了鹿角的正常血液供应；发明了结扎血管治疗动脉瘤的技术，取代了肢体截断术，保全了此类患者的肢体。约翰·亨特的全部外科工作都渗透了归纳推理的方法，因此，后人评价他的贡献时说：“他创立外科时，外科只不过是一种机械的技艺，而他流传下来的东西却变成了一门美好的科学。”他将试验的方法引入外科手术，他的学生称赞他是“会思考的外科医生”。

由传统外科演变发展为现代外科的过程中，我们看到了临床实践的重要性。临床医学虽然需要理论的指导，但实践显得尤为重要。

9.2 “笑”到“痛”除

麻醉剂的发现和运用，为外科学的深入发展奠定了良好的基础。外科学发展面临两大难题，一是手术中的疼痛，二是手术的感染问题。在这两个问题没有解决之前，实施外科手术时，患者的痛苦是难以想象的。

在麻醉术发明以前，脱臼髋关节复位手术在《医学五千年》中这样描绘：患者被安置在一只特殊的架子上，躯体被绑扎着牵拉向一个滑轮系统，脱臼的下肢则被牵拉装在对侧的另一个滑轮系统上。几名彪形大汉手执绳索，用尽全力，朝着相反的方向牵拉，牵拉……用力牵拉的壮汉和被牵拉的患者脸上挂满着热汗和冷汗。患者渐渐地忍不住了，开始呻吟，进而大声嘶喊，直到在剧痛中昏迷过去。这时，外科医生开始动手，经过好大一番周折，才把脱臼的关节头重新送回到关节窝中。最后，把满脸冷汗、面色苍白、仍在昏迷中的患者移送到床上，待其苏醒……这哪像外科治疗，简直像犯人在受刑。但是，这确实是手术。患者的痛苦是难以想象的。

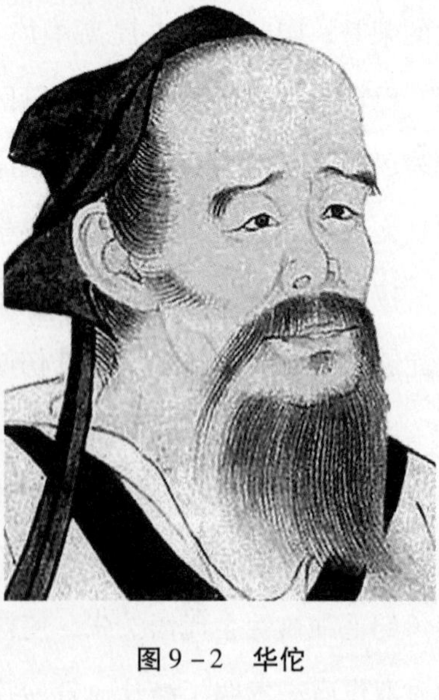
图9-2 华佗

自从有了麻醉剂，患者可以没有痛苦地进行手术。

麻醉药和麻醉方法在古代的许多国家都有过记载。在中国，东汉医家华佗（图9-2）在2世纪就开始给患者使用全身麻醉药——麻沸散，然后实施了腹部手术。据《后汉书·华佗传》记载："若疾发结于内，针药所不能及者，乃令先以酒服麻沸散，既醉无所觉，因刳破腹背，抽割积聚；若在肠胃，则断截湔洗，除去积秽，继而缝合，傅以神膏，四五日创愈，一月之间皆平复。"现代研究认为，该手术是腹腔肿瘤摘除术和胃肠部分切除吻合术。美国人拉威尔在 1926 年出版的《世界药学史》中这样记载："阿拉伯医家使用一种吸入的麻醉剂，恐从中国学来的，称为中国希波克拉底的华佗，精通此术。"华佗的这种全身麻醉术，在中国医学史和世界医学史上都是较早的。遗憾的是华佗没有著作流传下来，不清楚麻沸散的药物组成。华佗因高超的外科技术受到人们的尊敬，被誉为"外科的鼻祖"。以后，陆续发现中药外用浸润麻醉，新中国成立后还在针刺止痛的基础上研究了针刺麻醉。这些麻醉方法存在一定的问题，如麻醉剂量难以掌握，麻醉深度不够，这些均需要进一步开展相关研究。

19 世纪，化学的发展促进了麻醉药物的研究和应用。1800 年，英国化学家戴维（1778—1829）首先发现了氧化亚氮（NO）即笑气的麻醉作用。他在给友人的一封信中，详细而生动地叙述了自己吸入氧化亚氮气体后的亲身体验，指出这种气体不但具有麻醉作用，还能引起无比欣快的感觉；能抑制躯体疼痛，对于不伴有大量出血的外科手术是很有益处的。

但当时笑气的麻醉作用并没有引起人们的重视，倒是因其能引起快感，甚至引起难以抑制的狂笑，而被那些杂耍艺人利用，演出赚钱。一项英国科学家的发现，意想不到地给美国的杂耍艺人们提供了一条"生财之道"。而且年轻的美国医学生、大学生等也都自发组织"笑气晚会"和"笑气演讲"。当时这种方式曾经在美国非常盛行。

朗格（1815—1878）是美国的一个乡村医生，1841 年冬季，笑气演讲团来到了他所在的乡村进行笑气表演。朗格因为有事没有去现场，他感到非常遗憾。后来他听别人讲述了吸入笑气后的怪异表现，由此联想到他在大学学习时吸入乙醚也引起同样的现象，于是他尝试进行了乙醚吸入，效果与氧化亚氮相同。他经过冷静的观察和思考，认为乙醚应该是外科手术的麻醉药。1842 年，一个青年颈部长了两个肿瘤，朗格用乙醚麻醉，对其成功进行了手术。他用一手将洒有乙醚的毛巾捂在青年的口鼻上，另一手触摸着青年的脉搏，并不时地用针轻刺青年的皮肤，直到青年痛觉消失，迅速操刀，手术只花了5分钟，就切除了一个肿瘤。隔了一段时间，朗格又给青年切除了另一个肿瘤。朗格没有及时发表自己的研究结果，直到7年后的1849年12月才将自己的研究报告在美国《南方内外科杂志》上发表。遗憾的是他的发明和研究报告在当时都没有受到人们的注意。

朗格实施切除颈部肿瘤手术约3年后，美国康涅狄格州的一位29岁牙科医生韦尔斯（1815—1848）陪同妻子观看了一次笑气麻醉表演。当地一位药铺店员在吸入笑气后变得极度狂躁，他跳下台来，在表演大厅里追打另一个男子，不慎扑倒在一张椅子上，受了重伤。但当韦尔斯走上前去与他交谈时，他却说一点也不感到疼痛。第二天上午，韦尔斯自己也吸了笑气，并请另一位牙科医生给自己拔去了一颗毫无病损的臼齿，果真一点也不痛。韦尔斯从麻醉中醒过来后，说了一句话："这是拔牙的新纪元。"这句话已被永远记载在麻醉学史上。

不久，韦尔斯应邀到哈佛大学医学院进行氧化亚氮拔牙表演，由于麻醉剂量不够，最终表演失败。韦尔斯后来成功地做了许多次无痛拔牙，但其成就一直未被公认。

1846年，美国医生莫顿（1819—1868）在英国化学家杰克逊（1805—1880）的协助下，用乙醚麻醉拔牙获成功，莫顿受到很大鼓舞。同年，他被邀请到波士顿麻省总医院，在著名外科医生沃伦（1778—1856）进行的先天颈部肿瘤手术中，对患者进行乙醚麻醉，获得成功，并得到这位著名外科医生的充分肯定。这次成功轰动世界，从此揭开了现代麻醉史的序幕。

1868年，美国外科医生安德鲁斯改进了氧化亚氮的麻醉方法，在吸入氧化亚氮的同时吸入20%的氧，提高了麻醉的安全性和有效性，这一方法才被广泛接受。

除了乙醚和氧化亚氮麻醉以外，19世纪又先后发现了氯仿、静脉注射水合氯醛、可卡因皮下注射局部麻醉、肾上腺素和可卡因合成普鲁卡因的局部浸润麻醉等麻醉药物和麻醉方法。这些成就解决了手术中的疼痛问题，提高了手术的安全系数，扩大了手术的范围，促进了外科学的发展。

由此可以看出，要想到达理想的彼岸，必须付出艰辛的劳动和具有持之以恒的精神，并且需要有敏锐的观察力、良好的沟通和团队合作精神。这是一个科学工作者应该具有的素质，也是科学探索成功的基础。

9.3　眼不见为净吗?

空气中弥漫着大量的肉眼看不见或看不清的细小微生物，虽然肉眼看不见，但它确是真实存在的，正是这些微生物（包括细菌、病毒等）导致了传染病的发生和外科伤口的感染化脓。

早在1642年，我国明代医家吴又可（名有性，1582—1652，图9-3）就认识到了空气中的微生物可导致传染病的发生，当时他把这种微生物叫作“戾气”，这种传染病称为瘟疫。吴又可生活的年代，由于封建统治的残酷压迫和剥削，人民生活极度贫困，疾病连年猖獗流行。从永乐六年（1408年）至崇祯十六年（1643年），发生的大疫（传染病）达19次之多，其中1641年流行的一次瘟疫，遍及河南、河北、山东、浙江等地。患者极多，少则三五户人家，严重的殃及全村。由于当时的医生对瘟疫认识不足，用一般治疗外感病的方法或用治疗伤寒的方法治疗，或妄用峻攻祛邪之剂，往往无效，反而导致病情迁延，结果是枉死者不计其数。

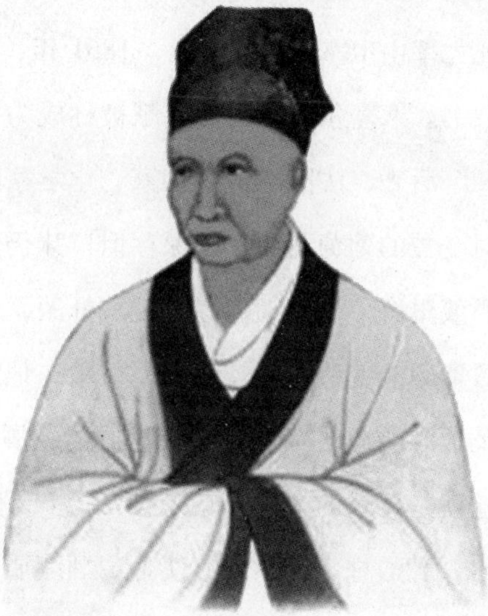

图9-3　吴又可

吴又可是一位有创新意识的医家，看到以上情况，潜心钻研，认真总结，提出了一套新的认识。他强调这种病属瘟疫，是由“戾气”传播导致的。吴又可在《温疫论》中指出，“戾气”非风非寒，非暑非湿，非六淫之邪外侵，而是由于人感染天地间存在的一种特殊气体，提出了新的传染病病原学说——戾气学说。吴又可认为，传染病（疫病）不论从病因、病机，还是诊断、治疗均与伤寒有不同，应区别对待，使其与伤寒病分开形成新的病种，从而突破了前人六气学说的束缚，也为明清温病学说的形成与发展做出了重大贡献。“戾气”的提出是吴又可对传染病学说的伟大创建。他认为“戾气”是多种多样的，进入人体所伤部位不同，引起的疾病也不同；同时还认识到伤口的感染化脓也是由于空气中的“戾气”落入了伤口引起的。

奥地利医生塞麦尔维斯对感染途径和感染原因也有一定的认识。1846 年，他的一个学生在解剖一具患产褥热死亡的尸体时，不慎割破手指而产生类似产褥热症状并且死亡。这件事让他意识到：产褥热是通过医生的手术工具传染给产妇的，于是，他开始对手和手术器材用漂白粉液消毒。经过这一系列处理后，产科死亡率由 18% 下降到 1%。1861 年，他出版了《产褥热的原因、概念及其预防》一书。塞麦尔维斯因此贡献被称成为“母亲的救星”。

后来，法国微生物学家、化学家路易斯·巴斯德（1822—1895）在显微镜下对变酸的葡萄酒和长期保存但口味仍然纯正的葡萄酒进行对比观察，发现变酸的酒液里有一根根细棍似的乳酸杆菌，正是它在营养丰富的葡萄酒里大量繁殖，导致葡萄酒变酸的。经过反复试验，他终于找到了一个既杀死乳酸杆菌而又不破坏葡萄酒的简便有效的方法：把葡萄酒放在摄氏五六十度的环境里，保持半小时。这就是著名的“巴斯德杀菌法”（又称低温灭菌法），并且一直沿用至今。

乳酸杆菌既然能够使葡萄酒变质，那么其他细菌通过空气传播（当时认识到的传播途径）进入人体内会不会使人生病呢？如果一些疾病是由细菌引起的，那么通过防止有害细菌进入人体就可以避免疫病，这显然是合乎逻辑的。因此，巴斯德强调防菌方法对内科临床的重要性。后来他的研究对把防菌方法引入外科临床的约瑟夫·李斯特有着重大的影响。

巴斯德并不是一位医生而是一位科学家，但他的研究成果为人类的健康做出了重大的贡献。他详细研究了微生物的类型、大小形态、结构、繁殖、代谢等，奠定了工业微生物学和医学微生物学的基础，并开创了微生物生理学。在治疗狂犬病、鸡霍乱、炭疽病、蚕病等方面的研究都取得了成果。巴斯德并不是提出疾病细菌学说的第一人，但是正是他的研究使科学界认为该学说是正确的。

英国医学家李斯特（1827—1912）被称为“外科消毒之父”。1861 年，他在格拉斯哥大学就任外科教授时，他工作的外科病房到处弥漫着伤口化脓后腐败的难闻腥臭味，手术患者死亡率非常高。每次查房，当他想到病房中有相当一部分患者不久就要面对死亡，不禁感到深深的负疚和不安，似乎每个人都带着怨愤和责备的目光在盯着他。从此，他暗下决心，解决伤口化脓的问题。

李斯特在好友汤姆斯·安得森的建议下仔细研读了巴斯德的一些著作，了解了物质的腐败是细菌在作怪，想到导致伤口化脓的罪魁祸首应该也是细菌。他多次发现同一种情况：有些人虽然骨折（闭合性骨折）了，既充血，又肿胀，痛不堪言，但因皮肤完好无损，几乎没有一个人化脓，当然也不会死亡；与之相反，尽管骨折不算严重，但如果皮肤破了，伤口则几乎都会化脓，死亡率就很高。李斯特意识中很清楚这并不是偶然现象。据此，李斯特认为，导致化脓的细菌是体外来客，并不是伤口本身产生的。那么，细菌又是通过什么途径进入伤口的呢？他百思不得其解，但在他的脑海里，这个问题从来没有消失过。

1865 年的一天早晨，李斯特和往常一样到病房查房。他突然注意到从窗口射进来的一束束阳光中，无数灰尘在飞舞，但光束的周围却仿佛什么也没有，准确地说，并不是没有灰尘，而是肉眼看不见。这表明，空气中一直都有无数的灰尘，只是我们没看见罢了。李斯特像发现了重大秘密似的，高兴异常——很可能肉眼看不到的细菌就黏附在那无所不在的灰尘上，随着空气流动，灰尘将细菌带到了伤口上，伴随细菌的繁殖伤口也就化脓了。他将绷带、棉花球、手术刀等医疗器械，还有自己的双手，都拿到太阳光束下观察，果然发现大量的灰尘在它们周围飞舞着。这就表明，这些灰尘在细菌的传播中有着不可推卸的责任。

细菌的传播方式和媒介找到了，李斯特为寻找有效的杀菌剂继续不分昼夜地进行了一系列试验，他试用了当时很多化学药剂，如氯化锌、升汞、硼酸等，效果都不理想。后来，他听说德国人发明了一种石炭酸，将这种石炭酸倒入污水中可以杀菌及减少臭味。于是决定改用石炭酸为杀菌剂。1865 年 8 月 12 日他给一个叫詹姆斯·格林利的 11 岁苏格兰断腿男童做手术时，术前对手术室内的环境、手术器械、用品及自己的双手均用苯酚溶液进行了消毒灭菌处理，手术后又对手术创口消毒，再用消毒过的纱布绷带对伤口进行仔细包扎。以后每次换药也要经消毒处理，结果患者伤口很快愈合，避免了被截肢的命运。由于石炭酸是一种烈性消毒剂，会灼伤皮肤，李斯特又进行了改进，加入水和油配成混合溶液，以缓解其烈性。

李斯特将自己创造的外科消毒法用于外科临床，取得了显著疗效。1867 年，他报告了一系列病例，说明消毒杀菌在外科临床实践中的重要意义，并在著名医学杂志《柳叶刀》上发表了题为《治疗复合性骨折的新方法》的论文，正式公布了外科消毒法。

然而令人遗憾的是，李斯特的观念并未即刻被人们接受，面对同行的怀疑和攻击，他不仅不气馁，反而不断改善自己的方法，推广消毒理论与方法。经过普法战争的考验，李斯特的消毒法引起了医学界的兴趣，接受的人不断增多，以致全世界的医院纷纷仿效，手术室开展了大规模的消毒清洁工作，制定了十分严格的消毒制度。

随着时间的推移、科技的进步，李斯特原来使用的杀菌剂石炭酸也被其他更为理想的杀毒剂和杀菌方法所代替，如采用热蒸汽消毒手术器械和敷料及橡皮外科手套的发明等，经过这样一系列的改善，李斯特外科消毒法就发展成了现代外科消毒法。外科消毒法的发明，是李斯特对人类的一大贡献。这一发明使得外科手术的应用范围更加广泛，挽救了亿万人的生命。

9.4 纠结的输血“运气”

现代医学中，输血是一种治疗措施，一种支持性与代偿性的疗法，应用于外科手术以防术中失血过多、严重贫血等。输血作为一项临床实用技术，成功地挽救了无数伤病员的生命，是医学史上的重大革命之一。然而人们从认识血液到输血却经历了从鲁莽到文明、从经验到科学艰难探索、不断变革的漫长历史过程。

早期医学致力于输出血液，输入血液显得那么不可思议。在输血出现之前，人们采取放血或喝血（人或动物的血）来滋补身体或治疗某些疾病。放血疗法最早的文字记载见于《黄帝内经》，如“络刺者，刺小络之血脉也”“菀陈则除之者，出恶血也”，并明确地提出刺络放血可以治疗癫狂、头痛、暴喑、热喘、衄血等病证。扁鹊在百会穴放血治愈虢太子“尸厥”。古埃及人也用放血的方式治疗患者。在埃及孟菲斯的一幅墓画像中，描绘着从脚和颈部给一个患者放血。今天，我们依然可以看到放血时代残留下的一些遗迹，如理发行业的标志物“红白条纹”。理发师是那时主要的放血疗法实践者，在放血时患者手握红白条纹小木棍，白色代表绷带，红色代表血液。还有如今著名的医学期刊之一《柳叶刀》的名称也是来源于放血疗法的主要工具。

同样，不论欧洲或是中国，自古都认为喝最凶猛动物的血，对人的健康十分有益。在中国，就流传有屠龙的故事。《庄子·列御寇》中记载：有人花了千金，学会了屠龙之术，却从未见过龙。留下了一句意为学而无用的成语“屠龙之技”。欧洲的神话故事里，古希腊巨人齐格非里特，经过激烈的搏斗杀死了一条很大的龙，然后将龙血全部喝下，恢复了青春。“屠龙”只是传说，但人为了追求健康而饮血，却是几千年来一直存在的事实。古罗马帝国著名历史学家普林尼（23—79），在其著作中就描述了罗马角斗场中疯狂的观众饮嗜格斗失败者的血液。在古希腊，鲜血也是神秘的万能药。

希腊神话里美狄亚是一位会使用魔法的公主。她走进皇宫，手持剪刀，命令仆人为她取一只老羊，然后用剪刀刺破羊的血管，将血沥干，把老羊的躯体投入盛着开水的木桶中。老羊微弱的咩咩叫声随即被小羊惊喜的尖叫所取代。这个景象，是美狄亚在展示她起死回生的换血法术。当然这只是神话故事，现实中首次给人输血是 15 世纪。1492 年，罗马教皇诺圣特八世病危时，群臣束手无策，一位叫卡鲁达斯的医生提出给教皇输血来挽救他的生命，而且必须是童男的热血，才是最神圣洁净的。他残忍地割开 3 位 10 岁男孩的血管，让血液流入铜质的器皿内。3 位男孩抽搐着一一死去，惨不忍睹。然后再给血液混入名贵药草，用粗大针头给教皇输血，但教皇随后感到胸闷而发生窒息，最后死亡。从现代观点来看，这种输血荒诞且愚蠢，无异于谋杀，但正是它开启了人类输血治疗的篇章。

随着时间的推移，17 世纪实验科学兴起，人体生理解剖有了许多重要的发现。1615 年，德国安德烈亚斯·利巴菲乌斯（1555—1616）医生对输血术做了描述，很可惜的是在当时没有被充分地宣传。1628 年，英国医生威廉·哈维发现了人体血液循环系统。他对心脏功能和血液循环做了一番描述：心脏像一个泵，它的收缩产生了脉搏，将血液挤压到动脉，血液再顺着血管流回心脏。血液由此在体内完成了一次循环。哈维还因此推断出瓣膜的作用是防止血液在血管中的逆流。1665 年，英国牛津的理查德·罗尔医生完成了首例动物间输血实验。他把一只狗的血液输给另一只狗，得到血液的狗被救活了。1667 年 6 月 15 日，法国医生让－巴蒂斯特·丹尼斯为一发热昏睡经 20 次放血仍不见好转的 15 岁男孩输入 9 盎司（255 克）羔羊血（当时人们对羊有一种特殊的感情，认为羊血最为圣洁干净），男孩身体有所恢复，获得了一定成功。1667 年 11 月 23 日，受皇家协会邀请，理查德·罗尔博士和埃德蒙·金博士在英国皇家学会给一位贫穷的前传教士输入几盎司绵羊血，花费 20 先令，神奇的是，输血后传教士无任何不良反应。6 天后这位传教士在英国皇家协会报告了他的感觉，这件事震惊了当时的社会。虽然输以少量的羊血可以侥幸存活，但大多数患者却因输血而死亡，故而那时输血只限于身患绝症的人。从一些 17 世纪保存下来的油画上，可以看到给患者输羊血的情景：一头健壮的公羊被绑在高处的架子上，颈部的毛已经被剃光，割破的颈动脉内插有一根管子，羊血不断流出来。管子的另一头是较细的针孔，刺在低处患者上肢的血管中，羊在高处，人在低处，羊血就流入患者的血管中（图 9－3）。但是，许多患者往往因血液凝集无法流通而窒息，结果是羊和人一起死亡。由于当时输血是如此危险，故希望给自己输血的人都要立下自愿书：如果死亡，与医生无关。

1678 年，各种方式的动物血输入人体的试验，由于输血反应和造成许多死亡后果，被证明是失败的。虽然巴黎宗教法庭宣布医生无罪，但巴黎医生协会禁止了输血术。法国议会、英国皇家学会相继禁止人体做输血试验，随后罗马也禁止输血。输血从此中断了一个半世纪之久。

1818 年 12 月 22 日，英国著名的产科医生、生理学家詹姆斯·布伦德尔（1790—1878）完成了首次有记录的人与人之间的输血。他用注射器给一位内出血患者注射了 12～14 盎司（340～397 克）来自多位捐献者的血液，患者的病情最初出现好转，最后还是死亡了。布伦德尔经周密思考和系统的动物实验后，总结出两项输血基本原则：一是只能使用人血，二是只能用于大失血而濒临死亡的人。1824 年他一共给 11 个大失血患者输血，其中 5 人获救。布伦德尔的成功，再一次激起医学界对输血的兴趣。为了方便输血，医生们同时发明了不少器械。改正了异种输血的错误后，还要解决抗凝问题，英国产科医生希克斯首次使用磷

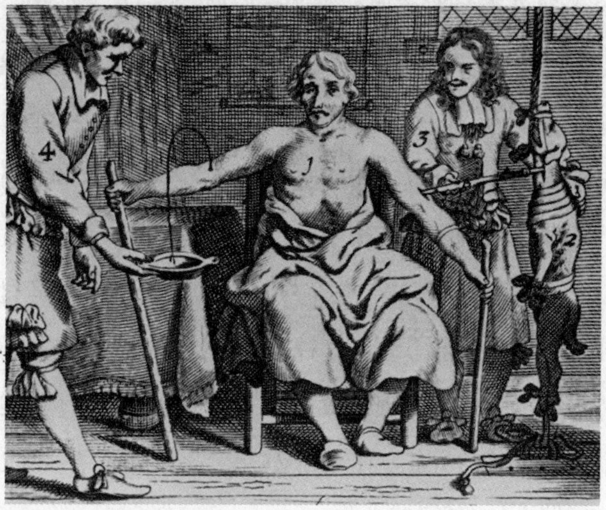

图 9－3 早期羊给人输血

1—患者；2—羊；3—护士；4—医生

酸钠抗凝剂，随后瑞士生理学教授亚瑟斯改用草酸盐作抗凝剂，最终选择了无毒的柠檬酸盐。但是，对于输血来说最重要的血型问题，人类仍未揭开它神秘的面纱，输血的成功不得不依靠“运气”。

直到 1875 年，朗特亚医生在显微镜下发现了被威廉·哈维忽略了的血液自身的一些特性。朗特亚在他的著作《血液移输》中明确指出，羊的血清具有破坏并使异体动物红细胞凝结的性质。书中进一步说明了细胞的主要成分是血浆、血细胞和血小板，而血细胞又有红细胞和白细胞之分。不同动物的血液混在一起，可促使红细胞凝结。羊血杀人，就是这个道理。1901 年，奥地利医生卡尔·兰德斯泰纳（1868—1943）发表论文详细介绍了他发现的人类三种主要血型——A 型、B 型和 C 型（后改称 O 型）。他将设定的六组血液样本的血清和红细胞混合，并用图表表示反应的发生规律。他把 A 型血的血清和 B 型血的红细胞混合，红细胞发生凝集。同样，B 型血的血清可使 A 型血的红细胞凝集，但是第三种血型 C 的红细胞不与 A 型和 B 型血的血清发生凝集。基于这些结果他推测：引起凝集的物质为两种不同类型的抗体，一种存在于 A 型，一种存在于 B 型，而 C 型含有两种抗体。兰德斯泰纳因此获得 1931 年诺贝尔生理学或医学奖。1902 年，兰德斯泰纳博士的同事阿尔弗雷德·冯·德卡斯泰勒和阿德里亚诺·斯特利鉴定出红细胞上含有 A 和 B 两种凝集原的第四种血型——AB 型。1907 年，芝加哥的路德维格·赫克通博士建议在输血之前检查献血者和受血者的血液是否相容（交叉配血）提高输血安全性。纽约西奈山医院的鲁本·奥滕伯格首次在输血中使用交叉配血，在未来的几年中又成功运用交叉配血进行了 128 例输血，从根本上消除了输血反应；还观察到血型的孟德尔遗传，并认识到 O 型血的通用性。

1908 年，法国外科医生亚历克西斯·卡雷尔发明了一种通过缝合受血者静脉和供血者动脉来防止凝血的方法。这种方法应用起来尽管有些难度，但在 1914 年布鲁塞尔的艾伯特·哈斯汀发现添加枸橼酸钠（柠檬酸钠）可以防止血液凝固之前，这是一个非常有效的方法。卡雷尔因血管缝合和器官移植方面的杰出贡献而获得 1912 年诺贝尔生理学或医学奖。

1912 年，美国马萨诸塞州（麻省）综合医院的主治医师罗杰·李和保罗·达德利·怀特共同创立了李－怀血凝时间。李用试验证明可将 O 型血安全地输给任何血型的患者，AB 型血的可以接受所有血型的献血，这是人类输血医学史上的又一重要发现。平常所说的“万能供血者”和“万能受血者”由此而来。后来，陆续又发现 MN、P、Rh 等血型，总共已有十多种血型。从此，输血就更安全可靠了。

从 20 世纪 50 年代起，陆续发明了从血液中分离红细胞、白细胞和血小板的技术。输血已发展到成分输血的新概念，可以根据具体病情的需要，提取出不同的血液成分，制成各种血液制品，如新鲜液体血浆、新鲜冰冻血浆、普通冰冻血浆、浓缩红细胞、新生红细胞、洗涤红细胞、冰冻红细胞、少白细胞的红细胞悬液、粒细胞、血小板和白细胞浓缩液等。这种成分输血术成为输血术的又一次革命。在欧、美、日等发达国家和地区，成分输血的比例已达 70% ~80%。

由于检测试剂敏感性的局限和病毒感染人体存在潜伏期，尽管献血者在献血前已经做了详细的检测，仍不能完全避免发生因输血导致疾病传播的危险。因此，目前应用药物替代输血治疗日益受到重视，已成为现代输血技术新的发展方向。

9.5　“提灯女神”的梦想

余谨以至诚，于上帝及会众面前宣誓：终身纯洁，忠贞职守，尽力提高护理之标准；勿为有损之事，勿取服或故用有害之药；慎守患者家务及秘密，竭诚协助医生之诊治，务谋病者之福利。谨誓。

——佛罗伦萨·南丁格尔

“燃烧自己，照亮别人。”大多数人认为这是赞美老师的，其实，很少有人知道，这就是英国护士南丁格尔倡导的崇高人道主义精神。

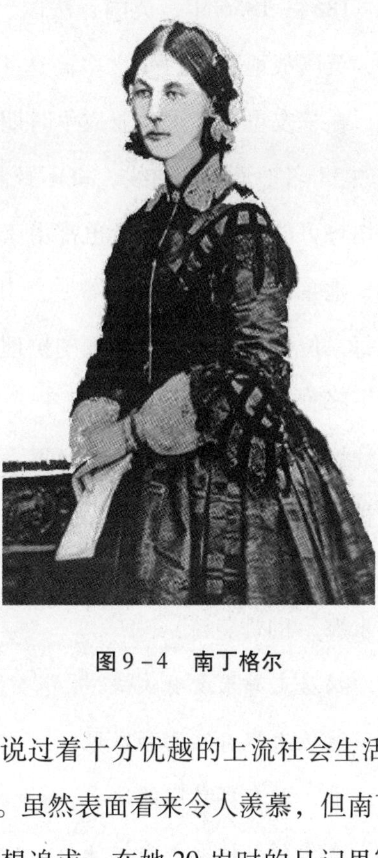

图9－4　南丁格尔

1820年5月12日，佛罗伦萨·南丁格尔（图9－4）的父母旅行于意大利佛罗伦萨市的途中，在托斯卡纳大公国生下了她，并以这个城市给她起了名字。南丁格尔的家境非常富有。她的父亲威廉·爱德华是一个博学而有教养的人，母亲芬妮·史密斯也出身于英国的名门望族。她的父母为她提供了古典文学、数学、哲学和语言等方面的教育，也带她到欧洲各地感受不同的文化，更多更广泛地接触社会。南丁格尔年轻时，可以说过着十分优越的上流社会生活，有佣人服侍，在舞会、沙龙与贵族们唱歌跳舞。虽然表面看来令人羡慕，但南丁格尔并不喜欢这种生活方式，她具有高尚的理想追求。在她20岁时的日记里写道：“一个人必须有理想，它是虚弱者的拐杖，奄奄一息者的兴奋剂。我必须更多地思考人生的意义和价值。”她还是一个非常善良的人，日记中写道：“我的心灵总是贴近穷人，尤其是那些被病痛折磨得痛苦呻吟的人。”

在当时社会背景下，妇女能够从事的工作很少，家庭主妇、文学家、护士是南丁格尔面临的为数不多的选择。她告诉她的父母：“能够成为护士，是因为上帝的召唤，因为人是最宝贵的；能够照顾人，使他康复，是一件神圣的工作。为了使命，我宁愿放弃婚姻，放弃社交，放弃金钱。”在那个时代，没有一个有身份的人愿意做护士，医院给人的感觉是恐怖的，意味着疾病和死亡。往往都是一些底层、无知、粗鲁、没有受过很好教育的女人愿意当护士。南丁格尔最后不顾父母反对，毅然决然地选择了护士。她利用到欧洲旅游的机会，了解各地护理工作，最后她选定了德国凯撒斯劳滕的护士学校。1851 年，在她已经 31 岁时，她毅然前往该院参加了 4 个月的护士短期训练班，终于实现了学护理的理想。

1854—1856 年，英国、法国、土耳其和俄国进行了克里米亚战争。战争初期，英国战地战士的死亡率高达 42%。南丁格尔就主动申请到前线担任战地护士，在挚友也是克里米亚战争时期英国的作战部长西德尼·赫伯特的举荐下，她率领 38 名护士抵达前线，奋不顾身地救死扶伤。战地医院的生活条件极差，很多伤势可能不严重的伤员也都由于卫生状况不佳和护理不当而死亡。面对这种情况，她拿出自己的积蓄，竭尽全力排除各种困难，购买各种必需的物品、食品，对每一位伤员进行认真仔细的护理。仅仅半年左右的时间，英国伤兵员的死亡率就下降到了 2.2%。她每天几乎工作 20 小时，当夜幕降临时，她便提着一盏小小的油灯，在长达 4 英里的营区里，逐床查看伤病员。士兵们亲切地称她为“提灯女神”“克里米亚的天使”。

美国大诗人朗费罗得知南丁格尔的感人事迹后，为她做了一首名为《圣妇菲洛米娜》的赞美诗：

病房走廊里没有欢快，
地板上飘着淫雨和寒风。
看，就在那愁闷的地方，
我看到一位女士手持油灯
穿行暗淡的微光中，
轻盈地从一间房屋走进另一间房屋。
像是在幸福的梦境之中，
无言的受伤士兵慢慢地转过头去，
亲吻着落在暗壁上的

她的身影。

南丁格尔在克里米亚忘我地工作着，不幸患上克里米亚热，但健康还没完全恢复，就又继续工作。1856 年 11 月，她作为最后的撤离人员返回英国。南丁格尔做这些事并不是为了名誉，她甚至为了避开政府隆重的迎接仪式，化名“史密斯小姐”悄悄回到家里。她说：“我不要奉承，只要人民理解我。”但她一直被人们推崇为民族英雄，她的伟大事迹迅速传遍了欧洲。人们对护士工作的态度也发生了翻天覆地的变化。她提倡用“四心”去对待每一位患者：爱心、耐心、细心和责任心。她是世界上第一个真正的女护士，开创了护理事业，每一位立志做护士的人在进入学校时都要背诵开篇写到的《南丁格尔誓言》，就像医学生都要学习背诵《希波克拉底誓言》一样。1908 年 3 月 16 日，她在 88 岁高龄时被授予伦敦城自由奖。国际护士节设立在南丁格尔的生日（5 月 12 日）这一天，就是为了纪念这位近代护理事业的创始人。

马克思和南丁格尔是同时代的人，他对南丁格尔的献身精神十分敬佩和感动。1912 年，马克思在德国的《新奥得报》和美国的《纽约论坛报》写道：在当地找不到一个男人有足够的毅力去打破这套陈规陋习，能够根据情况的需要，不顾规章地去负责采取行动。只有一个人敢于这样做，那是一个女人，南丁格尔小姐。她确信必需的物品都在仓库里，于是带领几个大胆的人，真的撬开了锁，盗窃了女王陛下的仓库，并且向吓得呆若木鸡的军需官们说：“我终于得到了我需要的一切。现在请你们把你们所看到的去告诉英国女王吧！全部责任由我来负！”从此，世人都知道了这位伟大的女性。

南丁格尔在 1859 年出版了《护理札记》，在南丁格尔学校和其他护理学校使用。在南丁格尔的指导下，琳达·理查兹成为美国第一个“训练有素”的护士，后来在美国和日本成为伟大的护理先驱。英国人把南丁格尔看作是英国的骄傲。1867 年，在伦敦滑铁卢广场建立了克里米亚纪念碑，并为南丁格尔铸造提灯铜像，和西德尼·赫伯特的铜像并列在一起。1970 年，又把她的大半身像印在英国 10 英镑纸币的背面（正面是英国女王伊丽莎白二世的半身像）。

南丁格尔不仅开创了现代护理学，还在统计学和卫生改革方面做出了重要贡献。南丁格尔从小就显示出对数学的天分，被描述为“在统计的图形显示方法上，是一个真正的先驱”。她发明使用极坐标图饼图的形式，或称为南丁格尔玫瑰图，相当于现代圆形直方图，用来说明克里米亚战争时期在她管理的野战医院内，患者死亡率在不同季节的变化。那些不会阅读统计报告的国会议员，也能看懂她这种新颖的报告。1859 年，南丁格尔完成另一本著作《医院摘要》，书中对医院建筑与医院管理提出了革命性理论，指出许多医院在建筑上的缺点，医院的设计首要条件是不能给患者带来危害而不是豪华，要考虑患者的安全、舒适、卫生。对医院的环境卫生管理、病房的陈设、床位的数量和清洁设备等，均提出了较详尽的论述。这本书在当时产生了巨大的影响，被视为医院改革的权威言论与范本。

1907 年，国际红十字会设立了南丁格尔奖（图 9－5），这是国际护理界的最高荣誉奖。1912 年在华盛顿举行的第九届国际红十字大会上首次颁发，以后每 2 年颁发一次，每次最多 50 名，用于表彰有关国家医护单位的护士、志愿助手、积极分子和定期支持者在护理事业中做出的卓越贡献。我国的护理事业虽然起步较晚，至今也有 63 人荣获南丁格尔奖。其中，1991 年河南省商丘地区医院护理部主任吴静芳荣获第 33 届南丁格尔奖，1997 年河南省护理学会副理事长孔芙蓉

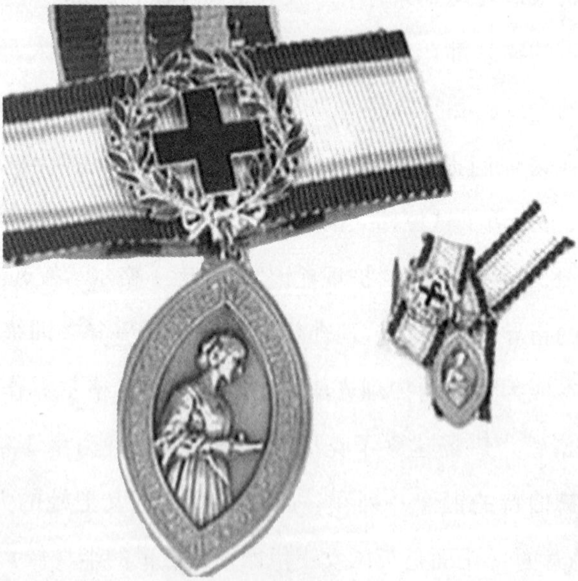

图 9－5　南丁格尔奖章

获得第36届南丁格尔奖。

外科学由一种手艺发展到一门学科，经历了一代又一代人的努力，研究者在科学探索的过程中，克服了一个又一个困难，特别是麻醉剂、输血技术和消毒防腐技术的使用和发明，从不经意的发现，到有目的的探索，遇到过挫折，走过弯路。有的甚至遭到同行无端地猜忌和指责，这些都没有阻止他们的探索之路，他们孜孜以求，执着研究，最终到达理想的彼岸。解决了外科学上一个又一个难题，推动了外科学的发展。他们对真理的不懈追求和探索未知领域的科学精神，永远是我们学习的榜样。从19世纪中叶麻醉法和消毒法的发明，到20世纪初输血法的应用，为20世纪以后外科学的发展扫清了障碍，铺平了前进的道路。

患者需要良好的护理。护理事业的创始人和现代护理教育的奠基人佛罗伦萨·南丁格尔从一个家庭优越、生活无忧的家庭中走出来，选择了护理事业，她的成长经历为我们树立了榜样。想一想，我们究竟该为社会做些什么呢？

结 语

生命和健康是人类永恒的话题。医学不仅是探索生命原本之真，拯救患者痛楚之善，追求健康之美的人类活动，同时也充满了社会、文化、哲学、法律的争论。医学历史的魅力，在于能使人们用睿智洞察医学的实践和价值，用真情去感悟医学的尊严与崇高，用理性去追寻医学的梦想与辉煌。

把医学发展的历史逐一展现在我们的面前，向人们介绍不同历史阶段医学发展情况，传播医学科学知识，倡导科学方法，弘扬科学精神，传递了医学科学发展的规律，引导人们去思考和展望未来医学的发展。

前人留下许多名言以警示后人，从"温故知新"到"以史为鉴"，从"以古为镜知兴衰"到"前事不忘后世之师"等，都是理论上常讲的历史学的反思与批判精神。历史永远启示现实，揭示规律，给人以领悟。对历史的态度反映了人的思维的成熟，当知识达到一定的水准，往往将历史作为认识现实的一种特殊手段，作为获得解决各种问题的钥匙。前辈医家不朽的成就，成功的经验和失败的教训，为医学献身的精神和高尚的医德，无一例外地激励人们去探索和追求。19世纪60年代护理学的创始人南丁格尔说了一句家喻户晓的名言"人生应该像蜡烛一样，燃烧自己，照亮别人"。

有些新发现、新理论可能当时轰动一时，但若干年之后，就会销声匿迹，因为它们经不起时间的考验。德国著名细菌学家科赫1882年在世界医学大会上宣布他发现了结核病的病原菌结核杆菌，这个发现震惊了医学界，因为当时结核病是困扰全世界的疾病。科赫因此名声大振。几年后科赫却贸然在一次世界医学大会上又宣布他发现了能杀死结核菌的药物——“结核菌素”。实际上结核菌素不能治疗结核病，只能作为诊断结核病用。由于科赫是世界知名的科学家，所以对他的发现当时没有人提出怀疑，直到人们发现他的错误，科赫的声望也受到一定的影响。所以对待一些新发现，我们要保持冷静的头脑，正确评价，既不盲从也不保守。

在诸多的学科中，最能唤醒人人格的莫过于历史。正如唐太宗李世民的名言“以铜为鉴，可整衣冠；以人为鉴，可正得失；以史为鉴，可知兴衰”，人们正是在了解历史的兴衰过程中，了解自我，完善自己的心智，净化自己的灵魂。

有了人就有了医和药。因为有了人，人就会生病，人就会想办法与疾病做斗争，于是就产生了医；人们利用各种植物、工具克服疾病，就有了医和药。随着经验的积累并经过哲学思想的概括，上升为医学理论，于是产生了医学。在欧洲就是“四体液病理说”，在中国就是“阴阳五行学说”。到了欧洲文艺复兴以后，西医的解剖学、病理学、开始了找病灶的过程。中西医的分道扬镳应该始于19世纪下半叶，其主要原因，一是方法论的改变，即借助于显微镜，将微观的方法运用与西医，开始用于一般的生理学、病理学研究，后来随着现代科学技术的进步，越来越多地用于精密的外科手术和检测技术；二是西药的改变。大规模工业化生产的化学合成药物取代了原生态的药物。时至今日，这仍然是中西医两者之间最大的差异，而且也是西医学取得巨大成就和出现某些问题的关键所在。后来近代医学又发展成现代医学。到了20世纪，西医有了特效药，606、青霉素、链霉素等多种抗生素。20世纪50年代以后，随着DNA的发现及高科技在医学领域的运用，现代医学发展的更为迅速。在人们享受着医学发展带来无微不至的关怀的同时，也出现了一些新的问题。对已经检查出来的许多病，要么无药可治，要么药物的毒副作用很大，旧病未好，新病又起；还有相当多的病，查不出原因，更找不出合适的治疗方法，仅仅是西医认为的而百姓并不熟悉的“临床综合征”。手术和化学合成药的时代的到来，曾经让那个时代的医生们激动不已。美国科普作家托马斯在其名著《水母与蜗牛》（1979年）中，动情地描绘了当时的心情，严厉地责怪西方过去的所有治疗都是“荒谬的错误”，然后骄傲地宣告：现在，细菌可以用抗生素杀死，病毒可以用疫苗预防，癌症可以用手术、化疗、放疗，而且不久将攻克。享有完善的医疗保健福利的美国人民，所面临的“恼人的事”，只是如何对付慢性病如关节炎的折磨和考虑人生百年之后怎样无疾而终了。

托马斯先生实在乐观得稍微早了点，就在他将一系列精彩文章集结成册，把美国人民撩拨得心花怒放的第二年，也就是1980年，美国发现了世界上第一例艾滋病，如今，艾滋病的蔓延呈现出不可阻挡之势，而30多种新老传染病的肆虐，使世界卫生组织在1997年的世界卫生日发出“正在出现传染病，全球警惕，全球应战”的警讯。抗生素在开始阶段对细菌确实有强大的杀伤力，然而，几十年过去了，效果却越来越差，副作用也越来越大。人们只好不断地发明各种抗生素，从而导致价格越来越贵。细菌通过变异，拧着劲与医生对着干，人与细菌的这场竞赛至今胜负未明，无休无止。还有病毒，人们应该没有忘记，特别是2003年严重急性呼吸综合征的突发，以及2005年禽流感全球蔓延。人们才知道：原来现代医学还根本没有找到对抗病毒、治疗病毒性疾病的真正有效的药物。

人们早就心存疑问：现代医学到底怎么了？没有人坦诚相告。被化学合成药物折腾得早已失去耐性的法国人，早在1980年就发出了这样的呼声：“回到希波克拉底那里去！”他们向往过去用天然药物治疗的时代。当然，想回是不可能了。心情可以理解，历史无法倒转。近代医学已经同传统彻底决裂，形成了百年以上的断崖，哪里还能找到古人的足迹？终于，西方人发现东方尚有一块古老的、完整的医学绿地，就像哥伦布当年发现美洲大陆一样。

于是，传统医学包括中医，曾经被贬、受排斥的所谓的“替代医学”，忽然受到了欧洲人的青睐。

中医学无论是药物还是针灸，都具有不良反应少、价格低廉，不但长于治病，而且长于养生，对于亚健康状态，对于许多需要通过服药治疗而不是手术治疗的疾病，特别是许多慢性病、退行性疾病、功能失调、内分泌紊乱、老年性疾病等均有较好的疗效。总的来说，微观认识是西医所长，宏观认识是中医所长，而微观认识，定量研究，是其不足。这两者都能从东西方哲学科学史上找到根源，从临床上找到实证。

中西医学之所以能够生存和发展，是因为它们都有存在的价值和合理性。我们既不能用狭隘的民族虚无主义排斥西医，也不能用民族虚无主义去否定中医，而要客观、全面、准确地认识两种医学，比较两种医学，实现两种医学的优势互补和沟通结合，更好地为全人类的健康服务，不失为未来医学发展的良好选择。

德国科学家费歇说：“科学是并且永远是国际的。”如果医学是一门科学，是对人体在正常和异常状态下客观规律的写真，它就应该是统一的，而不应该有中西之分。然而，中西医汇通的路走过，中西医结合的路走过，甚至对中医采取“废医存药”的极端手法的事也干过，中西医学至今未能统一，而且两种医学在各自的轨道上都表现出极大的活力和极强的生命力，中西医汇而不通，融而不合的原因何在？未来医学最终会向何处发展？中西医学能否走向统一？希望未来医学的发展能够一一得到解决。

参考文献

［1］BREASTED J H. The Edwin Smith Surgical Papyrus［M］. Chicago：University of Chicago Press，1930.

［2］洛伊斯·N. 玛格纳. 医学史［M］. 刘学礼，主译. 2 版. 上海：上海人民出版社，2009.

［3］珍妮·古多尔. 黑猩猩在召唤［M］. 刘后一，张锋，译. 北京：科学出版社，1980.

［4］荷马. 伊利亚特［M］. 陈中梅，译注. 南京：译林出版社，2000.

［5］詹姆斯·乔治·弗雷泽. 金枝：巫术与宗教之研究［M］. 徐育新，汪培基，张泽石，译. 北京：中国民间文艺出版社，1987.

［6］路先·列维－布留尔. 原始思维［M］. 丁由，译. 北京：商务印书馆，1981.

［7］罗伊·波特. 剑桥插图医学史［M］. 修订版. 张大庆，主译. 济南：山东画报出版社，2007.

［8］文士麦. 世界医学五千年史［M］. 马伯英，译. 北京：人民卫生出版社，1985.

［9］卡斯蒂格略尼. 世界医学史（第一卷）［M］. 北京医科大学医史教研室，译. 北京：商务印书馆，1986.

［10］丹皮尔. 科学史及其与哲学和宗教的关系［M］. 李衍，译. 北京：商务印书馆，1975.

［11］卡斯蒂廖尼. 医学史［M］. 程之范，主译. 桂林：广西师范大学出版社，2003.

［12］许尔文·努兰. 蛇杖的传人：西方名医列传［M］. 杨逸鸿，张益豪，许森彦，译. 上海：上海人民出版社，1999.

[13] 山东中医学院，河北医学院．黄帝内经素问校释［M］．北京：人民卫生出版社，1982.
[14] 李经纬，林昭庚．中国医学通史・古代卷［M］．北京：人民卫生出版社，2000.
[15] 张大庆．医学史十五讲［M］．北京：北京大学出版社，2007.
[16] 贺天元，程积槐．数字大观园［M］．西宁：青海人民出版社，1992.
[17] 陈兆复，邢琏．外国岩画发现史［M］．上海：上海人民出版社，1993.
[18] 李淼，刘方．世界岩画资料图集［M］．北京：中国工人出版社，1992.
[19] 薛公绰．世界医学史概要［M］．北京：学苑出版社，1995.
[20] 包益铭．外国风情概览［M］．昆明：云南教育出版社，1986.
[21] 杨善民．中国社会学说史［M］．济南：山东大学出版社，2002.
[22] 宋兆麟，黎家芳，杜耀西．中国原始社会史［M］．北京：文物出版社，1983.
[23] 杨卓欣．放眼看中医：港澳台地区及海外中医药概览［M］．北京：中国中医药出版社，2010.
[24] 谢德秋．医学五千年・外国医学史部分［M］．北京：原子能出版社，1992.
[25] 傅维康，李经纬，林昭康．中国医学通史・文物图谱卷［M］．北京：人民卫生出版社，2000.
[26] 屠良仪，张家伦．世界文化名人邮票大观［M］．上海：上海文化出版社，1994.
[27] 朱明．中西比较医药学概论［M］．北京：高等教育出版社，2006.
[28] 中国科学技术协会．中国中西医结合学科史［M］．北京：中国科学技术出版社，2010.
[29] 刘剑．医学是个什么东西［M］．深圳：深圳报业集团出版社，2009.
[30] 杨学仁．生命科学发展史［M］．武汉：武汉大学出版社，1990.
[31] 苏振申．中国历史图说：先史时代［M］．台北：世新出版社，1984.
[32] 蒋兆和．张仲景［M］．北京：人民美术出版社，2001.

[33] 张仲景，等. 仲景全书 [M]. 影印本. 北京：中医古籍出版社，2004.
[34] 何朝晖. 气候变化、宗教救赎与印刷术的诞生 [J]. 读书，2012，(9)：48.
[35] 李剑颖，杨建宇. 谈药王孙思邈对中医药学的贡献 [J]. 中国中医药现代远程教育，2011，(19)：111.
[36] 张印生，韩学杰. 孙思邈医学全书 [M]. 北京：中国中医药出版社，2009.
[37] 常存库. 中国医学史 [M]. 北京：中国中医药出版社，2003.
[38] 范行准. 中国医学史略 [M]. 北京：中医古籍出版社，1986.
[39] 史立华. 中国传统医学史 [M]. 北京：科学出版社，1992.
[40] 阮栋梁，王丰玲，张英锋，等. 青蒿素的制备、用途和展望 [J]. 渤海大学学报（自然科学版），2007，28（2）：108－109.
[41] 周志远. 没有硝烟的战场——抗生素 [J]. 生命世界，2007，218（12）：14－17.
[42] 紫图大师图典丛书编辑部. 世界不朽建筑大图典 [M]. 西安：陕西师范大学出版社，2003.
[43] 周宏灏，袁洪. 药物临床试验 [M]. 北京：人民卫生出版社，2011.

后 记

为减轻痛楚，保持健康身心，无数聪明才智之士投身于医学事业，上下求索，奋斗终生。在与疾病的不懈抗争中，医学所取得的一个接一个堪称辉煌的胜利，莫不令人欢欣鼓舞。但是，医学也走过了许多弯路，甚至在某一时期有了极大的倒退，一度败下阵来，让病魔占据了上风。一部医学的历史，犹如一条波澜壮阔、蜿蜒曲折的长河，既有奔腾咆哮，迅猛向前，中途亦不乏暗流涌动，漩涡密布。对于生命、健康与疾病的认识，经历了不同的发展阶段。对生命和疾病的认识越来越深入，越来越全面。医学模式也由最初的神灵医学模式，发展为生物－医学模式，再发展为生物－心理－社会医学模式。当然，医学在其发展过程中，也出现了一些新的问题。医学就是在不断解决问题，不断出现问题，又不断解决问题的过程中得到发展。能使我们享受到医学发展带给人类的福泽。

本卷按照时间为线索，描述不同历史时期的医学上的重大事件和突出成就。从医学的源头说起，谈到早期的疾病及对疾病的认识，药物的起源。文明古国的医疗保健，古希腊、古罗马医学，中世纪医学，阿拉伯医学，文艺复兴时期的医学，现代医学的创立，现代基础医学的成就，现代临床医学的重大成就。对于西医学的化学药物和外科手术列专篇重点进行了阐述。将医学的起源、形成、发生发展过程展现在人们的面前。针对医学发展的不同阶段，将中国传统医学中的著名医家和医学上的重大事件插入其中，有选择的予以介绍。使我们对中医、西医两种不同医学的发展过程，有一个概括性的了解和认识。医学史的作用应当是“以史为鉴”，了解过去，把握现在，预见未来。这是我们医史工作者努力的方向，也是医史研究的目的。

编写过程中，得到了河南省科学技术协会、河南省医学会、河南中医学院科研处等领导的大力支持和帮助，在此表示衷心的感谢。